"十二五"职业教育国家规划教材
经全国职业教育教材审定委员会审定

供高职高专药学类、药品类、临床医学类、护理类、
医学技术类、卫生管理类等专业使用

微生物学与免疫学

(第三版)

主　审	何晓春	
主　编	蔡　凤　　祝继英　　陈明琪	
副主编	杨增茹　　高江原　　韩果红	
编　委	(按姓氏汉语拼音排序)	
	蔡　凤	南通职业大学
	陈明琪	中国药科大学高等职业技术学院
	高江原	重庆医药高等专科学校
	勾秋芬	乐山职业技术学院
	韩果红	中国药科大学高等职业技术学院
	王革新	南阳医学高等专科学校
	阳　莉	四川中医药高等专科学校
	杨园园	运城护理职业学院
	杨增茹	南阳医学高等专科学校
	祝继英	雅安职业技术学院

科学出版社

北　京

·版权所有 侵权必究·

举报电话:010-64030229;010-64034315;13501151303(打假办)

内 容 简 介

全书由绪论导入分为4篇,共14章,包括微生物学概论、微生物学与药学的关系、免疫学基础及实验技能内容。本书详细介绍了各类微生物的生物学特性,同时强化了微生物在制药工业中的应用,如与微生物有关的药物制剂、药品生产中微生物的控制及药物的微生物学检验等;在免疫学基础中,突出微生物学和免疫学的知识、技能与药学专业的联系。

本书根据药学类高职高专教育的特点编写,增加了实验内容,力求理论联系实际,实用性强。为了便于教学和提高学生的学习兴趣,书中配有大量图表,并备有 PowerPoint 课件。

本书可作为高职高专药学类、药品类、临床医学类、护理类、医学技术类、卫生管理类等专业学生的教材,也可作为药学专业本科、专科学生课外自学的参考用书。

图书在版编目(CIP)数据

微生物学与免疫学/蔡凤,祝继英,陈明琪主编.—3版.—北京:科学出版社,2015.1

"十二五"职业教育国家规划教材
ISBN 978-7-03-042343-6

Ⅰ.微… Ⅱ.①蔡…②祝…③陈… Ⅲ.①医学微生物学-高等职业教育-教材②医学-免疫学-高等职业教育-教材 Ⅳ.①R37 ②R392

中国版本图书馆 CIP 数据核字(2014)第 253921 号

责任编辑:丁海燕 许贵强/责任校对:胡小洁
责任印制:赵 博/封面设计:范璧合

版权所有,违者必究。未经本社许可,数字图书馆不得使用

科学出版社 出版
北京东黄城根北街16号
邮政编码:100717
http://www.sciencep.com

新科印刷有限公司 印刷
科学出版社发行 各地新华书店经销

*

2004年9月第 一 版 开本:787×1092 1/16
2015年1月第 三 版 印张:16 1/4
2020年3月第三十次印刷 字数:373 000
定价:61.80元
(如有印装质量问题,我社负责调换)

前 言

根据教育部职业教育与成人教育司函〔2012〕237号文件的要求,本教材成功入选"十二五"职业教育国家规划教材,并更名为《微生物学与免疫学》,在第二版教材的基础上进行修订,使其成为更适合高职院校药学类学生学习使用的教材。

第三版教材修订中,在保持第二版特色和优势的基础上,主要做了以下一些调整:一是参照执业药师考试中与微生物学相关的知识,将重点知识以考点的形式在教材上加以提示,帮助学生理解和记忆。二是微生物学发展迅速,在教材编写中尽量将学科的最新进展及时反映出来,并以知识链接的方式传授给学生。三是增加了实验教学内容,微生物学是一门建立在实验基础上的学科,通过调研共选取了12个实验,其中有学生必须掌握的基本实验操作技能,也可根据需要选取拓展内容的实验以提高学生素质。同时,有些实验结果用彩色图片将教材上抽象的内容直观地表达出来,如细菌的生化反应。四是根据高职教学的特点,学生学时偏少,而要学的知识越来越多,为了降低教学成本,提高教学效率和质量,在修订教材的同时,我们完善了教学多媒体的制作,使其自成系列,与教材配套使用。

本书由绪论导入分为4篇,共14章,第1篇微生物学概论,第2篇微生物学与药学的关系,第3篇免疫学基础,第4篇实验技能。参与编写的有中国药科大学陈明琪、韩果红;重庆医药高等专科学校高江原;乐山职业技术学院勾秋芬;南阳医学高等专科学校杨增茹、王革新;四川中医药高等专科学校阳莉;运城护理职业学院杨园园;雅安职业技术学院祝继英;南通职业大学蔡凤。全书由蔡凤统稿,南通职业大学何晓春担任本书的主审。

此外,书稿在编写过程中参考借鉴了大量教材及文献资料(参考文献列于书后),在此谨向上述各位专家及参考文献的原作者表示衷心的感谢。

限于编者水平,书中难免有疏漏之处,恳请读者提出宝贵意见。

编 者

2014年2月

目　　录

绪论 ·· (1)

第1篇　微生物学概论

第1章　细菌 ··· (7)
　　第1节　细菌的形态与结构 ·· (7)
　　第2节　细菌形态的检查方法 ·· (15)
　　第3节　细菌的生长与繁殖 ·· (16)
　　第4节　细菌的新陈代谢 ··· (21)
　　第5节　细菌的致病性 ·· (23)
　　第6节　常见病原性细菌 ··· (27)

第2章　放线菌 ·· (41)
　　第1节　放线菌的生物学特性 ·· (41)
　　第2节　重要的放线菌属 ··· (43)
　　第3节　病原性放线菌 ·· (45)

第3章　其他原核微生物 ·· (48)
　　第1节　螺旋体 ·· (48)
　　第2节　支原体 ·· (51)
　　第3节　衣原体 ·· (53)
　　第4节　立克次体 ··· (55)

第4章　真菌 ··· (58)
　　第1节　概述 ·· (58)
　　第2节　酵母菌 ·· (59)
　　第3节　霉菌 ·· (62)
　　第4节　常用真菌简介 ·· (64)
　　第5节　常见真菌性疾病 ··· (66)

第5章　病毒 ··· (69)
　　第1节　病毒的形态结构及化学组成 ·· (70)
　　第2节　病毒的增殖 ··· (72)
　　第3节　病毒的干扰现象和干扰素 ··· (74)
　　第4节　病毒的人工培养 ··· (76)
　　第5节　噬菌体 ·· (77)
　　第6节　病毒与人类疾病 ··· (79)

第6章　微生物的分布与消毒灭菌 ·· (96)
　　第1节　微生物的分布 ·· (96)
　　第2节　消毒与灭菌 ··· (98)

第7章　微生物的遗传和变异 ··· (104)
　　第1节　微生物的变异现象 ··· (104)
　　第2节　微生物遗传的物质基础 ·· (105)

第 3 节　基因突变 …………………………………………………………………… (110)
第 4 节　基因的转移和重组 ………………………………………………………… (113)
第 5 节　微生物遗传学的应用 ……………………………………………………… (118)

第 2 篇　微生物学与药学的关系

第 8 章　药物制剂的微生物学检查 …………………………………………………… (124)
第 1 节　药物的抗菌试验 …………………………………………………………… (124)
第 2 节　灭菌制剂的无菌检查 ……………………………………………………… (129)
第 3 节　药物的微生物限度检查 …………………………………………………… (131)

第 9 章　微生物在制药工业中的应用 ………………………………………………… (139)
第 1 节　抗生素 ……………………………………………………………………… (139)
第 2 节　维生素 ……………………………………………………………………… (145)
第 3 节　氨基酸 ……………………………………………………………………… (147)
第 4 节　核酸类物质 ………………………………………………………………… (148)
第 5 节　酶制剂和酶抑制剂 ………………………………………………………… (149)
第 6 节　甾体化合物 ………………………………………………………………… (150)
第 7 节　微生态制剂 ………………………………………………………………… (152)

第 10 章　制药工业中的微生物控制 …………………………………………………… (154)
第 1 节　制药工业中的微生物污染 ………………………………………………… (154)
第 2 节　制药工业中的消毒与灭菌 ………………………………………………… (158)
第 3 节　制药工业中常用灭菌法的验证 …………………………………………… (160)

第 3 篇　免疫学基础

第 11 章　非特异性免疫 ………………………………………………………………… (163)
第 1 节　机体的屏障结构 …………………………………………………………… (164)
第 2 节　非特异性免疫细胞 ………………………………………………………… (165)
第 3 节　非特异性体液免疫分子 …………………………………………………… (167)
第 4 节　非特异性免疫的生物学意义 ……………………………………………… (171)

第 12 章　特异性免疫 …………………………………………………………………… (174)
第 1 节　抗原 ………………………………………………………………………… (174)
第 2 节　免疫球蛋白 ………………………………………………………………… (178)
第 3 节　细胞因子 …………………………………………………………………… (183)
第 4 节　免疫器官与免疫细胞 ……………………………………………………… (185)
第 5 节　免疫应答 …………………………………………………………………… (190)

第 13 章　变态反应 ……………………………………………………………………… (196)
第 1 节　Ⅰ型变态反应 ……………………………………………………………… (196)
第 2 节　Ⅱ型变态反应 ……………………………………………………………… (199)
第 3 节　Ⅲ型变态反应 ……………………………………………………………… (201)
第 4 节　Ⅳ型变态反应 ……………………………………………………………… (203)

第 14 章　免疫学的实际应用 …………………………………………………………… (206)
第 1 节　免疫学防治 ………………………………………………………………… (206)
第 2 节　免疫学诊断 ………………………………………………………………… (210)

第4篇 实 验 技 能

  实验一 光学显微镜的使用及细菌标本片的观察 ………………………………（218）
  实验二 基础培养基的制备 ………………………………………………………（221）
  实验三 消毒与灭菌 ………………………………………………………………（222）
  实验四 细菌的分离与培养技术 …………………………………………………（225）
  实验五 细菌染色法 ………………………………………………………………（228）
  实验六 细菌生化反应 ……………………………………………………………（230）
  实验七 药物的体外抗菌试验 ……………………………………………………（233）
  实验八 抗生素的效价测定 ………………………………………………………（234）
  实验九 放线菌和真菌的形态结构观察 …………………………………………（237）
  实验十 微生物的分布 ……………………………………………………………（238）
  实验十一 灭菌制剂的无菌检查 …………………………………………………（240）
  实验十二 微生物的限度检查 ……………………………………………………（241）
附录 …………………………………………………………………………………………（243）
  附录一 常用培养基配制 …………………………………………………………（243）
  附录二 常用染色剂的配制 ………………………………………………………（245）
  附录三 常用试剂的配制 …………………………………………………………（245）
参考文献 ……………………………………………………………………………………（246）
《微生物学与免疫学》教学大纲 ……………………………………………………………（247）
目标检测选择题参考答案 …………………………………………………………………（252）

绪　论

一、微　生　物

(一) 微生物的概念

微生物(microorganism)是一类个体微小、构造简单、人眼不能看见、需借助显微镜才能看清外形的微小生物。

在大自然中,生活着一类人们看不见的生物,无论是繁华都市、广阔田野,还是高山之巅、海洋之底,到处都有它们的足迹。它们和植物、动物共同组成了"生物大军",使自然界生机勃勃。虽然人们对微生物的认识只有几百年的历史,但微生物却是地球上最早的"居民"。地球诞生至今已有46亿多年,最早的微生物35亿年前就已出现,而人类至今只有几百万年的历史。微生物出现最早,又能延续至今,与其自身的特点有关。

(二) 微生物的特点

1. 个体小、面积大、新陈代谢能力强　微生物的个体极其微小,需借助显微镜放大数十倍、数百倍甚至数万倍才能看清。表示微生物大小的单位是 $\mu m (1m = 10^6 \mu m)$ 或 $nm (1m = 10^9 nm)$。我们知道,把一定体积的物体分割得越小,它们的总表面积就越大,因而比面积(表面积与体积之比)就越大,这样微生物就有一个吸收营养、排泄代谢废物的巨大表面,所以新陈代谢能力强。因此,这样一个小体积、大面积的系统是微生物与一切大型生物相区别的关键所在。

2. 吸收多、转化快、繁殖速度快　由于微生物新陈代谢能力特别强,使它们的"胃口"变得分外庞大,如发酵乳糖的细菌在1小时内可分解比其自身重100～1000倍的乳糖。微生物的这个特性为它们高速生长繁殖提供了充分的物质基础,微生物以惊人的速度"生儿育女",如大肠埃希菌在合适的条件下,约20分钟可繁殖一代,以 2^n 的速度一分为二,二分为四,四分为八……如果按这个速度计算,一个细菌10小时可繁殖成10亿个!实际上,这种几何级数的繁衍受环境等条件的限制,是不可能实现的,但即使如此,也足以使动物、植物望尘莫及了。

3. 适应能力强、易变异　微生物对环境条件,尤其是对恶劣的"极端环境"具有惊人的适应能力,是高等动植物无法比拟的。如大多数细菌能耐−196～0℃(液氮)的低温;一些嗜盐菌能在接近于饱和盐水(32%)的环境下正常生存;许多微生物尤其是产芽孢的细菌可在干燥条件下保藏几十年。

由于微生物的个体一般都是单细胞、简单多细胞或非细胞的,通常都是单倍体,加上它们新陈代谢旺盛、繁殖快的特点,并且与外界环境的接触面大,所以容易受外界条件的影响而发生性状变化。尽管变异的概率只有 $10^{-10} \sim 10^{-5}$,微生物却可以在短时间内产生大量变异的后代,在外界环境条件发生剧烈变化时,变异了的个体适应新的环境而生存下来。

4. 种类多、数量大、分布广　微生物种类繁多。迄今为止,人们所知道的微生物约有10万种。但由于微生物的发现和研究较动植物迟得多,有人估计目前已知的种类只占地球实际存在微生物总数的20%,所以微生物很可能是地球上物种最多的一类。

虽然我们不能看到微生物,但它们却是无处不在、无孔不入的。85km的高空、11km深的海底、2km深的地层、近100℃的温泉、−250℃等极端的环境下,均有微生物生存。在人类正常生活的地方,更是微生物生长的适宜场所,其中土壤是多种微生物的大本营,任意取一把土,就是一个微生物的世界,在 1g 肥沃的土壤中,微生物的数量可达到千百万乃至数亿。除了自然环境,动植物和人体内,如人的肠道中经常居住着 100~400 种不同的微生物,约 100 万亿个;把手放到显微镜下观察,一双普通的手上带有细菌 4 万~40 万个,即使刚刚清洗过,上面也有 300 个细菌,当然这些绝大多数不是致病菌。

(三) 微生物的分类

1. 微生物在自然界的地位 将整个生物界划分为几个界,有不同的分类系统,除了已确定的动物界和植物界外,其余各界都是随着人类对微生物的深入研究和认识后才发展建立起来的。近 100 多年来,从两界发展到三界、四界、五界、六界系统,是一个由低到高、由浅到深的认识过程,在此介绍六界系统,如图绪-1 所示。

由图绪-1 可以看出,将所有的生物分成有细胞结构和无细胞结构两大类六个界:动物界、植物界、原生生物界、真菌界、原核生物界和病毒界,微生物分属于除动物界和植物界以外的四个界。

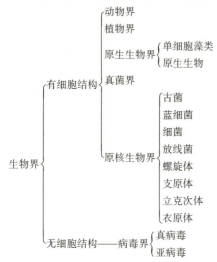

图绪-1 微生物在生物界的分类地位

2. 微生物的分类 微生物按有无细胞结构分为三种类型。

(1) 原核细胞型微生物:原核生物由单细胞组成,仅有原始核和裸露的 DNA,无核膜和核仁。此类微生物包括细菌、放线菌、蓝细菌、古菌、支原体、衣原体、螺旋体、立克次体等。

(2) 真核细胞型微生物:真核生物大多由多细胞组成,具有高度分化的核,有核膜和核仁,且有多种细胞器,如内质网、核糖体、线粒体等。此类生物包括真菌、藻类和原虫等。

(3) 非细胞型微生物:此类微生物无细胞结构,仅由一种核酸(DNA 或 RNA)和蛋白质组成,必须寄生于活细胞。病毒属于此类微生物。

3. 微生物的分类单位 与动植物一样,微生物的分类单位自上而下可依次分为:界(kingdom)、门(phylum)、纲(class)、目(order)、科(family)、属(genus)和种(species)。在微生物分类中常用种和属,而种是最基本的分类单位,在种以下还可分为亚种、菌株和型等。

属:指生物学性状基本相同、具有密切关系的一些种组成属。

种:是一大群表型特征高度相似、亲缘关系极其接近、与同属内其他种有着明显差异的菌株的总称。在微生物中,一个种只能用该种的一个典型菌株(type strain)作为具体标本,该典型菌株就是这个种的模式种(type species)。在实际中,有时分离到的纯种具有某个明显而稳定的特征,与典型种不同,称为亚种(subspecies, subsp.)。

型:曾用于表示细菌种内的细分,但现在已废除,目前尚在使用的是以"型"作后缀,如生物型(biotype)、血清型(strotype)、噬菌体型(phagotype)等。

菌株:又称为品系(在病毒中称毒株或株),表示任何由一个独立分离的单细胞繁殖而成的纯种群体。因此,一种微生物的每一不同来源的纯培养物均可称为该菌种的一个菌株。

4. 细菌的命名 一般采用国际通用的拉丁文双名法。其学名(scientific name)由属名和种名两部分组成,前面为属名,用名词并以大写字母开头;后一个为种名,用形容词表示,全部小写,印刷时用斜体字。常在种名之后加上命名者的姓氏(用正体排字),也可省略。在少数情况下,当该种是一个亚种时,学名就应按"三名法"构成,具体如下。

(1)"双名法":即属名+种名。

例如:金黄色葡萄球菌 *Staphylococcus aureus* Rosenbach

大肠杆菌(即大肠埃希菌)*Escherichia coli*

(2)"三名法":即属名+种名+亚种名[亚种名缩写"subsp.(排正体)",+亚种名称(斜体)]。

例如:蜡状芽孢杆菌的蕈状亚种 *Bacillus cereus* subsp. *mycoides*

脆弱拟杆菌卵形亚种 *Bacteroides fragilis* subsp. *ovatus*

(3)菌株的名称都放在学名的后面,可用字母、符号、编号等表示。

例如:大肠埃希菌的两个菌株(B 和 K12 菌株)

Escherichia coli B(*E. coli* B)

Escherichia coli K12(*E. coli* K12)

(4)通俗名称(common name):除了学名,细菌通常还有俗名。俗名简明、大众化,但不够确切,如结核分枝杆菌学名为 *Mycobacterium tuberculosis*,俗名是结核杆菌,英文是 tubercle bacillus,常缩写为 TB。

(四) 微生物的作用

1. 参与自然界的物质循环 微生物在自然界物质循环中起着重要作用,整个生物圈显得生机勃勃,其主要能源依赖于太阳的光能,而组成机体的重要生命元素,如 C、N、P、S、Fe 等的来源则主要依赖于微生物所推动的物质循环。以碳素循环为例,绿色植物依靠太阳的能量吸收 CO_2 和 H_2O 进行光合作用,而大气中所含的 CO_2 只够供应绿色植物约 20 年,是微生物将有机物质(如动植物的尸体)中的碳元素分解,产生 CO_2 释放到大气中。据估计,地球上约 90% 的 CO_2 是靠这种作用形成的,从而使生物界处于一种良好的碳平衡环境中。其他如氮素循环、硫素循环、磷的循环等都离不开微生物的作用。

2. 在工农业生产上的用途 在农业上,通过固氮微生物的生物固氮作用,将环境中游离氮转化为氨而增加了土壤的肥力,供植物生长所需。这是一种极其温和的生化反应,比人类发明利用铁作催化剂、在高温(300℃)、高压(300 个大气压)下的化学固氮优越得多。在我国,种植豆科植物作绿肥有近 2000 年的历史。

在工业上,微生物可应用于食品、酿造、石油化工、皮革及环境保护等方面。例如,传统上对植物秸秆的利用就是燃烧,能快速取得其中约 10% 的热能及一些肥效较差的草木灰肥料,而采用现代合理的梯级利用方式,即先将秸秆打碎作牲畜的饲料,再以畜粪进行沼气发酵,可利用 90% 的化学能,发酵后的残渣还可作为有机肥料,形成饲料→燃料→肥料的良性循环,而关键的沼气发酵则是一种由产甲烷菌形成甲烷的过程。

在医药工业上,可利用微生物生产抗生素、维生素、氨基酸、核苷酸、生物碱以及酶制剂等。如目前临床上广泛应用的青霉素,就是由英国人弗莱明(Fleming)于 1929 年发现的首例抗生素,为人类抗细菌性感染做出了巨大贡献。近年来,随着分子生物学和基因重组技术的发展,很多药物,如胰岛素、干扰素、生长激素等都可通过基因工程这一现代生物技术,利用基因重组的菌株进行生产并应用于临床。

3. 微生物的危害 尽管大多数微生物对人类是有益无害的,但仍有一部分微生物能引起动植物病害。人类的许多传染病,如传染性很强的肺炎、痢疾、流行性感冒(简称流感)等;感染率较高的肝炎病毒;危害性大、死亡率高的艾滋病等,均由微生物感染引起。随着现代微生物学的发展,一些新的病原体不断被发现。例如,羊瘙痒病,该病的病原经过近两个世纪的研究都未能解决,直到 20 世纪 80 年代初期才证实病原体是一种比病毒还小、不含任何核酸但含有致病能力的蛋白质,称为朊病毒,能引起人及动物中枢神经系统疾病,近年来英国暴发的疯牛病也是它引起的。

此外,微生物还可引起工农业生产中的原料、产品、药材、木材、食品等的腐败霉变,造成经济损失和人体伤害。

二、微生物学

(一) 微生物学定义

微生物学(microbiology)是研究微生物的形态结构、生理代谢、遗传变异、生态分布以及与人类、动植物、自然界之间相互关系的一门学科。学习、研究微生物的目的是为了充分利用微生物对人类有益的一面,开发微生物资源并运用到生活、生产中;控制其有害的方面,能使人类的传染性疾病得到有效的预防和治疗。

(二) 微生物学的分科

微生物学作为基础生物学,研究领域和范围日益广泛和深入,已涉及医学、工业、农业和环境等许多方面,从而形成了一些分支学科。按应用领域来分,有工业微生物学、农业微生物学、医学微生物学、药学微生物学、食品微生物学等分支学科;按研究对象来分,有细菌学、真菌学、病毒学等;按微生物所在的生态环境来分,有土壤微生物学、海洋微生物学、环境微生物学等。此外,研究人和动物对微生物反应的免疫学也成了一门独立的分支学科。

药学微生物学作为微生物学的一个分支,其范畴除了研究微生物学的基础理论外,还包括保证药品质量、研究及生产微生物药物制剂、开发新药等方面的内容。

三、微生物学发展史

(一) 微生物学的经验时期

在古代,人们虽然没有看到过微生物,但已经将微生物学知识运用到工农业生产和疾病防治上了。例如,我国北魏《齐民要术》书中详细记载了制醋的方法;长期以来民间用盐腌、糖渍、烟熏、风干等方法保存食品,实际上都是通过抑制微生物的生长以防止食物的腐烂变质。在医药方面,明朝李时珍在《本草纲目》中就有对患者穿过的衣服应该进行消毒的记载;在11世纪(宋代)就有人接种人痘预防天花,到16世纪(明代)此法传至俄国、朝鲜、日本等国家。此外,我国很早就应用茯苓、灵芝等中草药治疗疾病。

(二) 微生物形态学时期

首次观察到微生物的是荷兰人列文虎克(Antony van Leeuwenhoek,1632—1723年),他于1676年用自制的世界上第一台显微镜,观察到了雨水、牙垢、粪便中的微生物,并正确描述了他所看到的各种形态的细菌和原虫,为微生物的存在提供了有力的证据,从此揭开了微生物形态学时期的序幕。当后期人们使用效率更高的显微镜观察他所描述的"小动物",并知道它们引起人类的疾病和产生许多有用的物质时,才真正意识到他对人类认识世界所做出的伟大贡献。

(三) 微生物学发展时期

从1676年显微镜发明到1861年近200年的时间里,人们对微生物的研究仅停留在形态描述的低级水平上,对它们的生理特性、与人类的关系等没有多少进展。1861年,法国科学家巴斯德(Louis Pasteur,1822—1895年)用曲颈瓶实验(图绪-2)证明有机物质的腐败变质是由微生物引起,从而彻底推翻了当时盛行的自然发生学说,把微生物学的研究从形态学推到生理学研究的新水平上。

19世纪60年代,在欧洲国家占重要经济地位的酿酒业和蚕丝业出现酒质变酸和蚕病等危害,推动了对微生物的研究。巴斯德通过研究发现,未变质的陈年葡萄酒和啤酒中有一种圆球状的酵母细胞,而变质的酒中,有一根根细棍似的乳酸杆菌,正是它们使得酒质变酸。找到病因

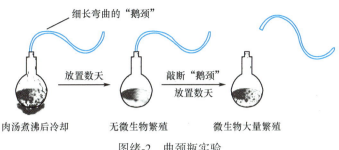

图绪-2 曲颈瓶实验

后,他通过反复试验,终于找到了简便而有效的方法,时至今日仍一直使用的巴氏消毒法(63℃ 30分钟或72℃ 15秒),解决了牛奶、酒类等的消毒问题。随后,巴斯德又着手对蚕病进行研究,他发现这是由微生物导致的一种传染病,并告诉人们预防方法很简单,就是检查淘汰病蛾,不用病蛾的卵孵蚕,从而遏止了病害的蔓延,挽救了法国的养蚕业。此外,巴斯德还证明鸡霍乱、炭疽病、狂犬病等都是由相应微生物引起,发明并使用了狂犬病疫苗。巴斯德为微生物学的发展建立了不朽的功勋,被誉为"微生物之父"。

微生物学的另一奠基人是德国医生柯赫(Robert Koch,1843—1910年),他的功绩主要有三个方面:①创造了固体培养基代替液体培养基,通过固体培养基可将环境中或患者排泄物中的细菌分离成单个的菌落,从而建立了纯培养技术;②分离得到多种病原菌,利用纯培养技术,几年内他先后分离出炭疽杆菌(1877年)、结核杆菌(1882年)和霍乱弧菌(1883年)等病原菌,此后的短期内世界各地相继发现了许多细菌性传染病的病原菌;③提出了确立病原菌的柯赫法则,主要内容是,病原微生物总是在患传染病的机体中发现,健康机体中不存在;可以在体外获得病原菌的纯培养物;将病原菌接种于健康动物后能引起同样的疾病,并可从患病动物体内重新分离出相同的病原菌。此外,柯赫还创立了染色方法、显微摄影等技术。

继巴斯德和柯赫的研究工作后,微生物学有了迅速的发展,一系列分支学科相继创立了。

(1)病毒学:俄国学者伊凡诺夫斯基于1892年发现了首例病毒——烟草花叶病毒;1897年德国Löffler和Frasch发现牛口蹄疫病毒;1901年美国科学家分离出对人致病的黄热病病毒。此后,相继分离出人类、动植物的许多病毒。

(2)免疫学:1796年英国医生Jenner发明了接种牛痘预防天花的方法,揭开了免疫学的序幕;巴斯德研制鸡霍乱、炭疽及狂犬病疫苗的成功,为人工免疫在预防医学中的应用开辟了广阔的前景。随着人们对免疫机制的研究,形成以俄国学者梅契尼可夫为代表的细胞免疫学说和德国学者欧立希为代表的体液免疫学说,这两派学说后来得到了统一,其实双方只是各强调了免疫的一个方面。现代免疫学的理论、技术和应用已有很大进展。

(3)化学治疗法和抗生素:20世纪初(1909年),德国医生和化学家欧立希合成了治疗梅毒的化学药物——砷凡钠明和新砷凡钠明,从而开创了化学治疗微生物传染性疾病的新时期。1935年另一位德国医生杜马克及其同事发明了能治疗链球菌的新化学治疗剂——"百浪多息",后来证明它的抑菌有效成分是磺胺,此后就形成了目前使用的磺胺类药物。1929年,Fleming发现青霉素并于20世纪40年代应用于临床,随后链霉素、氯霉素等抗生素相继发现。磺胺药物和抗生素在疾病的治疗和控制方面起了重要作用。

(四)现代微生物学时期

近几十年来,随着生物化学、遗传学、细胞生物学、分子生物学等学科的发展,以及电子显微镜、气相色谱技术、液相色谱技术、免疫学技术、单克隆抗体技术等的发展,可以在分子水平上探讨微生物基因结构的功能、致病的物质基础及诊断方法,一些新的病原菌,如军团菌、弯曲菌、

（HIV）等相继被发现。同时,微生物学也从一门较为独立的以应用为主的学科,迅速成为一门前沿的基础学科,在生命科学、生物工程等的研究中发挥重要的作用。

对于药学微生物学工作者而言,今后面临的挑战还很多。在药物生产上,抗微生物药物将继续沿着化学治疗剂和抗生素两大方面发展,其中重点将是对抗病毒药物的研制与开发、寻找和筛选微生物来源的药物,微生物耐药性的机制研究与对策也是一项重要内容。在发现新药的基础上,利用重组技术寻找源自微生物的新一代重组药物。在预防方面,将发展重组疫苗及嵌合疫苗(微生物抗原与佐剂或细胞因子嵌合表达的疫苗)等新型疫苗。重组疫苗与传统疫苗相比较,在体液免疫、细胞免疫及可能产生的变态反应等方面的优缺点均需要进行深入的抗微生物感染研究。在微生物诊断方面,要规范微生物学诊断方法,加强微生物特异性诊断技术的建立、人员培训及国际合作与信息网络的建立,对突发性的公共卫生传染事件有快速、准确的反应和相应的措施。同时,要加强同相关学科的交流与协作,以推动微生物学的发展。

目标检测

一、名词解释

微生物　微生物学　原核微生物　真核微生物　种属

二、填空题

1. 微生物按有无细胞结构分为_____、_____和_____三类。
2. 细菌的命名一般采用_____。学名由属名和种名两部分组成,_____在前面,后一个为_____,印刷时用_____。
3. 微生物学按研究对象不同可分为_____、_____和_____。
4. 首例应用于临床的抗生素是_____,由_____国科学家_____发现;治疗梅毒感染的化学治疗剂砷凡钠明是_____国的化学家_____发明;"百浪多息"抑菌的有效成分是_____。
5. 六界系统将生物分成六个界,微生物分属于除_____和_____界以外的_____、_____、_____和_____四界。
6. 第一台显微镜由荷兰人_____于_____年发明;被誉为"微生物之父"的科学家是_____,他用_____推翻了自然发生学说;细菌纯培养技术是_____建立的。

三、简答题

1. 微生物有哪些特点?
2. 巴斯德的重要贡献有哪些?
3. 什么是"柯赫法则"?
4. 微生物有哪些作用?

第1篇　微生物学概论

第1章　细　　菌

> **学习目标**
>
> 1. 掌握测量细菌大小的单位,各类细菌的基本形态,细菌的基本结构、特殊结构及其功能。
> 2. 掌握革兰阳性菌、革兰阴性菌细胞壁结构的异同,以及革兰染色的操作过程。
> 3. 掌握细菌生长繁殖的条件、方式及速度。
> 4. 掌握细菌合成代谢产物在药学中的应用。
> 5. 掌握细菌致病途径、致病物质、细菌的外毒素和内毒素的特点。
> 6. 熟悉一些常用培养基的种类及用途、细菌在培养基中的生长现象、细菌生长曲线的概念及意义。
> 7. 熟悉常见病原性细菌及其所致的疾病和防治原则。
> 8. 了解感染的来源和类型。

细菌(bacterium)是一类具有细胞壁的原核细胞型微生物,一个细菌为一个细胞。细菌在适宜的条件下具有相对稳定的形态与结构,表现出体积微小、结构简单、无成形的细胞核、无核仁和核膜,除核蛋白体外无其他细胞器等特点。细菌种类繁多,在自然界中分布广泛,与人类关系密切。

第1节　细菌的形态与结构

一、细菌的大小

细菌体积微小,通常以微米(micrometer,μm;$1\mu m = 10^{-3} mm$)作为测量细菌大小的单位。人的肉眼最小分辨率为0.1mm,所以观察细菌要借助于光学显微镜将其放大几百倍到上千倍才能看到。

> **知识链接**　　　　　　　　　　**最大的细菌**
>
> 目前发现的最大的一种细菌存在于澳洲沿海海岸的鱼内脏中,这种被称为Epulos的巨大细菌可长到500mm。与其他细菌不同的是,Epulos细菌不能在实验室中生长。其DNA片段的分析显示Epulos的确是细菌,而不是原生生物。在显微镜下观察该细菌切片,可看到它的细胞膜不像其他细菌那样光滑,而是有许多凸起和皱襞。这些凸起和褶皱在细菌容积不变的情况下,显著地增加了细菌细胞膜的表面积,使得此最大的细菌得以存活。

二、细菌的基本形态

细菌有球形、杆形和螺形等三种基本形态,分别称为球菌、杆菌和螺形菌(图1-1)。

(一) 球菌

球菌(coccus)呈圆球形或近似圆球形,有的呈矛头状或肾状。单个球菌的直径为0.8~

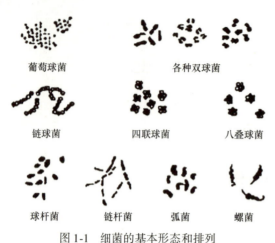

图 1-1　细菌的基本形态和排列

1.2μm。根据繁殖时细菌细胞分裂方向、分裂后细菌粘连程度及排列方式的不同可分为以下几种。

1. 双球菌（diplococcus）　菌体细胞在一个平面上分裂,分裂后的两个新菌体成对排列,如淋病奈瑟球菌。

2. 链球菌（streptococcus）　菌体细胞在一个平面上分裂,分裂后菌体成链状排列,如溶血性链球菌。

3. 四联球菌（micrococcus tetragenus）菌体细胞在两个相互垂直的平面上分裂,分裂后的新菌体排列在一起呈正方形,如四联微球菌。

4. 八叠球菌（sarcina）　菌体细胞在三个互相垂直的平面上分裂,八个菌体重叠呈立方体状,如藤黄八叠球菌。

5. 葡萄球菌（staphylococcus）　菌体细胞在几个不规则的平面上分裂,菌体多堆积在一起而呈葡萄状排列,如金黄色葡萄球菌。

球菌是细菌中的一大类。对人类有致病性的病原性球菌主要引起化脓性炎症,又称为化脓性球菌（pyogenic coccus）。

(二) 杆菌

各种杆菌（bacillus）的大小、长短、弯度、粗细差异较大。大多数杆菌中等大小,长 2～5μm,宽 0.3～1μm。菌体的形态多数呈直杆状,也有的菌体微弯。菌体两端多呈钝圆形（如大肠埃希菌）,少数两端平齐（如炭疽杆菌）,也有两端尖细（如梭杆菌）或末端膨大呈棒状（如白喉杆菌）。杆菌一般分散排列,偶有成对或链状（如炭疽杆菌）,个别呈"八"字状或栅栏状（如白喉杆菌）。

(三) 螺形菌

螺形菌（spirillar bacterium）菌体弯曲,可分为弧菌和螺菌。

1. 弧菌（vibrio）　菌体只有一个弯曲,呈弧状或逗点状,如霍乱弧菌。

2. 螺菌（spirillum）　菌体有数个弯曲,如鼠咬热螺菌。

细菌形态受到各种理化因素的影响。一般说来,在适宜生长条件下培养 8～18 小时的细菌形态较为典型,而幼龄细菌形体较长。当细菌衰老或在陈旧培养物（或环境中）有不适合于细菌生长的物质（如药物、抗生素、抗体、过高的盐分等）时,细菌常出现不规则的形态,如梨形、气球状、丝状等。这种由于环境条件改变而引起的细菌形态变化称为多形性（polymorphism）。当然这种因环境条件改变而发生的细菌形态变化是暂时的,恢复合适的生存条件,其形态可恢复正常。故观察细菌形态特征时,应选择典型形态的细菌进行观察。

三、细菌的结构

细菌的结构对细菌的生存、致病性和免疫性等均有一定作用。细菌的结构分为基本结构和特殊结构。各种细菌都共有的结构称为基本结构,包括细胞壁、细胞膜、细胞质和核质;某些细菌在一定条件下所特有的结构称为特殊结构,包括芽孢、荚膜、鞭毛和菌毛（图 1-2）。

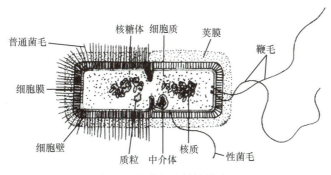

图1-2 细菌细胞结构模式图

(一) 基本结构

1. 细胞壁(cell wall) 为细菌表面比较复杂的结构,位于细菌最外层,是一层平均厚度为15~30nm、质量均匀的网状结构,可承受细胞内强大的渗透压而不被破坏。细胞壁紧贴在细胞膜外,坚韧而有弹性。

◆ **知识考点** 革兰阳性菌和革兰阴性菌细胞壁的结构异同

(1) 细胞壁主要成分:细菌细胞壁的主要成分是肽聚糖(peptidoglycan),又称黏肽,为细菌细胞壁所特有。除了古细菌,几乎所有的细菌细胞壁都有肽聚糖。肽聚糖是由肽聚糖单体聚合而成的网状大分子。肽聚糖单体由多糖骨架、四肽侧链和肽桥(或肽链)组成,其中多糖骨架由N-乙酰葡萄糖胺(G)和N-乙酰胞壁酸(M)经β-1,4糖苷键连接形成,四肽侧链在N-乙酰胞壁酸分子上连接(图1-3),侧链之间再由肽桥(或肽链)联系起来,组成一个机械性很强的网状结构。各种细菌细胞壁的多糖骨架均相同,但四肽侧链的组成及其连接方式随菌种而异。

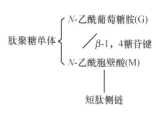

图1-3 肽聚糖单体组成

根据革兰染色法细菌可分为革兰阳性(G^+)菌和革兰阴性(G^-)菌两大类。

革兰阳性菌,如金黄色葡萄球菌,其细胞壁肽聚糖可多达15~50层,四肽侧链氨基酸由L-丙-D-谷-L-赖-D-丙组成,两条侧链之间通过五个甘氨酸组成的五肽桥交联连接。交联时五肽桥一端与侧链第三位上赖氨酸连接,另一端与侧链第四位D-丙氨酸连接。这样金黄色葡萄球菌细胞壁的肽聚糖形成坚固致密的三维立体空间,机械强度大[图1-4(1)]。

革兰阴性菌,如大肠埃希菌,其细胞壁肽聚糖仅有1~2层,四肽侧链中第三位的氨基酸为二氨基庚二酸(DAP),以肽链直接与相邻四肽侧链中的D-丙氨酸相连,且交联率低,无五肽交联桥。这样大肠埃希菌细胞壁的肽聚糖仅形成结构较为疏松的二维平面结构[图1-4(2)]。

凡能破坏肽聚糖结构或抑制其合成的物质,都能损伤细胞壁而使细菌变形或杀伤。例如,溶菌酶(lysozyme)能切断肽聚糖中N-乙酰葡萄糖胺和N-乙酰胞壁酸之间的β-1,4糖苷键,导致多糖骨架破坏,引起细菌裂解;青霉素和头孢菌素的作用是抑制肽聚糖中五肽交联桥的形成,革兰阳性菌由此不能合成完整的细胞壁而死亡。通常革兰阴性菌对溶菌酶没有革兰阳性菌敏感,这是因为革兰阴性菌有外膜的屏障作用,使得药物不易到达作用靶位的缘故。人体细胞无细胞壁结构,亦无肽聚糖,故溶菌酶、青霉素和头孢菌素等对人体细胞无毒性作用。

除肽聚糖这一基本成分以外,革兰阳性菌和革兰阴性菌的细胞壁各有其特殊成分。

(2) 革兰阳性菌细胞壁特有成分:革兰阳性菌细胞壁较厚,20~80nm,肽聚糖含量丰富,占细胞壁干重的50%~80%。此外,尚有大量特殊组分磷壁酸(teichoic acid),磷壁酸分壁磷壁酸

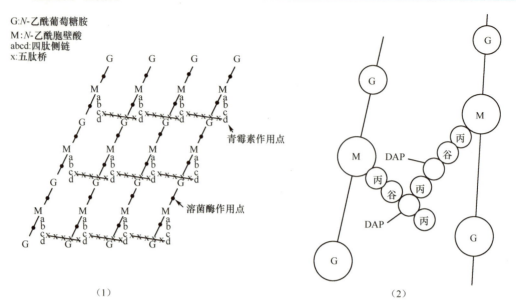

图 1-4 细胞壁肽聚糖结构
(1) 金黄色葡萄球菌细胞壁肽聚糖结构;(2) 大肠埃希菌细胞壁肽聚糖结构

(wall teichoic acid)和膜磷壁酸(membrane teichoic acid)两种。壁磷壁酸一端与细胞壁中肽聚糖的 N-乙酰胞壁酸连接,另一端游离于细胞壁外;膜磷壁酸一端与细胞膜连接,另一端也游离于细胞壁外。磷壁酸的主要功能有,①因其抗原性很强,是革兰阳性菌的重要表面抗原。②在调节离子通过黏肽层中起作用。③与某些酶的活性有关。④某些细菌的磷壁酸,能黏附在人类细胞表面,其作用类似菌毛,与致病性有关。

(3) 革兰阴性菌细胞壁特殊成分:革兰阴性菌细胞壁较薄,10~15nm,占细胞壁干重的 5%~20%。此外,还有特殊成分外膜,位于细胞壁肽聚糖层的外侧,其组成由内向外分别为脂蛋白、脂质双层和脂多糖。①脂蛋白(lipoprotein),一端以蛋白质部分连接于肽聚糖的四肽侧链上,另一端以脂质部分连接于外膜的磷脂上,使外膜与肽聚糖层构成一个整体。②脂质双层,是革兰阴性菌细胞壁的主要结构,除转运营养物质外,还有屏障作用。脂质双层能阻止多种物质穿过,抵抗某些化学药物的作用,所以革兰阴性菌对溶菌酶等的抵抗力比革兰阳性菌大。③脂多糖(lipopolysaccharide,LPS),由类脂 A、核心多糖和 O-特异性多糖三部分组成,习惯上将脂多糖称为细菌内毒素。其中,类脂 A 是细菌内毒素的生物活性成分,为革兰阴性菌的致病物质,无种属特异性,各种革兰阴性菌内毒素引起的毒性作用大致相同;核心多糖位于类脂 A 的外层,具有属特异性,同一属的细菌核心多糖相同;O-特异性多糖分布在脂多糖的最外层,由数个至数十个低聚糖(3~5个单糖)重复单位所构成,O-特异性多糖具有种的特异性,其长度、单糖的种类、排列顺序和空间构型随细菌种类的不同而不同。

革兰阳性菌和革兰阴性菌的细胞壁结构显著不同(图1-5),导致这两类细菌在染色性、抗原性、毒性、对某些药物敏感性等方面存在很大的差异(表1-1)。

(4) 细胞壁的功能:①细菌细胞壁坚韧而富有弹性,使细菌能承受胞内巨大渗透压而不被破坏,可维持细菌固有形态并保护细菌。②细菌的细胞壁可允许水分及直径小于 1nm 的可溶性小分子自由通过,与细胞膜共同参与细菌内外物质的交换。③细胞壁的化学组成与细菌的耐药性、致病性及对噬菌体的敏感性有关。④细胞壁上有多种抗原决定簇,与细菌的抗原性有关。

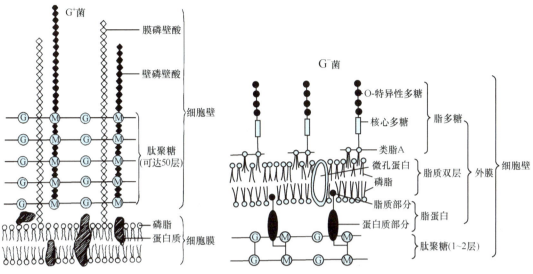

图1-5 细菌细胞壁结构模式

表1-1 革兰阳性菌与革兰阴性菌细胞壁结构的比较

特征	革兰阳性菌	革兰阴性菌
结构	三维空间(立体结构)	二维空间(平面结构)
强度	较坚韧	较疏松
厚度	厚,15~80nm	薄,10~15nm
肽聚糖含量	多,占胞壁干重50%~80%	少,占胞壁干重5%~20%
肽聚糖层数	多,15~50层	少,1~2层
磷壁酸	有	无
外膜层	无	有

(5) L型细菌:指细胞壁缺陷的细菌,可自然发生,也可人工诱变。因L型细菌首次由Lister研究所发现,故以其第一个字母命名。用青霉素或溶菌酶处理可除去革兰阳性菌的细胞壁,原生质仅被一层细胞膜包裹,称为原生质体。用溶菌酶和乙二胺四乙酸处理,可除去革兰阴性菌肽聚糖层及部分脂多糖,得到细胞壁部分缺陷的圆球体。

L型细菌的形态因细胞壁缺损而呈高度多形性,有球状、杆状和丝状等。其大小不一,对环境尤其是渗透压非常敏感。在普通生长条件下,L型细菌因不能承受细胞内巨大的渗透压而破裂,但在高渗液、适宜的培养条件下,L型细菌仍可生长。L型细菌生长较缓慢,一般在琼脂平板上培养2~7天后才能形成"荷包蛋样"细小菌落。

资料表明,L型细菌仍有致病作用。临床上从一些反复发作的尿路感染、风湿病或脑膜炎患者的标本中,都曾分离出L型细菌,而且抗生素治疗多数效果不明显,且易反复发生。临床上若遇有症状明显而标本常规细菌培养为阴性者,应考虑细菌L型感染的可能性。

2. 细胞膜(cell membrane) 又称细胞质膜,位于细胞壁内侧,为紧包在细胞质外的具有弹性的半渗透性生物膜,约占细胞干重的10%。

(1) 细胞膜的组成:主要由磷脂和蛋白质组成。电子显微镜下的细胞膜呈明显的三夹板结构,在上下两暗色层间夹着一浅色的中间层。细胞膜上的磷脂分子由带正电荷且能溶于水的极性头(磷酸端)和不带电荷、不溶于水的非极性尾(烃端)构成。极性头朝向膜的内外两个表面,具亲水性;非极性尾则埋藏在膜的内层,形成磷脂双分子层,各种功能的蛋白质分布于其间(图

1-6)。

(2) 细胞膜的功能：①具有选择性通透作用，与细胞壁共同完成菌体内外物质的交换。②膜上有多种呼吸酶，参与细胞的呼吸过程。③膜上有多种合成酶，参与生物合成过程。

(3) 细菌细胞膜的其他结构：①中介体(mesosome)，在电子显微镜下可观察到由细胞膜向胞质中内陷、折叠、弯曲形成的囊状物，称为中介体(图 1-7)。中介体与细胞的分裂、呼吸、胞壁合成和芽孢形成有关，多见于革兰阳性菌。②质周间隙，在革兰阴性菌的细胞膜与细胞壁之间有一空间，称为质周间隙。该间隙有丰富的蛋白质和酶类，与营养物质的分解、吸收和运转有关。同时，能破坏某些抗生素的酶，如青霉素酶，也在此间隙内。

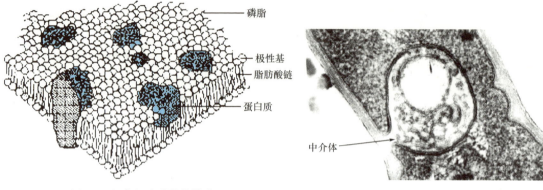

图 1-6　细菌细胞膜结构模式图　　　　图 1-7　白喉棒状杆菌的中介体

3. 细胞质(cytoplasm)　又称为原生质，为无色透明黏稠的胶状物，基本成分是水、糖、蛋白质、脂类、核酸及少量无机盐。细胞质是细菌生活的内环境，含丰富的酶系，是细菌合成和分解代谢的主要场所。细胞质中还有多种重要结构。

(1) 质粒(plasmid)：是染色体外的遗传物质，游离于细胞质中，为闭环双链 DNA 分子，但分子质量比染色体小，含 $1×10^3 \sim 200×10^3$ bp。质粒携带某些特殊的遗传信息，编码如细菌的耐药性(R 质粒)、毒力(Vi 质粒)、性菌毛(F 质粒)等一些次要性状。质粒能进行独立复制，非细菌生存所必需，失去质粒的细菌仍能正常存活。

(2) 核糖体(ribosome)：又称核蛋白体，其化学组成为 70% 的 RNA 和 30% 的蛋白质。细胞中约 90% 的 RNA 存在于核糖体中，当 mRNA 与核糖体连成多聚核蛋白体后，就成为合成蛋白质的场所。原核细胞完整的核蛋白体沉降系数为 70S，由 50S 和 30S 两个亚基组成，是许多抗菌药物选择作用的靶位。如链霉素能与 30S 亚基结合，红霉素能与 50S 亚基结合，以此干扰细菌蛋白质的合成而造成细菌的死亡。

(3) 胞质颗粒(cytoplasma granula)：大多数为营养储藏物，包括多糖、脂类、多聚磷酸盐等。较为常见的是储藏高能磷酸盐的异染颗粒(metachromatic granula)，嗜碱性较强，用特殊染色法可被染成与菌体其他部位不同的颜色。根据异染颗粒的形态及位置，可以鉴别细菌。

4. 核质(nuclear material)　又称为拟核、类核，由裸露的双链 DNA 缠绕而成，是细菌遗传变异的物质基础，决定细菌的遗传特征。细菌的核质一般呈球状、棒状或哑铃状，多集中在菌体中部，无核膜和核仁。

(二) 特殊结构

 知识考点　细菌的特殊结构及功能

细菌的特殊结构包括芽孢、荚膜、鞭毛和菌毛。

1. 芽孢(spore)　某些细菌在生长发育后期，可在菌体细胞内形成一个圆形或椭圆形的、折光性强的特殊结构,称为芽孢。芽孢主要由革兰阳性菌产生,多于代谢末期形成,与营养物质的缺乏、代谢产物的积累等因素有关,但芽孢形成的决定因素在于细菌的芽孢基因。在合适的营养和温度条件下,芽孢可萌发成一个新的菌体,一个芽孢形成一个菌体。因此芽孢不是细菌的繁殖体,只是处于代谢相对静止的休眠状态。

芽孢的形状、大小以及在菌体中的位置随菌种而异,这些特点有助于细菌的鉴别。例如,炭疽杆菌的芽孢为卵圆形,比菌体小,位于菌体中央;破伤风梭菌的芽孢为正圆形,比菌体大,位于顶端,形似鼓槌状(图1-8)。

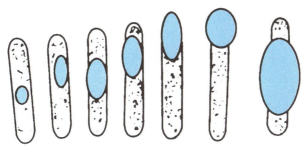

图1-8 芽孢的各种类型

芽孢在自然界中分布广泛,有的芽孢可存活数十年之久,因此要严防芽孢污染伤口、用具、敷料、手术器械等。芽孢的抵抗力强,对热力、干燥、辐射、化学消毒剂等理化因素均有强大的抵抗力,一般方法难以将其杀死。芽孢可耐100℃沸水煮沸数小时,杀灭芽孢最可靠的方法是高压蒸汽灭菌(121℃ 20～30分钟)。因此,在消毒灭菌时往往以芽孢是否被杀灭作为判断灭菌效果的指标。

芽孢对理化因素抵抗力强的原因可能与这些因素有关:①芽孢的含水量少,蛋白质受热不易变性。②芽孢是由多层致密结构包裹成的坚实小体,药物等不易渗入。③芽孢体内含有一种特殊成分2,6-吡啶二羧酸,以钙盐形式存在,增强了菌体的耐热性。

2. 荚膜(capsule) 是有些细菌在一定条件下向细胞壁外分泌的一层黏液性物质,厚度在0.2μm以上称为荚膜或大荚膜,在光学显微镜下可以看见,如肺炎球菌荚膜(图1-9)。有的厚度在0.2μm以下的称为微荚膜(microcapsule),如伤寒沙门菌的Vi抗原。

荚膜的化学组成因菌种而异,一般为多糖或多肽。例如,肺炎球菌、脑膜炎球菌等的荚膜由多糖组成,少数细菌的荚膜为多肽,如炭疽杆菌荚膜。荚膜不易着色,用墨汁负染色或特殊荚膜染色才能看清。

细菌的荚膜一般在机体内或营养丰富的培养基中才能形成。有荚膜的细菌在固体培养基上形成光滑型(S型)或黏液型(M)菌落,失去荚膜后菌落变为粗糙型(R)。荚膜并非细菌生存所必需,失去荚膜细菌仍可存活。

荚膜的功能:①具有抗吞噬作用,保护细菌免遭吞噬细胞的吞噬和消化作用,因而与细菌的毒力有关。②能储留水分使细菌具有抗干燥能力。③储存养料。④可使菌体附着于适当的物体表面,如某些链球菌的荚膜物质黏附于人的牙齿而引起龋齿。

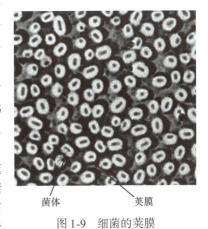

图1-9 细菌的荚膜

3. 鞭毛(flagellum) 某些细菌菌体上具有细长而弯曲的丝状物,称为鞭毛。一个细菌的鞭毛数目可有一至数十根,其长度常超过菌体若干倍,但直径很细,通常为10～30nm,需用电子显微镜观察,或用特殊鞭毛染色后在普通光学显微镜下方可看到(图1-10)。

鞭毛的化学成分是鞭毛蛋白质,按其数目、位置和排列不同,可将鞭毛细菌分为:①单毛菌,整个菌体只有一根鞭毛,位于菌体的一端,如霍乱弧菌。②双毛菌,在菌体两端各具一根鞭毛,如空肠弯曲菌。③丛毛菌,在菌体的一端或两端有一丛或两丛鞭毛,如铜绿假单胞菌(一丛)或红色螺菌(两丛)。④周毛菌,菌体周身都有鞭毛,如伤寒沙门菌、枯草杆菌等(图1-11)。

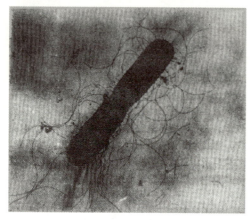

图1-10 破伤风杆菌的周身鞭毛

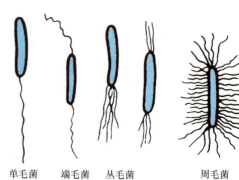

单毛菌　端毛菌　丛毛菌　　周毛菌

图1-11 细菌的鞭毛

鞭毛的功能主要有:①鞭毛是细菌的运动器官,具有运动功能。鞭毛具有化学趋向性,常向有高浓度营养物质的方向移动,避开对其有害的环境。没有鞭毛的细菌只能由水分子的撞击而产生原地的颤动。②可用以鉴别细菌。鞭毛蛋白具有很强的抗原性,通常称为H抗原,对某些细菌的鉴定、分型及分类具有重要意义。③有些细菌的鞭毛与致病性有关,如霍乱弧菌、空肠弯曲菌等的鞭毛运动活泼,可帮助细菌穿过小肠黏膜表层,利于细菌黏附而导致病变发生。

4. 菌毛(pilus) 许多革兰阴性菌和少数革兰阳性菌的菌体表面遍布的比鞭毛更为纤细,且短而直的丝状物,称为菌毛,又称纤毛(fimbriae),用电子显微镜才能观察到。其化学成分是菌毛蛋白,菌毛与细菌的运动无关(图1-12)。

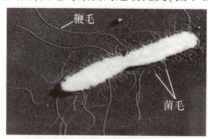

图1-12 细菌的菌毛

根据形态和功能的不同,菌毛可分为普通菌毛和性菌毛两种。

(1) 普通菌毛(common pilus):毛短、细、直,遍布菌体表面,能与宿主黏膜表面的受体相互作用,具有黏着或定居于各种细胞表面的能力,与细菌的致病性密切相关,无普通菌毛的细菌易被黏膜细胞的纤毛运动、肠蠕动或尿液冲洗清除。

(2) 性菌毛(sex pilus):比普通菌毛粗且长,一个细菌的性菌毛有1～4根。性菌毛由质粒携带一种致育因子(fertility factor)的基因编码,故性菌毛又称F菌毛。带有性菌毛的细菌称为F^+或雄性菌,无性菌毛的细菌称为F^-菌或雌性菌。性菌毛能在细菌之间传递某些遗传性状,如细菌的毒性及耐药性可通过这种方式传递,这是某些肠道杆菌容易产生耐药性的原因之一。

第2节 细菌形态的检查方法

显微镜是观察细菌形态的重要工具,人类正是借助显微镜才进入到微生物的世界。随着科技的发展,显微镜的种类和用途也越来越多,如暗视野显微镜、相差显微镜、电子显微镜等,可根据实验目的不同选用不同的显微镜。一般微生物实验室使用的是普通光学显微镜,其最大分辨力为 0.25μm,放大 1000 倍左右就能看清细菌的外形。

一、不染色标本的检查法

将细菌直接置于普通光学显微镜或暗视野显微镜下观察,可观察到细菌的生活状态、运动状况及繁殖方式等,常用悬滴法或压片法。由于细菌是无色半透明体,直接镜下观察其形态很不清楚,一般要用染色法进行检查。

二、染色标本的检查法

细菌染色多用碱性染料,如亚甲蓝、甲紫、碱性复红等。由于细菌的等电点为 pH 2～5,因而在近中性溶液中带有负电荷,易与带正电荷碱性染料的着色基团结合而着色。

(一) 单染色法

细菌只用一种染料着色,染色前要先将细菌制成标本,过程如下:细菌涂片→干燥→固定→染色→显微镜观察。因单染色法只用一种染料,如用甲紫染料,细菌则被染成紫色;若用亚甲蓝则细菌染成蓝色。通过该方法,可观察细菌的大小、形态和排列等,但不能鉴别细菌。

(二) 复染色法

复染色法使用两种或两种以上的染料着色,可将不同种的细菌或同种细菌的不同结构染成不同的颜色,不仅可以观察细菌的形态和结构,还有助于鉴别细菌种类,故又称鉴别染色法。

1. 革兰染色法(Gram stain) 该方法由丹麦医生 Christian Gram 于1884年首创,是细菌学常用的染色方法,基本过程是:细菌涂片→干燥→固定→结晶紫初染→卢戈碘液助染→95% 乙醇溶液脱色→苯酚复红复染→干燥→镜检,如图 1-13 所示。

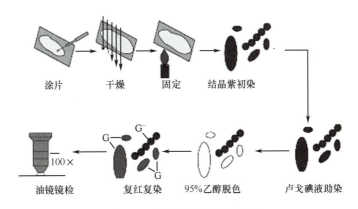

图 1-13　细菌的革兰染色过程

(1) 结果:染成紫色的细菌为革兰阳性菌,如金黄色葡萄球菌、枯草杆菌等;染成红色的细菌为革兰阴性菌,如大肠埃希菌、伤寒沙门菌等。

（2）原理：革兰染色与细菌成分、细胞壁组成差异、细菌等电点等因素有关，但目前认为主要是因为革兰阳性菌细胞壁肽聚糖层厚，脂质含量少，乙醇不易脱色，故呈紫色；革兰阴性菌刚好相反，所以染成红色。

（3）意义：①革兰染色将细菌分为阳性菌和阴性菌，有助于细菌的鉴别。②由于革兰阳性菌大多产生外毒素，革兰阴性菌大多产生内毒素，将有助于了解细菌的致病性。③指导临床用药，如多数革兰阳性菌对青霉素较敏感，而多数革兰阴性菌对青霉素不敏感。

> **知识考点** 革兰染色的操作过程及其意义

2. 抗酸染色法（acid-fast stain） 该方法用来鉴别抗酸性细菌和非抗酸性细菌，过程如下：细菌涂片→干燥→固定→苯酚复红复染加温染色→盐酸乙醇脱色→亚甲蓝复染→干燥→镜检。染成红色的细菌称为抗酸性细菌，如结核杆菌、麻风杆菌等；染成蓝色的细菌称为非抗酸性细菌，临床上绝大多数病原菌为非抗酸性细菌。

3. 特殊染色法 细菌的有些结构需要用特殊的染色方法才能着色，如荚膜、芽孢、鞭毛等。

第3节 细菌的生长与繁殖

和所有生物一样，细菌需要从外界环境中摄取水分和营养物质，以获得能量，并合成自身的成分，完成各种生理活动，维持细菌的生长与繁殖。

一、细菌的化学组成

细菌的化学组成主要是水和固体成分。其中，水分约占菌体重量的80%，固形成分包括蛋白质、核酸、糖类、脂类、无机盐等，约占菌体重量的20%。

二、细菌的营养物质

根据细菌对营养物质的需要，可将细菌分成自养菌和异养菌两大营养类型（表1-2）。

表1-2 细菌的营养类型及实例

营养类型	能源	碳源	实例	营养类型	能源	碳源	实例
光能自养菌	光	CO_2	蓝细菌、藻类	化能自养菌	无机物	CO_2	硫化细菌
光能异养菌	光	有机物	红螺细菌	化能异养菌	有机物	有机物	绝大多数细菌

不同细菌对营养物质的需求差别较大，细菌生长繁殖所必需的营养物质有水、碳源、氮源、无机盐和生长因子等。

1. 水 是一切生物生长繁殖不可或缺的成分。细菌细胞中水的主要作用有：①良好的溶剂，细菌对物质的吸收和运输必须在水中进行。②参与细菌代谢过程中所有的生化反应，并提供氢、氧元素。③有效散发代谢过程中释放的能量，调节细菌温度。

2. 碳源 是细菌代谢的主要能量来源，也是合成菌体必需的原料。碳源分为无机碳源和有机碳源两类，除自养菌能以CO_2作为唯一碳源外，大多数细菌以有机含碳化合物作为碳源和能源，如葡萄糖、麦芽糖等都能被细菌吸收利用，致病性细菌主要从糖类中获得碳源。

3. 氮源 细菌可利用各种含氮化合物合成自身的蛋白质、核酸及其他含氮化合物。多数病原性细菌利用有机含氮化合物作为氮源，如氨基酸、蛋白胨等；固氮菌等少数细菌能以空气中的游离氮或无机氮作为氮源，如硝酸盐、铵盐等。

4. 无机盐 在细菌细胞中以离子的形式存在,是细菌生长代谢中的重要营养物质。细菌中各类无机盐的主要作用为:①构成菌体成分。②调节菌体内外渗透压。③促进酶的活性或作为某些辅酶组分。④某些元素与细菌的生长繁殖、致病性密切相关,如白喉棒状杆菌产毒株,其毒素产量明显受到培养基中铁含量的影响,当培养基中铁浓度降至 7mg/L 时,可使白喉杆菌毒素产量显著增加。

5. 生长因子 是某些细菌在生长过程中必需的,需要量虽少但自身又不能合成的一类有机物质,包括维生素、某些氨基酸、脂类、嘌呤、嘧啶等。

三、细菌营养物质的吸收方式

一般认为,细菌吸收营养物质可通过细胞膜以四种方式来实现。

1. 单纯扩散(simple diffusion) 物质浓度由高到低,运输过程中的动力是菌体内外溶质的浓度差,不需要耗能。运送的物质主要是氧、水分、甘油等分子。该方法不是细胞吸收营养的主要方式。

2. 促进扩散(facilitated diffusion) 物质浓度由高到低,有特异性载体蛋白协助物质转运,不需要耗能。该方法可加快膜运送物质的速度,直到细胞内外浓度达到平衡。

3. 主动运输(active transport) 物质浓度由低到高,需要膜上的特异性载体蛋白参与,要耗能。运送的物质主要有氨基酸、乳糖、无机离子等物质。该方法是细菌吸收能量的主要方式。

4. 基团转运(group translocation) 物质浓度由低到高,需要特异性载体蛋白参与,要耗能。因溶质在运送前后会发生分子结构的变化,因此不同于主动运输方式。运送的物质主要有葡萄糖、果糖、核苷酸等物质。

 知识考点 细菌吸收营养的主要方式

四、细菌的生长繁殖

(一)细菌生长繁殖的条件

1. 适当的营养 水、碳源、氮源、无机盐和生长因子等为细菌的新陈代谢、生长繁殖提供必需的原料和足够的能量。

2. 适宜的温度 不同细菌对温度的要求不同,过高或过低都不利于其生长。根据细菌对温度的适应性,细菌可分为嗜冷菌、嗜温菌和嗜热菌。嗜冷菌的最适生长温度小于 20℃,嗜温菌的最适生长温度为 20~40℃,嗜热菌在高至 56~60℃中生长最好。病原性细菌均为嗜温菌,最适温度为 37℃,与人体体温相近,实验室培养细菌往往采用 37℃培养。

> **知识链接** 　　　　南极超深度冰层中的细菌
> 　　俄罗斯南极考察站的科学家最近从南极冰下 3500m 左右处钻取到了一些生命物质,这为进一步揭开南极冰层深处的奥秘提供了重要帮助。科学家利用一种专用微生物钻探装置获取了南极超深度冰层样品,他们在融化的冰水中发现了具有生命形式的细菌、硅藻、酵母菌等。对这些生命物质的研究将有助于人们了解南极冰层深处的生态环境,从而揭开了南极冰层深处鲜为人知的一面。

3. 合适的 pH 大多数细菌最适 pH 为 6.8~7.4,在此范围内细菌的酶活性最强。少数细菌在碱性条件下生长良好,如霍乱弧菌在 pH 8.4~9.2 时生长最好。也有的细菌最适 pH 偏酸,如乳酸杆菌最适 pH 5.5。人类的血液、组织液 pH 为 7.4,细菌易生存;胃液偏酸,绝大多数细菌可被杀死。在实验室中培养细菌时,由于细菌代谢过程中分解糖产酸,使 pH 下降而影响菌体生长,所以培养基中应加入缓冲剂以保持 pH 稳定。

4. 必要的气体环境 主要指氧和二氧化碳。一般细菌代谢中都需 CO_2,但大多数细菌代谢所产生的 CO_2 即可满足自身需要。根据细菌对氧气的需要不同,细菌可分为:①专性需氧菌,必须在有氧的环境下才能生长繁殖的细菌,如结核分枝杆菌、枯草芽孢杆菌。②专性厌氧菌,在无氧环境下才能生长繁殖的细菌,如破伤风梭菌。③兼性厌氧菌,在有氧或无氧环境下均能生长繁殖、但在有氧时生长更好的细菌,大多数病原菌都是兼性厌氧菌。

专性厌氧菌在有氧条件下生长受到抑制,其原因可能是:①厌氧菌缺乏细胞色素与细胞色素氧化酶,不能氧化那些氧化还原电势较高的氧化型物质。②厌氧菌缺乏过氧化氢酶、过氧化物酶和超氧化物歧化酶(SOD),不能清除有氧环境下所产生的超氧离子(O_2^-)和过氧化氢(H_2O_2),因而难以存活。③有氧条件下,厌氧菌某些酶的—SH 基被氧化为—S—S 基,导致酶失去活性。

(二)细菌的繁殖方式和速度

 知识考点 细菌生长繁殖的方式和速度

1. 细菌的繁殖方式 细菌主要以无性二分裂方式进行繁殖。细菌吸收营养物质生长发育到一定阶段,细胞体积增大,在细胞中间逐渐形成横隔,由一个母细胞分裂成两个大小相等的子细胞。细菌细胞分裂是连续的,两个子细胞正在形成之际,又在子细胞的中央形成横隔,开始第二次分裂。有的细胞分裂后便相互分离,有的不分离则形成多种排列方式。

2. 细菌个体的繁殖速度 细菌繁殖速度极快。细菌分裂增殖的必需时间,称为代时(generation time),细菌代时的长短取决于细菌的种类,同时又受环境条件的影响。细菌代时一般为 20~30 分钟,个别细菌较慢,如结核分枝杆菌繁殖一代需 15~18 小时。若以大肠埃希菌的代时为 20 分钟计算,在最佳条件下培养 8 小时后,1 个细菌可繁殖到 200 万个以上,10 小时后可超过 10 亿个,24 小时后细菌繁殖的数量可庞大到难以计算的程度。但实际上,由于细菌繁殖中营养物质的消耗、毒性产物的积聚及环境 pH 的改变,细菌绝不可能始终保持原速度无限增殖,一定时间后细菌活跃增殖的速度会逐渐减慢,死亡菌数增加、活菌数减少。

3. 细菌群体的生长繁殖 将一定数量的细菌接种于适当的培养基,定时取样计算细菌数,用于研究细菌生长过程的规律。以培养时间为横坐标,细菌数的对数为纵坐标,可得到一条生长曲线(图 1-14)。

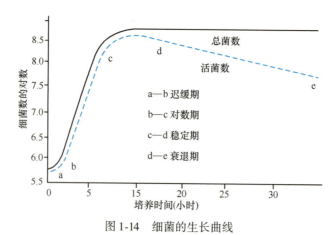

图 1-14 细菌的生长曲线

根据细菌的生长曲线,细菌群体的生长繁殖可分为四期。

（1）迟缓期：为细菌接种至培养基后适应环境、繁殖前的准备时期，一般为1～4小时。此期的特点是细菌不分裂，菌数不增加，细菌体积增大，代谢活跃，为细菌的分裂储备充足的酶、能量及中间代谢产物。

（2）对数期：又称指数期，培养8～18小时。此期的特点是：细菌生长繁殖迅速，菌数以几何级数增长。对数期细菌的形态、染色、生物活性都很典型，对外界环境因素的作用又敏感，是研究细菌性状、做药敏试验的最佳时期。

（3）稳定期：此时培养基中营养物质消耗，有机酸和H_2O_2等毒性产物积累，pH下降等不利因素出现。此期的特点是细菌繁殖速度渐趋下降，细菌繁殖数和死亡数趋于平衡，活菌数保持相对稳定；细菌的形态和生理特性逐渐发生改变，芽孢多在此期形成；产生相应的代谢产物，如外毒素、内毒素和抗生素等。

（4）衰退期：此期的特点是细菌繁殖速度越来越慢，细菌死亡数超过繁殖数；细菌形态显著改变，如变长、肿胀、畸形，甚至菌体自溶；生理代谢活动趋于停滞。

掌握细菌的生长规律，对于研究细菌生理和生产实践有着重要的指导意义。如在生产中可选择适当的菌种、菌龄和培养基以缩短迟缓期；在无菌制剂和输液的制备中应把灭菌工序安排在迟缓期以减少热原的污染；在实验室实训时则需尽量采用处于对数期的细菌作为实验材料；在发酵工业上，为获得更多的代谢产物，可适当调控和延长稳定期；利用芽孢在衰退期成熟，可保藏菌种。

五、细菌的人工培养

为更好地了解细菌，根据细菌生长繁殖的特点用人工方法为细菌提供营养物质和适宜的外部环境，对细菌进行人工培养。

（一）培养基及分类

培养基（culture medium）是人工配制的、适合微生物生长繁殖的营养基质。培养基应具备的条件：①含有合适的营养物质；②具有适当的pH；③灭菌后方能使用。

1. 按培养基的营养成分和使用目的不同分类

（1）基础培养基：含有能满足一般细菌生长繁殖所需要的营养物质，如肉汤培养基，由牛肉浸膏或肉汤、蛋白胨、氯化钠和水等组成。

（2）营养培养基：在基础培养基中加入诸如血液、血清、酵母浸膏等营养物质，以满足对营养要求较高或有特殊营养要求的细菌生长，如链球菌需要在血琼脂平板上才能生长。

（3）选择培养基：利用不同细菌对化学药物的敏感性不同，在培养基中加入一定的化学物质以抑制某些细菌的生长，从而筛选出目的菌，如在培养基中加入胆酸盐，能选择性地抑制革兰阳性菌的生长，便于革兰阴性菌的生长，该法常用于肠道病原菌的分离。

（4）鉴别培养基：由于不同细菌生化反应能力的差异，在基础培养基内加入特殊的底物和指示剂，以达到鉴别细菌的目的，如细菌的糖发酵试验，可根据细菌分解糖类产酸产气以及指示剂的变色来鉴别。

（5）厌氧培养基：专门用于厌氧菌培养与鉴别的培养基。厌氧培养基一般含有特殊的营养物质，氧化还原电位低，利于厌氧菌的生长。常用的厌氧培养基有庖肉培养基、巯基乙酸钠培养基等。

2. 按培养基物理状态的不同分类

（1）固体培养基：因含有凝固剂而呈现固体状态的培养基。常用的凝固剂是琼脂（agar）。琼脂是一种从海藻中提取的多糖类物质，熔点为96℃，冷却到45℃即可凝固。琼脂不是细菌的营养物质,仅作为赋形剂使用。在液体培养基中加入2%~3%的琼脂即可制成固体培养基。固体培养基的应用,推动了纯培养技术的发展,也推动了微生物学的发展。固体培养基在科学研究和生产实践上有着广泛的用途,可用于菌种的分离、保存和鉴定等方面。

（2）半固体培养基:与固体培养基相比较,半固体培养基中的琼脂加入量0.2%~0.3%,硬度低。半固体培养基主要用于细菌鞭毛有无的鉴别,即检测细菌有无运动能力。

（3）液体培养基:不需加入琼脂,培养基各组分均匀分布,微生物能充分利用培养基中的养料。实验室常用的液体培养基为营养肉汤;发酵工业中使用的种子培养基和发酵培养基也是液体培养基,可用于细菌生理学研究、摇瓶培养以获得大量菌体及工业化的生产。

除上述两种分类方法外,培养基还可按培养微生物的种类不同分为细菌培养基、放线菌培养基和真菌培养基;按培养基的成分不同分为合成培养基、天然培养基和半合成培养基等。

（二）细菌在培养基中的生长现象

 知识考点 细菌在培养基中的生长现象

将细菌接种到培养基中,放置于恒温箱37℃培养18~24小时,可肉眼观察到细菌的生长现象。

1. 细菌在液体培养基中的现象

（1）均匀浑浊:大多数兼性厌氧菌在液体培养基中为均匀分散生长,整个培养基呈现均匀浑浊现象,如金黄色葡萄球菌。

（2）液面菌膜:某些专性需氧菌在液体培养基中进行表面生长,在液面上形成菌膜,如枯草芽孢杆菌。

（3）沉淀:少数呈链状的细菌如链球菌,在液体培养基中生长时可沉积在培养基的底层,表现出沉淀生长现象。

2. 细菌在固体培养基中的现象

（1）在琼脂斜面上的生长现象:将细菌在斜面培养基上划线培养后,可看到连成一片的纯培养物,称为菌苔(mossy)。

（2）在琼脂平板上的生长现象:将细菌在琼脂平板上划线培养后,由单个细菌繁殖而成的肉眼可见的细菌集团称为菌落(colony),每一菌落通常是由一个细菌不断分裂增殖堆积形成的细菌纯种。不同细菌的菌落有不同的特点,表现在菌落的大小、形状、色泽、边缘、透明度、湿润度、表面光泽度等方面有差异,可用于细菌的鉴别(图1-15)。

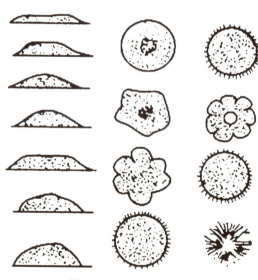

图1-15 细菌的菌落形态

3. 细菌在半固体培养基中的现象 用穿刺接种法将细菌接种在半固体培养基中培养,有鞭毛的细菌能沿着穿刺线扩散生长,使穿刺线模糊不清呈放射状或云雾状;无鞭毛的细菌只能沿着穿刺线生长,穿刺线周围的培养基仍较透明。

（三）细菌的人工培养在医药上的应用

1. 用于疾病的病原学诊断和治疗 在诊断某些传染病时,需要将患者体内的病原性细菌进行纯培养,鉴定其种类后才能确定是感染哪种疾病。同时,病原菌确定后,需做药敏试验找出该菌敏感的药物,为临床治疗提供合理的用药选择。

2. 用于细菌学研究 研究细菌的生理特点、遗传变异性、致病性、耐药性和免疫性等,均离不开人工培养细菌。

3. 用于生物制品的制备 生物制品研制单位在研制菌苗、疫苗、类毒素、抗毒素和免疫血清时,都必须对纯种细菌进行筛选和培养。

4. 用于基因工程 利用细菌具有易培养和繁殖迅速的特点,在基因工程中细菌常用作基因受体细胞来使用。

第4节 细菌的新陈代谢

细菌的新陈代谢是指发生在细菌细胞中的各种分解代谢和合成代谢的总和,包括物质代谢和能量代谢。

一、细菌的能量代谢

细菌代谢所需能量,绝大多数是通过生物氧化作用而获得的。生物氧化是指在酶的作用下细菌细胞内所发生的一系列氧化还原反应。细菌的生物氧化类型分为:①需氧呼吸,以氧分子作为最终氢(或电子)受体的称为需氧呼吸。②厌氧呼吸,以无机物作为最终氢(或电子)受体的称为厌氧呼吸。③发酵,以有机物作为最终氢(或电子)受体的称为发酵。三者比较见表1-3。

表1-3 细菌的生物氧化与产能

生物氧化类型	受氢体	总反应	释放的能量(kJ)
需氧呼吸	分子氧	$C_6H_{12}O_6 + 6O_2 \longrightarrow 6CO_2 + 6H_2O$	2878.59
厌氧呼吸	无机物	$3C_6H_{12}O_6 + 12KNO_3 \longrightarrow 6CO_2 + 6H_2O + 12KNO_3$	1794.94
发酵	有机物	$C_6H_{12}O_6 \longrightarrow 2CO_2 + 2C_2H_5OH$	225.94

二、细菌的代谢产物

细菌在分解和合成代谢中能产生多种代谢产物,故其代谢产物可分为分解代谢产物和合成代谢产物两类。

(一) 分解代谢产物的检测

细菌的分解代谢产物因其具备的酶不同而有所差异。细菌各分解代谢产物可通过生化方法检测,通常称为细菌的生化反应,一般用于细菌的鉴别。常用的检测方法有以下几种。

1. 糖发酵试验 不同细菌分解糖的种类、能力和代谢产物等均不同,一般以是否分解某种糖、是否产酸产气等现象来鉴别细菌。例如,大肠埃希菌和伤寒沙门菌,均为革兰阴性菌,其中大肠埃希菌具有乳糖分解酶,能分解乳糖产酸产气;伤寒沙门菌无乳糖分解酶,不能分解乳糖产酸产气,由此两种细菌通过糖发酵试验可以区分开来(表1-4)。

2. 吲哚试验(indole test) 含有色氨酸酶的细菌可分解色氨酸生成吲哚,吲哚无色,若加入对二甲基氨基苯甲醛后,该试剂可与吲哚结合形成红色的玫瑰吲哚,称吲哚试验阳性,如大肠埃希菌、变形杆菌等;不含色氨酸酶的细菌,因不能分解色氨酸,不能产生吲哚,加入对二甲基氨基苯甲醛后不变红色,

表1-4 糖发酵试验结果

细菌	葡萄糖	乳糖
大肠埃希菌	⊕	⊕
伤寒沙门菌	+	-

注:"⊕"表示产酸产气;"+"表示产酸不产气;"-"表示既不产酸也不产气

称为吲哚试验阴性,如产气荚膜梭菌。

3. 甲基红试验(methyl red test) 大肠埃希菌和产气荚膜梭菌都是革兰阴性菌短杆菌,两者都能分解葡萄糖、乳糖,产酸产气,不易区别。但两者产生的酸类和总酸量不同:产气荚膜梭菌分解葡萄糖产生丙酮酸后,可使2分子丙酮酸进一步转变为1分子中性的乙酰甲基甲醇,使培养基中的酸类减少,pH稍变大,加入甲基红指示剂后呈橘黄色,为甲基红试验阴性;大肠埃希菌分解葡萄糖产生的丙酮酸,不转化为乙酰甲基甲醇,培养液呈酸性,pH小于4.5,加入甲基红指示剂后呈红色,称甲基红试验阳性。

4. V-P试验(Voges Proskauer test) 产气荚膜梭菌生成的乙酰甲基甲醇在碱性条件下,可被空气中的O_2氧化生成二乙酰,二乙酰可与培养基中含胍基的化合物反应,生成红色化合物,称V-P试验阳性;大肠埃希菌分解葡萄糖产生丙酮酸,不生成乙酰甲基甲醇,无二乙酰产生,故V-P试验阴性。

5. 枸橼酸盐利用试验(citrate utilization test) 产气荚膜梭菌能利用枸橼酸盐作为唯一碳源在培养基上生长,分解枸橼酸盐生成碳酸盐,同时分解培养基的铵盐生成氨,由此培养基变为碱性,使指示剂溴百里酚蓝(BTB)由淡绿色转为深蓝色,此为枸橼酸盐利用试验阳性;大肠埃希菌不能利用枸橼酸盐,故为枸橼酸盐利用试验阴性。

表1-5 IMViC试验结果

	I	M	V-P	C
大肠埃希菌	+	+	-	-
产气杆菌	-	-	+	+

注:"+"阳性;"-"阴性

吲哚试验(I)、甲基红试验(M)、V-P试验(Vi)和枸橼酸盐利用试验(C)四种试验,称为IMViC试验,常用于鉴定肠道杆菌(表1-5)。

气相色谱法和液相色谱法可通过对细菌分解代谢产物中挥发性或不挥发性有机酸和醇类的检测,准确、快速地确定细菌的种类,是目前细菌生化鉴定的高新技术。

(二)合成代谢产物及其临床意义

 知识考点 细菌合成代谢产物在药学中的应用

细菌通过新陈代谢不但能合成菌体的组成成分,如蛋白质、脂肪、核酸等,还能合成很多在医学上具有重要意义的代谢产物。

1. 热原质(pyrogen) 即菌体中的脂多糖,大多由革兰阴性菌产生,少数革兰阳性菌也能生成,因其进入人或动物体内能引起发热反应,故称热原质。热原质耐高热,高压蒸汽灭菌121℃ 20分钟不能使其破坏,加热180℃ 4小时或250℃ 45分钟才能使热原质失去作用。热原质可通过一般细菌滤器,但没有挥发性,所以,除去液体中的热原质最好方法是蒸馏法。药液、水等被细菌污染后,有热原质存在的可能性,输注机体后可引起发热反应,严重的可致死。生物制品或注射液制成后要除去热原质比较困难,所以在制备和使用过程中必须严格无菌操作、防止细菌污染以确保无热原质存在。

2. 毒素(toxin) 细菌产生的毒素有内毒素和外毒素两种。内毒素(endotoxin)是革兰阴性菌细胞壁的脂多糖,其毒性成分为类脂A,菌体死亡崩解后释放出来。外毒素(exotoxin)是由革兰阳性菌和少数革兰阴性菌在生长代谢过程中释放至菌体外的蛋白质,具有抗原性强、毒性强、作用特异性强等特点。

3. 侵袭性酶 某些细菌可产生具有侵袭性的酶,能损伤机体组织,促进细菌在机体中的扩散,是细菌重要的致病因素,如链球菌的透明质酸酶等。

4. 色素(pigment) 某些细菌在营养丰富、氧气充足、温度适宜等条件下能产生色素,这对细菌的鉴别有一定意义。细菌色素有两类:①水溶性色素,溶于水,能弥散至培养基或周围组织中,如铜绿假单胞菌产生的绿脓色素使培养基或脓汁呈绿色。②脂溶性色素,不溶于水,仅保持在菌体内使菌落着色而培养基颜色不变,如金黄色葡萄球菌的金黄色色素。

5. 抗生素(antibiotic) 由某些微生物在代谢过程中产生的能抑制或杀死其他微生物或癌细胞的物质,称为抗生素。抗生素多由放线菌和真菌产生,细菌仅产生少数几种,如多黏菌素、杆菌肽等。

6. 细菌素(bactericin) 为某些细菌产生的仅作用于有近缘关系细菌的抗菌物质。细菌素为蛋白类物质,抗菌范围很窄,无治疗意义,但可用于细菌分型和流行病学调查。

7. 维生素(vitamin) 某些细菌产生的维生素,除供自身需要外还可分泌到菌体所在的环境中,如大肠埃希菌合成的维生素 B_6、维生素 B_{12}、维生素 K_2 等,对人体有利。

第5节 细菌的致病性

细菌的致病性是指细菌在宿主体内定居、增殖并引起疾病的性质,具有致病性的细菌称为致病菌或病原菌(pathogenic bacterium)。有些细菌在正常情况下对人不致病,但在机体抗病能力降低等特定条件下可致病,称为条件致病菌。病原菌进入机体后能否引起感染,取决于病原体和机体两方面的因素。病原菌的致病作用与其毒力、侵入数量、侵入途径和机体的免疫状态密切相关。

一、细菌的毒力

 知识考点 细菌毒力的构成

细菌的毒力(virulence)是指细菌致病能力的强弱程度,通常以半数致死量(LD_{50})表示。LD_{50} 即在一定时间内,通过一定途径使一定体重或年龄的实验动物半数死亡所需要的最小细菌数或毒素量。病原菌毒力由侵袭力和毒素构成。

(一)侵袭力

侵袭力(invasiveness)是指细菌突破机体的防御功能,在体内定居、繁殖、扩散蔓延的能力。构成侵袭力的主要物质有细菌的侵袭性酶、荚膜及其他表面结构。

1. 细菌的侵袭性酶 该类酶本身无毒性,但在细菌感染的过程中能起到破坏机体组织屏障的作用,利于细菌抗吞噬或向深层组织中扩散,常见的有以下几种。

(1) 血浆凝固酶(coagulase):金黄色葡萄球菌产生的血浆凝固酶能使血浆中液态的纤维蛋白原转变为固态的纤维蛋白,加速血浆的凝固以保护病原菌不被吞噬或免受抗体等的作用。

(2) 链激酶(streptokinase):大多数引起人类感染的链球菌能产生该酶,链激酶的作用是能激活溶纤维蛋白酶原成为溶纤维蛋白酶,使纤维蛋白凝块溶解以利于细菌扩散。

(3) 透明质酸酶(hyaluronidase):又称扩散因子,可溶解机体结缔组织中的透明质酸,使结缔组织疏松,通透性增加,如A群链球菌产生的透明质酸酶,可促使病原性细菌在组织中迅速扩散,造成全身性感染。

(4) 胶原酶(collagenase):能水解肌肉和皮下组织中的胶原蛋白,便于细菌在组织中的扩散。产气荚膜梭菌能产生该酶。

此外,许多细菌形成的神经氨酸酶是一种黏液酶,能分解细胞表面的黏蛋白;A族链球菌产生的链道酶,可分解脓液中的DNA而加速细菌的蔓延。

2. 荚膜与其他表面结构 细菌的荚膜具有抗吞噬作用和抗杀菌物质的作用,如将无荚膜细菌注射到易感动物的体内,细菌易被吞噬和消除;有荚膜的细菌则可引起易感动物病变,甚至死亡。肺炎球菌、炭疽芽孢杆菌、鼠疫耶尔森菌等的荚膜是很重要的毒力因素。有些细菌表面有其他表面结构或类似荚膜的物质,如链球菌的微荚膜、沙门杆菌的Vi抗原、大肠埃希菌的K抗原等,不仅能阻止细菌被吞噬,并有抵抗补体和抗体的作用。此外黏附因子,如革兰阴性菌的普通菌毛、革兰阳性菌的膜磷壁酸等,细菌可借助于这些黏附因子黏附在组织细胞的表面,以获得立足。

(二) 毒素

 知识考点 外毒素和内毒素的特点

细菌毒素(toxin)按其来源、性质和作用的不同,可分为外毒素和内毒素两大类。

1. 外毒素(exotoxin) 主要由革兰阳性菌产生,少数革兰阴性菌也能产生,如志贺痢疾杆菌的神经毒素、霍乱弧菌的肠毒素等。外毒素毒性强,小剂量即能使易感机体致死。如纯化的肉毒梭菌外毒素是目前已知的毒性最强的物质,1mg可杀死2亿只小白鼠;破伤风毒素对小白鼠的致死量为6~10mg;白喉毒素对豚鼠的致死量为3~10mg。

外毒素具有高度的亲组织性,能选择性地作用于某些组织和器官,引起特殊病变,如破伤风梭菌、肉毒梭菌、白喉棒状杆菌所产生的外毒素,虽具有嗜神经性,但作用部位不同,临床症状也不相同。破伤风痉挛毒素对脑干和脊髓前角神经细胞有高度亲和性,可阻止甘氨酸等抑制性神经介质的释放,使骨骼肌出现强烈痉挛;肉毒毒素可阻断外周胆碱能神经末梢传递乙酰胆碱等介质的释放,麻痹运动神经末梢,出现眼和咽部等肌肉松弛性麻痹;白喉毒素有和周围神经末梢、心肌等特殊组织的亲和性,通过抑制蛋白质合成引起心肌炎、肾上腺出血和神经麻痹等。

> **知识链接**   A型肉毒杆菌毒素与美容整形
>
> A型肉毒杆菌毒素由于可阻断神经介质乙酰胆碱的释放,使肌肉张力下降或肌肉松弛性麻痹,最初是用来治疗12岁以上患有肌肉张力性疾病者,如斜视、眼肌痉挛症等。近年来肉毒毒素被用于美容整形,通过局部肌内注射,可消除面部皱纹,如额纹、眉间纹、鱼尾纹等。使用肉毒毒素除皱会引发一定的并发症和不良反应,如头痛、眼睑下垂、复视、闭眼不全、面部肌肉不对称、假面样感觉等,有些甚至出现过敏性休克。

外毒素的化学成分是蛋白质,不耐热,不稳定,60~80℃约30分钟即被破坏。细菌的外毒素经0.3%~0.4%甲醛溶液处理去毒后的制品称为类毒素。类毒素毒性消除,但仍保留有抗原性,能刺激机体产生特异性的抗毒素。类毒素一般作为预防某些传染病使用,如注射白喉类毒素可以预防白喉杆菌感染。

2. 内毒素(endotoxin) 主要是革兰阴性菌细胞壁中的脂多糖成分,存在于菌体内,是菌体的结构成分。细菌在生活状态时不释放出来,只有当细菌死亡破裂或用人工方法使细菌裂解后才释放,故称内毒素。大多数革兰阴性菌都有内毒素,如沙门菌、痢疾杆菌、大肠埃希菌、奈瑟菌等。此外,极个别的革兰阳性菌及螺旋体、衣原体、支原体等也含有脂多糖,所以具有内毒素样的活性。

内毒素毒性作用相对较弱,对组织器官的选择性不强,各种细菌产生的内毒素具有相似的致病作用,引起的主要临床症状有:①极微量的内毒素可致机体发热反应。②白细胞反应,表现为白细胞总数在开始短暂降低后迅速持续升高,伤寒沙门菌例外。③低血压与休克,大量内毒素入血可导致内毒素血症,内毒素通过活化巨噬细胞、中性粒细胞等诱发其释放多种生物活性介质,使小血管功能紊乱而微循环障碍,表现出微循环衰竭、血压下降、主要组织器官血液灌注不足等,严重者可发展为内毒素休克。④弥散性血管内凝血(DIC),指微血栓广泛沉积在小血管中,是一种复杂的病理过程或综合征,可引起皮肤黏膜出血渗血、内脏广泛出血等现象,严重者可致死。

内毒素化学性质稳定,耐热,加热100℃ 1小时不被破坏。加热160℃ 2~4小时,或用强碱、强酸、强氧化剂煮沸30分钟才能灭活。内毒素不能用甲醛脱毒制成类毒素。

外毒素和内毒素的区别见表1-6。

表1-6 细菌外毒素和内毒素的比较

	外毒素	内毒素
来源	革兰阳性菌及部分革兰阴性菌分泌到细菌外	革兰阴性菌细胞壁成分
化学组成	蛋白质	脂多糖
热稳定性	不稳定,易破坏	耐热,不易破坏
毒性作用	强,各种外毒素有高度的亲组织性,能选择性地作用于某些组织和器官,引起特殊病变	弱,各种内毒素对组织器官的选择性不强,具有相似的致病作用,可引起发热、白细胞反应、低血压与休克、DIC等
抗原性	强,可刺激机体产生抗毒素。经甲醛处理可脱毒成为类毒素,可用于人工自动免疫	弱,刺激机体后产生抗菌性抗体,不产生抗毒素,不能经甲醛处理成为类毒素
编码基因	常为质粒	染色体

医院在临床使用药品注射剂治疗疾病时,常有患者发生寒战、发热、头痛、恶心、休克等症状,严重时甚至死亡,此为热原反应。为了提高药品质量和用药安全,人们对热原进行了广泛研究。1923年Seibert提出了用家兔检测热原的方法,该法的特点是可在规定时间里观察到家兔的体温变化,反映了热原质引起哺乳类动物体温变化的复杂过程。1942年《美国药典》首先将家兔热原检测法收入药典成为法定方法,1953年我国药典开始收载该方法。半个世纪以来家兔热原检测法为保障药品质量和用药安全发挥了重要作用,但随着制药工业的发展和临床用药的要求,该方法的局限性也越来越明显。因为家兔热原检测法只局限于某种药物进入机体血循环后是否能引起体温变化,而热原反应作为判断药品是否污染热原已不能满足医药工业发展的需要,由此引入鲎试验法。鲎又称为"中国鲎",出现在4亿年前的泥盆纪,至今仍保持着原始生物的状态,被称为"海洋活化石"。鲎的血液中因含有铜离子而成蓝色,微量的内毒素即可使鲎血液中的凝固因子产生凝胶反应。鲎试剂是从鲎血液中提取变形细胞溶解物经低温冷冻干燥而制成的生物试剂,利用它能快速灵敏地检测出人体中0.01~1.00ng/ml的微量内毒素,在制药和食品工业中可用于对毒素污染的监测。《中华人民共和国药典》(简称《中国药典》)2010版的一部、二部和三部的附录上都详细介绍了家兔热原检测法和鲎试验法的检测方法。

二、细菌的数量

病原菌引起感染,除必须具有一定的毒力外,还要有足够的数量。有些病原菌毒力极强,极少量的侵入即可引起机体发病,如鼠疫杆菌,有数个细菌侵入人体就可发生感染。对大多数病原菌而言,需要达到一定的数量才能引起感染,少量的侵入易被机体防御系统清除。细菌致病所需的数量与毒力成反比,毒力越强则致病所需的菌数越少。

三、细菌的入侵途径

 知识考点 细菌致病的主要途径

病原菌的侵入途径与感染发生有密切关系,多数病原菌只有通过特定的门户侵入,并在特定部位定居繁殖才能引起感染。如痢疾杆菌必须经口侵入,定居于结肠内才能发生疾病;破伤风梭菌只有经伤口侵入,在厌氧条件下于局部组织生长繁殖产生外毒素,才可引发疾病,若随食物进入机体则无法感染。病原菌的这种特性是在长期进化过程中,细菌寄生与机体免疫系统抗寄生之间相互作用、相互适应的结果。

细菌侵入机体的途径主要有:①经消化道感染,如痢疾杆菌、霍乱弧菌等。②经呼吸道感染,如结核分枝杆菌、白喉棒状杆菌等。③经创伤感染,如金黄色葡萄球菌、乙型溶血性链球菌等。④接触感染,如淋病奈瑟球菌、布氏短杆菌等。⑤节肢动物媒介感染,如鼠疫耶尔森菌等。有些病原菌可通过多种途径感染,如炭疽杆菌可通过破损的皮肤黏膜、呼吸道、消化道感染;结核分枝杆菌除常见的呼吸道感染外,还可通过破损的皮肤黏膜、消化道感染。

四、感染的发生、发展和结局

感染(infection)又称传染,是指病原菌在一定条件下突破机体的防御屏障侵入机体,产生不同程度的病理过程。传染过程的发展与结局,取决于病原菌的毒力、数量、机体免疫状况以及环境等影响因素。

(一) 感染的来源

1. 外源性感染 指引起感染的病原菌来自宿主体外。外源性感染的传染源主要有患者包括恢复期患者、健康带菌者、病畜、带菌动物和媒介昆虫等。

2. 内源性感染 指引起感染的病原菌来自机体自身的体表或体内。内源性感染的病原菌大多是体内的正常菌群,少数是感染后以潜伏状态存在于体内的病原菌,如结核分枝杆菌。当机体免疫力降低,或由于外界因素的影响,如长期大量使用抗生素、恶性肿瘤、器官移植等可发生内源性感染。

(二) 感染的类型

 知识考点 细菌感染的类型

1. 隐性感染(inapparent infection) 当机体免疫力较强,或入侵的病原菌数量不多、毒力较弱时,感染后对人体损害较轻,不出现明显的临床症状,称隐性感染。隐性感染后机体可获得特异性免疫力,在防止同种病原菌感染上有重要意义。

2. 显性感染(apparent infection) 当机体免疫力较弱,或入侵的病原菌毒力较强、数量较多时,感染后病原菌可在机体内生长繁殖,产生毒性物质,造成机体组织细胞受到一定程度的损害,表现出明显的临床症状和体征,称显性感染,即传染病。显性感染的过程在体内可分为潜伏期、发病期和恢复期,这是机体免疫力与病原菌之间力量对比变化所造成的,也反映了感染与免疫的发生与发展。

显性感染按病情缓急可分为急性感染和慢性感染两类。急性感染发病急,病程短,只有数日或数周,病愈后病原菌从体内消失,如霍乱等。慢性感染发病慢,病程长,往往持续数月或数年,胞内寄生菌常引起慢性感染,如结核分枝杆菌。

显性感染按感染的部位可分为局部感染和全身感染两类。

(1) 局部感染(local infection):病原菌侵入机体后只局限在一定部位定居,经生长繁殖产生毒性产物引起局部病变。局部的感染是由于机体的免疫作用使得入侵的病原菌限制于局部,阻止病原菌在机体中的蔓延扩散,如化脓性球菌引起的疖、痈等。

(2) 全身感染(systemic infection):机体与病原菌相互作用中,由于机体的免疫功能薄弱,不能局限病原菌,以致病原菌及其毒性产物向周围扩散,经淋巴系统或直接入血,引发全身感染。临床上全身感染可能出现下列情况:

1）菌血症（bacteremia）：病原菌由原发病灶不断地侵入血流中，但由于受到机体细胞免疫和体液免疫的作用，病原菌未能在血中大量生长繁殖，如伤寒早期的菌血症、布氏短杆菌菌血症。

2）毒血症（toxemia）：病原菌只在机体的局部生长繁殖，细菌不侵入血流，但其产生的外毒素进入血流，外毒素经血液循环到达易感组织细胞而引起特殊的中毒症状，如白喉、破伤风等。

3）败血症（septicemia）：在机体防御能力大为减弱的情况下，病原菌不断侵入血流并在其中大量繁殖，释放毒素，造成机体严重损害而引起全身中毒症状，如鼠疫耶尔森菌可引起败血症。

4）脓毒血症（pyosepticemia）：化脓性细菌引起败血症时，由于细菌随血流扩散，在全身如肝、肺、肾等多个器官引发新的化脓性病灶，如金黄色葡萄球菌严重感染时引起的脓毒血症。

3. 带菌状态　机体在隐性感染或传染病痊愈后，病原菌未被及时清除，而在体内继续存在并不断排出体外，称带菌状态。处于带菌状态的人称带菌者（carrier）。带菌者虽然体内带有病原菌，但无临床症状，不易引起人们的注意，是传染病流行的重要传染源。健康人（包括隐性感染者）若体内带有病原菌，称健康带菌者，如在流行性脑脊膜炎或白喉的流行期间，不少健康人的鼻咽腔内可带有脑膜炎球菌或白喉棒状杆菌；医护人员因常与患者接触，易成为带菌者。病愈后体内带有病原菌的人，称恢复期带菌者，如痢疾、伤寒、白喉恢复期带菌者比较常见。及时查出带菌者并有效地加以隔离治疗，这是防止传染病流行的重要手段之一。

第6节　常见病原性细菌

球　菌

球菌（coccus）是细菌中的一大类，根据革兰染色可分为革兰阳性菌和革兰阴性菌两类，对人致病的球菌主要有葡萄球菌、链球菌、淋病奈瑟菌等。由于此类球菌能引起机体发生化脓性炎症，所以又称化脓性球菌。

一、葡萄球菌

葡萄球菌（*Staphylococcus*）广泛地分布于自然界，人和动物的体表以及与外界相通的腔道中也有，是最常见的化脓性球菌。

（一）生物学性状

知识考点　葡萄球菌的典型形态与染色特性

1. 形态与染色　典型的葡萄球菌呈球形，直径为 0.4～1.2μm，无鞭毛和芽孢。通过染色在显微镜下可看到葡萄串样的排列（图1-16）。革兰染色阳性。

2. 培养特性　营养要求不高，在普通培养基上生长良好，需氧或兼性厌氧，最适生长温度为37℃，最适 pH 为 7.4 左右。葡萄球菌的耐盐性很强，能在含 10%～15% NaCl 的培养基中生长，利用此特性可用于菌种筛选。不同型的菌株可产生不同的色素，使菌落呈现不同的颜色。

3. 分类　葡萄球菌分类方法很多，根据生化反应和产生色素的不同，分为金黄色葡萄球菌（*S. aureus*）、表皮葡萄球菌（*S. epidermidis*）和腐生葡萄球菌

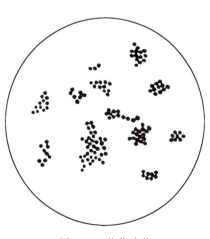

图1-16　葡萄球菌

(*S. saparophytics*)三类。金黄色葡萄球菌产生金黄色色素,致病性较强,为致病菌,许多国家药典规定,在外用药物中不得检出金黄色葡萄球菌。表皮葡萄球菌产生白色色素,致病性弱或无。腐生葡萄球菌产生白色或柠檬色色素,一般不致病。

 知识考点　葡萄球菌的抵抗力

4. 抵抗力　葡萄球菌是抵抗力最强的无芽孢细菌。在干燥的脓汁、痰液中可存活数月,加热80℃ 30～60分钟才被杀死。对碱性染料敏感,用2%～4%甲紫可治疗皮肤黏膜的葡萄球菌感染,对青霉素、红霉素、庆大霉素等抗生素敏感,但随着抗生素的广泛使用耐药菌株逐年增加。据估计,金黄色葡萄球菌对青霉素的抗药菌株已高达90%以上,给临床治疗带来一定困难。

(二) 致病性

金黄色葡萄球菌可通过伤口、裂口及消化道而感染,其产生的致病物质主要有血浆凝固酶、溶血毒素、肠毒素和杀白细胞素等,所致疾病有以下几种。

1. 化脓性感染　金黄色葡萄球菌的局部化脓性感染有疖、痈、毛囊炎、脓疱疮等,其特点是脓汁黄且黏稠,病灶局限,与周围组织界限明显。内脏器官也可因金黄色葡萄球菌进入血流播散而发生感染,导致肺炎、脓胸、中耳炎、心内膜炎等疾病。若用外力挤压疖、痈或过早切开尚未成熟的脓肿,金黄色葡萄球菌可通过淋巴和血液扩散至全身,导致全身性感染,引起败血症、脓毒血症等,葡萄球菌引起的败血症在各种败血症中占首位。

 案例1-1

患者,男性,10岁,因左手小指外伤后肿胀、疼痛前来就诊。经检查,其伤口感染病菌已化脓,且脓汁黏稠,炎症部位与周围组织界限清晰。取脓性分泌物涂片,用革兰染色后镜检,发现有呈葡萄状排列的革兰阳性球菌。

思考题:
1. 初步诊断该患者可能感染了何种细菌?
2. 该细菌具有什么样的生物学性状?

2. 食物中毒　由葡萄球菌肠毒素引起。当人们食用了被肠毒素污染过的食品1～6小时后,会出现恶心、呕吐、腹泻等胃肠道症状,患者发病较急,但预后良好,一般1～2天可自行痊愈。

3. 假膜性肠炎　健康人的肠道中有少量金黄色葡萄球菌寄居,若长期使用广谱抗生素,肠道中不耐药的大肠埃希菌、脆弱类杆菌等被杀伤,耐药的金黄色葡萄球菌乘机大量繁殖产生肠毒素,引起以腹泻为主要症状的急性肠炎。葡萄球菌性肠炎本质是一种菌群失调症,其病理特点为肠黏膜上覆盖着一层由炎性渗出物、坏死组织和细菌组成的假膜。

(三) 防治原则

注重个人卫生,对伤口及时处理以免感染。严格无菌操作,防止医院内交叉感染。对脓肿应及时切开排脓,根据药物敏感试验合理选用抗生素进行治疗。

二、链球菌

链球菌(*Streptococcus*)是另一大类常见的化脓性球菌。此类细菌种类多,型别复杂,广泛分布于自然界以及人和动物的咽腔、胃肠道等部位,多数为人体的正常菌群,少数为致病菌。

（一）生物学性状

◆ **知识考点** 链球菌排列方式与染色特性

1. 形态与染色 显微镜下可看到链球菌呈球形或卵圆形，链状排列。链的长短不一，短的由4~8个细菌组成，长的可达20~30个细菌(图1-17)。临床标本及固体培养基中以短链多见，液体培养基中易形成长链，链的长短与菌种、生长环境有关。革兰染色阳性，但培养时间较长或被吞噬细胞吞噬后可转为阴性。无芽孢和鞭毛，有的可形成由透明质酸组成的荚膜，但继续培养后可被链球菌产生的透明质酸酶分解而消失。

2. 培养特性 营养要求较高，在普通培养基上生长不良，需要在含有血清、血液的培养基上生长。需氧或兼性厌氧，少数专性厌氧。最适生长温度为37℃，最适pH为7.4左右。

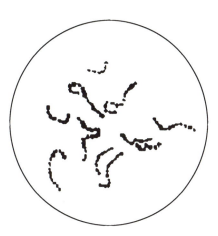

图1-17 链球菌

3. 分类 链球菌的分类方法有多种，根据溶血能力和溶血现象可分为三类。

（1）甲型溶血性链球菌：菌落周围有草绿色溶血环，故又称草绿色链球菌。甲型溶血性链球菌是人体呼吸道、肠道的正常寄居菌，为条件致病菌，可引起亚急性细菌性心内膜炎、泌尿系统感染等疾病。

（2）乙型溶血性链球菌：菌落周围可形成一个2~4mm宽且完全透明的无色溶血环，故又称溶血性链球菌。乙型溶血性链球菌能产生溶血毒素，致病力强，可引起人和动物的多种疾病。

（3）丙型链球菌：菌落周围无溶血环，又称为不溶血性链球菌。丙型链球菌常存于乳类和粪便中，一般不致病。

4. 抵抗力 链球菌抵抗力不强，加热60℃ 30分钟可被杀死，对一般消毒剂敏感。冷冻干燥可保存数月至数年而不丧失致病力。乙型溶血性链球菌对青霉素、氯霉素、红霉素等抗生素敏感，青霉素是治疗链球菌感染的首选药物，极少产生耐药性。

（二）致病性

致病性链球菌可通过直接接触、飞沫吸入或皮肤、黏膜等伤口侵入机体，产生多种毒素和侵袭性酶，主要有透明质酸酶、链激酶、链道酶、溶血毒素和红疹毒素等，所致疾病有以下几种。

◆ **知识考点** 链球菌局部化脓性感染的特点

1. 化脓性感染 局部皮肤和皮下组织感染致病性链球菌，可引起痈、脓疱疮、蜂窝织炎、淋巴结炎、淋巴管炎等，其化脓性特点是脓汁稀薄，病灶与周围组织界限不清晰。此外，还可发生扁桃体炎、中耳炎、肾盂肾炎、产褥热等其他系统的化脓性感染。

2. 猩红热 为急性呼吸道传染病，是因感染溶血性链球菌后其产生的红疹毒素而导致的中毒性疾病，临床症状为发热、咽峡炎、全身弥漫性鲜红皮疹、疹退后有明显的脱屑等。

3. 链球菌超敏反应性疾病 有些患者感染链球菌后，可发生风湿病或急性肾小球肾炎。该类疾病的病变部位虽不能检出链球菌，但可检出链球菌抗原与相应抗体形成的免疫复合物，表明此类疾病是由于病原菌引起机体发生了超敏反应而致。

链球菌感染后，机体可获得一定的免疫力。但由于链球菌的型别多，各型之间又无交叉免疫，故可反复感染。

(三) 防治原则

注意环境卫生,对患者和带菌者应及早治疗,以减少传染源。对急性咽峡炎或扁桃体炎患者应及早彻底治疗,防止风湿病或急性肾小球肾炎等超敏反应性疾病的发生。治疗可选用青霉素、红霉素等药物。

淋病奈瑟菌

淋病奈瑟菌(*Neisseria gonorrhoeae*)简称淋球菌,是淋病的病原体,淋病是我国目前发病人数最多的性传播疾病。

(一) 生物学性状

 知识考点　淋病奈瑟菌的排列方式与染色特性

1. 形态与染色　淋病奈瑟菌呈卵圆形或圆形,常成双排列,两球菌接触面平坦,像一对黄豆(图1-18)。长约 0.7μm,宽约 0.5μm,无芽孢和鞭毛,有荚膜和菌毛。革兰染色阴性。

2. 培养特性　营养要求较高,用普通培养基不易培养,在含有血清、血液、卵黄囊等的培养基上才能生长良好。专性需氧,初次从人体标本分离时,为了促进其发育,需提供5%~10%的二氧化碳。最适培养温度为37℃,最适pH为7.5。

3. 抵抗力　淋病奈瑟菌对理化因素的抵抗力普遍较弱。对热敏感,加热55℃5分钟可灭活,100℃立即死亡。淋病奈瑟菌对各种消毒剂也很敏感,尤其对可溶性银盐敏感,1∶4000硝酸银溶液可快速杀死本

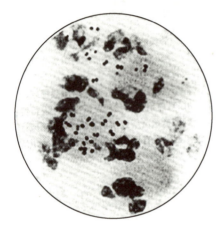

图1-18　淋病奈瑟菌

菌,在1%苯酚溶液中1~3分钟可死亡。对青霉素敏感,但近年来耐药菌株逐年增加。

(二) 致病性

 知识考点　淋病奈瑟菌所致疾病

就目前所知,除黑猩猩能实验感染淋病奈瑟菌外,人类是淋病奈瑟菌唯一的自然宿主,主要通过直接性接触传播,间接传染较少见。一般感染初期影响男性前尿道,感染部位有黄色脓性分泌物,伴有尿频、尿痛、尿急等症状;女性则影响尿道和子宫颈,感染部位有黄色脓性分泌物,伴有阴道炎和外阴炎等。患者如不及时治疗,感染可扩散到整个生殖系统,男性可引起前列腺炎、输精管精囊炎及附睾炎;女性引起输卵管炎、尿道膀胱炎等。此外,女性患者还可在分娩时经产道传染给胎儿,引起新生儿眼结膜炎,又称"脓漏眼"。为防止新生儿发生该病,不论其母亲有无淋病,所有新生儿出生后均以1%硝酸银溶液滴眼以预防间接感染。

(三) 防治原则

淋病是社会问题,预防淋病应加强性健康教育,杜绝不正当性关系,取缔娼妓。患者应及早到正规医院治疗。治疗可选用青霉素、新青霉素等药物。

杆　菌

杆菌(bacillus)在细菌中种类繁多,形态复杂,广泛分布于自然界。在此主要介绍常见的致

病性杆菌。

一、肠道杆菌

(一) 埃希菌属

大肠埃希菌(*Escherichia coli*)又称大肠埃希菌,是肠杆菌科埃希菌属的代表菌种,是肠道中的正常菌群,在一定条件下进入人体的其他部位可致病。

1. 生物学特性 大小为$(0.5～0.7)\mu m×(2～3)\mu m$,无芽孢,有鞭毛,革兰染色阴性。在普通琼脂培养基上生长良好,最适温度为37℃,最适pH为7.4左右。埃希菌属的细菌在土壤、水中可存活数月,且比其他肠道杆菌具有较强的耐热性,加热55℃60分钟或60℃15分钟仍有部分细菌存活。亚硝酸盐、胆盐、煌绿等对其有选择性抑制作用,本属细菌对磺胺、链霉素、金霉素等均敏感,青霉素的作用较弱。

2. 致病性 埃希菌属细菌一般不致病,某些菌株还能产生大肠菌素,抑制肠道致病菌和腐生菌的繁殖。但在机体免疫力下降或外伤等作用下,该菌寄居部位改变可侵入肠道外组织或器官,引起化脓性炎症,如胆囊炎、腹膜炎、尿道炎、肾盂肾炎和手术后感染等。某些致病性大肠埃希菌可引起婴儿腹泻或急性胃肠炎等肠道感染。

3. 卫生学检查 大肠埃希菌寄居肠道随粪便排出体外,可污染水源、土壤和食品等。环境中检出的大肠埃希菌数量越多,表明粪便污染环境的情况越严重,间接提示有肠道致病菌存在的可能性。大肠埃希菌被许多国家药典列为控制菌之一,国际上也广泛将大肠埃希菌作为卫生细菌学检查的指示菌,常用"大肠菌群数"和"细菌总数"两项指标。

(1) 大肠菌群数:指一群在37℃24小时能发酵乳糖,产酸产气,需氧或兼性厌氧的革兰阴性菌。我国卫生标准规定:每1000ml饮水中大肠菌群数不得超过3个;瓶装汽水、果汁等每100ml中大肠菌群数不得超过5个。

(2) 细菌总数:指每毫升或每克样品培养后,所得细菌菌落的总数。我国卫生标准规定:生活饮用水的细菌总数每毫升不得超过100个。

(二) 沙门菌属

沙门菌属(*Salmonella*)是寄生于人和动物肠道内的一大群形态、生化反应和抗原构造相似的革兰阴性杆菌,是肠杆菌科中的重要一属。沙门菌属的细菌能引起人畜共患病,如伤寒沙门菌引起的伤寒,迄今仍是发展中国家一种常见的肠道传染病,沙门菌食物中毒在全球范围内也是一个引人注目的公共卫生问题。

1. 生物学性状 大小为$(0.5～1)\mu m×(2～3)\mu m$,通常具有周鞭毛,无芽孢,一般无荚膜。革兰染色阴性。营养要求不高,在普通培养基上即能生长,需氧或兼性厌氧,最适温度为37℃,最适pH为7.4左右。沙门菌属细菌抵抗力不强,60℃15分钟即可被杀死,在5%苯酚溶液5分钟死亡,但在水中可存活2～3周,在粪便中可存活1～2个月,对氯霉素、复方磺胺甲噁唑(复方新诺明)等药物敏感。

2. 致病性 本属细菌可通过食物、饮水等消化道途径感染,能产生毒力较强的内毒素。此外,其致病性还取决于各种沙门菌的不同侵袭力以及机体的免疫力。临床上可引起三种类型的疾病。

(1) 伤寒和副伤寒:又称肠热症,由伤寒沙门菌(*S. typhosa*)和甲、乙、丙型副伤寒沙门菌(*S. paratyphosa* A.B.C)引起。

伤寒的病程较长,为3～4周。病菌经消化道侵入,以菌毛吸附在小肠黏膜表面,到肠壁淋巴组织大量繁殖,进入血流引起第一次菌血症,患者主要出现头痛、食欲缺乏、持续发热等前驱症状。病菌随血流进入器官和组织,如肝、脾、肾、骨髓、胆囊,有时甚至进入心脏,在其间生长繁殖后,再次进入血液引起第二次菌血症,并释放内毒素。此时患者全身中毒症状加剧,表现为持续高热,肝脾大,血液中的白细胞数量显著下降,约有50%患者胸腹部皮肤出现玫瑰疹。胆囊中的细菌随胆汁进入肠道,部分排出,部分经肠黏膜再次进入肠淋巴组织,引起迟发型超敏反应,导致局部肠壁组织坏死、溃疡,严重者可发生出血和肠穿孔。肾脏中的细菌可随尿液排出体外。随着,机体细胞免疫的建立和加强,细胞内的寄生病菌被杀灭,病情得到缓解,机体逐渐恢复,少数患者可成为胆囊带菌者。

副伤寒与伤寒有相似的病理过程,但症状较轻,病程也短,为1~3周。

伤寒和副伤寒的带菌者是该类疾病重要的传染源,因此对饮食行业工作者进行带菌检查尤为必要。伤寒痊愈后机体可获得牢固免疫力,主要依赖细胞免疫。

(2) 食物中毒:是最常见的沙门菌感染。由肠炎沙门菌、猪霍乱沙门菌等引起的食物中毒,需食入大量病菌才能致病,且潜伏期短,一般12~48小时发病。主要症状有恶心、呕吐、腹泻、发热等急性胃肠道症状。病程短,2~4天内可自愈,预后良好。

(3) 败血症:多由猪霍乱沙门菌引起,约有一半的猪霍乱沙门菌可产生败血症,甲、乙、丙型副伤寒沙门菌和肠炎沙门菌也能引起。病菌进入肠道后,很快侵入血流,常引起脑膜炎、胆囊炎、心内膜炎、肾盂肾炎等,败血症症状严重。

3. 防治原则 搞好饮食卫生,加强饮水、食品等的卫生监督以切断传染源。对食品加工和饮食服务人员定期进行健康检查,及早发现带菌者并及时治疗。治疗上常用氯霉素、氨苄西林、复方磺胺甲噁唑等药物。

(三) 志贺菌属

志贺菌属(*Shigella*)细菌统称为痢疾杆菌,是引起人类及灵长类动物细菌性痢疾的致病菌。

1. 生物学特性 大小为(0.5~0.7)μm×(2~3)μm,不形成荚膜,无芽孢和鞭毛,有菌毛。革兰染色阴性。营养要求不高,在普通培养基上生长良好,需氧或兼性厌氧,37℃培养18~24小时后菌落呈光滑湿润、无色半透明、边缘整齐的光滑型圆形菌落,直径约为2mm。本属细菌对理化因素的抵抗力较弱,各种志贺菌中相对以宋内志贺菌对外界环境的抵抗力最强,福志贺菌、鲍志贺菌次之,痢疾志贺菌最弱。在污染的物品和瓜果蔬菜上,志贺菌属细菌可存活10~20天,加热60℃15分钟或阳光照射30分钟可被杀死。对酸敏感,在粪便中有其他产酸菌即可使本属细菌在数小时内死亡。因此对该属细菌的粪检必须及时,否则不易检出。对各种消毒剂敏感,由于抗生素的广泛应用,志贺菌属细菌的耐药菌株日益增多。

2. 致病性 志贺菌属的致病物质主要是侵袭力和内毒素,少数菌株还可产生外毒素。传染源是痢疾患者和带菌者,传播途径主要是粪-口途径感染。痢疾是常见的肠道传染病,在我国全年均可发生,以夏、秋季节更为多见,人对志贺菌属细菌普遍易感。常见感染有三种类型。

(1) 急性菌痢:典型特征是起病急、腹痛腹泻、脓血黏液便、里急后重、发热等症状,病菌一般不会侵入血液,极少发生菌血症。患者经及时治疗,预后良好。但如果治疗不彻底,可转为慢性菌痢。

(2) 慢性菌痢:通常由于急性菌痢治疗不彻底,或症状不典型延误治疗,或因营养不良、胃酸过低伴有肠道寄生虫病以及免疫功能低下等原因而发展为慢性菌痢。病程超过2个月,迁延不愈。

(3) 中毒性菌痢:以小儿多见,无明显消化道症状,但表现出明显的全身中毒症状。因细菌产生的内毒素从肠壁迅速吸收,导致微循环功能紊乱,患儿出现高热、休克、DIC等症状,病死率高。

3. 防治原则 从控制传染源、切断传播途径和保护易感人群三方面入手。对急性菌痢患者及早发现、及时隔离、彻底治疗。对从事饮食业、保育员、自来水厂的工作人员等应定期进行体检,及早发现带菌者。加强粪便、饮食、饮水的管理,搞好环境卫生,人人做到饭前便后洗手,注意饮食卫生和个人卫生。加强流行病学调查分析,针对流行规律采取相应措施。对易感人群采用口服福氏和宋内菌变异株减毒活疫苗进行人工自动免疫,提高人群免疫力。治疗上可用庆大霉素、氨苄西林、复方磺胺甲噁唑、诺氟沙星等抗菌药物,以及小檗碱、马齿苋等中药。

二、分枝杆菌

分枝杆菌属(*Mycobacterium*)是一类生物学性质独特的细菌,因菌体细长稍弯曲有分枝状生长的趋势,故称分枝杆菌。该属引起人类疾病的主要是结核分枝杆菌和麻风分枝杆菌,在此仅介绍结核分枝杆菌。结核分枝杆菌(*M. tuberculosis*)又称结核杆菌,是人和动物结核病的病原菌。据 WHO 统计,全球约有 17 亿人(约占总人口数的 1/3)感染结核分枝杆菌,每年有近 300 万人死于结核病,发展中国家和地区该病情尤为严重,结核病已成为传染病中的头号杀手,对人类的身体健康是一个重大威胁。

(一) 生物学性状

知识考点 结核分枝杆菌的生物学性状

1. 形态与染色 大小为 $0.4\mu m \times (1 \sim 4)\mu m$,结核分枝杆菌的典型形状是细长略弯曲,呈单个或分枝状排列,无荚膜,无鞭毛,无芽孢。革兰染色不易着色,一般用齐-尼(Ziehl Neelsen)抗酸染色法染色,结核分枝杆菌被染成红色,其他细菌和背景中的物质为蓝色(图1-19)。

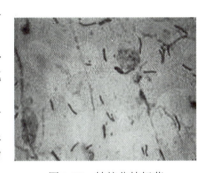

图 1-19 结核分枝杆菌

2. 培养特性 营养要求高,在含有蛋黄、马铃薯、甘油和天门冬素等培养基上才能生长。专性需氧菌,最适温度为 37℃,最适 pH 为 6.5~6.8。生长缓慢,繁殖一代约需 18 小时,接种后培养 3~4 周才出现肉眼可见的菌落。菌落干燥、坚硬,表面颗粒状,呈乳酪色或黄色,形似菜花样。

3. 抵抗力 结核分枝杆菌因含有大量脂类,对某些理化因素的抵抗力较强。在干痰中可存活 6~8 个月,若黏附于尘埃上,保持传染性 8~10 天。阳光直射下该菌 2~7 小时可被杀死,故结核患者的衣物可用日光消毒。在 3% HCl 或 NaOH 溶液中能耐受 30 分钟,因而常用酸、碱中和处理污染严重的检材,杀死杂菌和消化黏稠物质,提高检出率。结核分枝杆菌对湿热、紫外线、乙醇的抵抗力弱,在液体中加热 63℃ 15 分钟或在 75% 乙醇溶液中数分钟即死亡。

4. 变异性 结核分枝杆菌对链霉素、利福平、异烟肼等抗结核药物较易产生耐药性。耐药菌株常伴随活力和毒力减弱,如异烟肼耐药菌株对豚鼠的毒力消失,但对人类仍有一定的致病性。卡-介(Calmette Guerin)二氏将牛型结核分枝杆菌培养于胆汁、甘油、马铃薯培养基中,历时 13 年经 230 次传代,使其毒力发生变异,成为对人无致病性且仍保持良好免疫性的菌株,称为卡介苗(Bacilli Calmette Guerin,BCG)。卡介苗接种人体后,可使机体获得抗结核免疫力。

(二) 致病性

结核分枝杆菌的致病作用可能与菌体在组织细胞内大量增殖引起炎症反应、菌体自身成分与其代谢产物的毒性作用、细菌诱导机体产生迟发型超敏反应性损伤等有关。结核分枝杆菌可通过呼吸道、消化道和破损的皮肤黏膜等多种途径进入易感机体,引起多种脏器组织的结核病,如皮肤结核、肠结核、肺结核等,其中以肺结核最常见。机体的肺结核有两种表现类型。

1. 原发感染 即首次感染结核分枝杆菌,多见于儿童。结核分枝杆菌随同飞沫或尘埃通过呼吸道进入肺泡,被巨噬细胞吞噬后在其内大量生长繁殖,最终导致巨噬细胞死亡崩解,释放出的结核分枝杆菌或在细胞外繁殖侵害,或被其他巨噬细胞吞噬再重复上述过程,如此反复形成以中性粒细胞和淋巴细胞浸润为主的渗出性炎症病灶,称为原发灶。随着机体抗结核免疫力的建立,原发灶大多可纤维化和钙化而自愈。但原发灶内可长期潜伏少量结核分枝杆菌,不断刺激机体强化已建立的抗结核免疫力,也可作为以后内源性感染的来源。极少数免疫力低下者,结核分枝杆菌可经淋巴、血流扩散至全身,导致全身粟粒性结核或结核性脑膜炎。初次感染的机体由于对结核分枝杆菌缺乏特异性免疫力,感染病灶易扩散是其特点。

2. 继发感染 又称原发后感染,多见于成年人。大多为内源性感染,极少由外源性感染所致。继发感染的特点是病灶局限,一般不累及邻近的淋巴结,主要表现为慢性肉芽肿性炎症,形成结核结节,发生纤维化或干酪样坏死。病变常发生在肺尖部位,病菌可随痰液排出体外,传染性强。

(三) 免疫性

1. 免疫性 人体对结核分枝杆菌的感染率很高,但发病率却较低,这表明机体对结核分枝杆菌有较强的免疫力。而这种免疫力的持久性,依赖于结核分枝杆菌在机体内的存活,一旦体内结核分枝杆菌消失,抗结核免疫力也随之消失,此免疫称为有菌免疫或传染性免疫(infection immunity)。抗结核免疫主要是细胞免疫,发挥作用的细胞包括致敏的T淋巴细胞和被激活的巨噬细胞。致敏的T淋巴细胞可直接杀死带有结核分枝杆菌的靶细胞,释放能激活巨噬细胞的多种淋巴因子;被激活的巨噬细胞对结核分枝杆菌有吞噬消化、抑制繁殖、阻止扩散和杀灭的能力。值得注意的是,在机体感染结核分枝杆菌时,细胞免疫与迟发型超敏反应是同时存在的,而迟发型超敏反应的发生对机体有不利的一面。

2. 免疫力的测定 测定机体对结核分枝杆菌有无免疫力可采用结核菌素试验。结核菌素试验可使用旧结核菌素(old tuberculin, OT)和精制纯蛋白衍生物(purified protein derivative, PPD)两种试剂,目前主要采用纯蛋白衍生物。试验时将一定量的OT或PPD注入受试者前臂皮内,48~72小时内检查注射局部。若注射部位出现红肿硬节,且直径大于5mm者为阳性;若注射部位虽有红肿但无硬结或硬结直径不到5mm者为阴性。如受试者曾感染过结核分枝杆菌或接种过卡介苗,其结核菌素试验结果会表现出在注射部位出现迟发型超敏反应炎症,是为阳性,说明该受试者对结核分枝杆菌有一定的免疫力。结核菌素试验可用来检测可疑患者是否感染结核分枝杆菌、接种卡介苗后是否阳转以及检测机体细胞免疫功能。

(四) 防治原则

 知识考点 *预防结核病的有效方式*

1. 预防接种 卡介苗接种是预防结核病的有效措施之一,广泛接种卡介苗能大大降低结核病的发病率。婴儿因免疫力低,为卡介苗接种的主要对象。一般在接种后6~8周,结核菌素试验转阳则表示接种者已产生免疫力,若结核菌素试验阴性者应再接种。接种卡介苗成功后所产生的特异性免疫力可维护6~10年。

2. 治疗 对结核病患者应早发现、早治疗,采用联合应用抗结核药促使病灶愈合、消除症状和防止复发。常用的抗结核药物有异烟肼、链霉素、对氨基水杨酸钠和利福平等,各种抗结核药物合并应用,有协同、降低菌体耐药性产生和减少药物毒性等作用。目前由于结核分枝杆菌耐药菌株出现较多,因此在治疗过程中应做药物敏感试验,以选用合适的药物。

三、破伤风梭菌

破伤风梭菌（*Clostridium tetani*）是破伤风的病原菌，广泛存在于自然界，尤其在土壤中多见。当机体受到创伤，或伤口被污染，或新生儿在断脐时消毒不严、使用不洁器械等，均有可能感染该菌。

（一）生物学性状

 知识考点 破伤风梭菌的生物学性状

1. 形态与染色 大小为$(0.5 \sim 1.7)\mu m \times (2.1 \sim 18.1)\mu m$，菌体细长，有周身鞭毛，有芽孢，无荚膜。成熟的芽孢为正圆形，位于菌体顶端，使得菌体呈鼓槌状，这是该菌的形态特征（图1-20）。革兰染色阳性，但培养时间过久可转呈革兰阴性。

2. 培养特性 营养要求不高，在普通培养基上能生长，常用肉渣培养基培养，肉汤呈浑浊状并产生硫化氢、甲基硫醇等有腐臭味的气体。专性厌氧菌，在有氧条件下不能生长繁殖，最适生长温度为37℃，最适pH为7.4左右。

3. 抵抗力 破伤风梭菌繁殖体的抵抗力与一般细菌相似，但其芽孢的抵抗力极强，在土壤中可存活数十年，耐煮沸1小时，5%苯酚溶液中可存活10~15小时，对青霉素敏感。

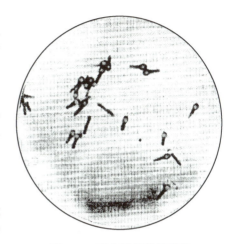

图1-20 破伤风梭菌的芽孢

（二）致病性

 知识考点 破伤风梭菌形成感染的条件

破伤风梭菌能产生毒性强烈的外毒素，一种是破伤风痉挛毒素，又称神经毒素，对神经系统尤其是脑干神经核脊髓前角神经细胞有高度的亲和力，对人的致死量小于$1\mu g$，是引起破伤风的主要致病物质；另一种是溶血毒素，能引起组织局部坏死和心肌损害，与致病性无关。

破伤风梭菌及其芽孢随外伤侵入机体，是否形成感染需要条件，即伤口局部能否造成厌氧环境。伤口窄而深，且混有其他需氧或兼性厌氧菌，或伤口内有异物或大量组织时其氧化还原电势下降等，均易形成厌氧环境，有利于破伤风梭菌芽孢的萌发和细菌繁殖。

破伤风的潜伏期平均为6~10天，亦有短于24小时或长达20~30天，甚至数月。新生儿破伤风一般在断脐带后7天左右发病，俗称"七日风"。一般来说，潜伏期或前驱症状持续时间越短，病情就越严重，死亡率越高。患者先有乏力、头晕、头痛、烦躁不安、打呵欠等前驱症状，这些前驱症状一般持续12~24小时。接着出现典型的肌肉强烈收缩，患者咀嚼不便，张口困难，牙关紧闭，面部表情肌群阵发性痉挛，呈现独特的"苦笑"面容。随后患者表现出颈项强直、角弓反张等症状。在持续紧张收缩的基础上，任何轻微刺激，如光线、声响、震动或触碰患者身体，均能诱发全身肌群的痉挛和抽搐。持续性呼吸肌群和膈肌痉挛，可以造成呼吸停止，致人死亡。疾病期间，患者神志清楚，一般无高热。

（三）防治原则

 知识考点 破伤风的防治原则

彻底清创是预防破伤风感染的有效方法。正确处理伤口,对于污染严重的伤口,特别是战伤,要清除伤口周围的一切坏死无活力的组织以及异物,充分引流,不予缝合。如发现接生消毒不严时,可用3%过氧化氢溶液洗涤脐部,然后涂以碘酊消毒。除了清创,还有下列一些主要措施。

1. 人工自动免疫 注射类毒素可以使机体产生破伤风抗毒素而获得免疫力。我国已在儿童计划免疫程序中推广"白、百、破"混合疫苗注射,使机体获得对百日咳、白喉、破伤风三种常见病的免疫力。

2. 人工被动免疫 现常用的被动免疫法是注射从牛或马等动物血清中精制所得的破伤风抗毒素(TAT)。对于受伤后可能被破伤风梭菌污染的人,应尽早肌内注射TAT 1500~3000单位;对于已发病的破伤风患者应早期、足量注射TAT,以中和破伤风外毒素,一旦破伤风外毒素与神经组织结合,TAT则不能发挥效应。TAT是一种异种蛋白,有抗原性,可导致机体过敏反应,因此注射前要做皮试,如为阳性,可采用脱敏疗法。青霉素可抑制破伤风梭菌,并有助于其他感染的预防,可及早使用。

案例 1-2

患者,男性,32岁,因张口困难2天前来医院就诊。自述4天前被锈迹斑斑的铁耙刺伤小腿,到乡卫生院对伤口实施清创缝合,拆线后逐表现出说话、吞咽时张口困难,颈部和背部肌肉疼痛等症状。经检查,该患者体温37.5℃,神智清晰,张口度只有0.1 cm,咬肌和颈部肌肉张力明显变强。初步诊断该患者得的是破伤风。

思考题:
1. 该患者可能感染了何种细菌?
2. 对该患者该采取哪些防治措施?

四、铜绿假单胞菌

1882年Gessard首先从临床脓液标本中分离到,因其脓液呈绿色,故命名为铜绿假单胞菌(*Pseudomonas aeruginosa*),又称绿脓杆菌,是假单胞菌属的代表菌。铜绿假单胞菌在自然界分布广泛,人和动物的皮肤、呼吸道、消化道等也有存在。人、畜肠道是铜绿假单胞菌的繁殖场所,临床感染的病原菌主要来自肠道。

(一) 生物学性状

1. 形态与染色 大小为(0.5~1.0)μm×2μm,杆状,单个、成对或短链排列,单端1~3根鞭毛,有菌毛,无芽孢。革兰染色阴性。

2. 培养特性 营养要求不高,在普通培养基上生长良好。专性需氧菌,最适生长温度为35℃,但能在41℃生长。铜绿假单胞菌的菌落大小不一,边缘不齐,扁平湿润,能产生多种水溶性色素,主要有:①绿脓色素,使脓汁呈现蓝绿色,溶于水和氯仿中,无荧光性。②荧光色素,黄绿色,只溶于水。③脓红色素,红褐色,溶于水。

3. 抵抗力 铜绿假单胞菌对外界的抵抗力较其他无芽孢细菌强,在干燥或潮湿的地方均能长期生存。对热的抵抗力不强,加热56℃30分钟可被灭活。对染料、苯酚、甲酚皂等消毒剂敏感,但对醛类、汞类和表面活性剂等有不同程度的抵抗力。铜绿假单胞菌天然能抵抗多种抗生素,如青霉素、头孢霉素、卡那霉素、四环素、链霉素等,有"天然抗药菌"之称。

(二) 致病性

铜绿假单胞菌是人体正常菌群之一,寄居在皮肤、肠道等处,与其他菌群保持相对平衡。但在长期大量使用抗生素、大面积烧伤或机体免疫功能低下时,可引起急性或慢性感染,如皮肤黏膜感染、肺炎、脑膜炎、败血症等,是医院内感染的重要病原菌之一。此外,由于该菌能产生胶原酶,故一旦眼部感染铜绿假单胞菌,会使角膜溃疡、穿孔,甚至失明。因此,我国药典规定,滴眼液、眼膏制剂以及一般外用药物绝对不得检出铜绿假单胞菌。

(三)防治原则

因铜绿假单胞菌对大多数抗生素有耐药性,故临床上应用单一抗生素治疗的有效率很低。目前,治疗该菌可使用的抗生素有羧苄西林、头孢氨苄、氨基糖苷类的庆大霉素等,使用前应进行药物敏感试验,并采用联合用药的方式。同时,免疫治疗也是控制铜绿假单胞菌感染的有效措施,如注射多价菌苗、丙种球蛋白等。

弧　菌

弧菌属(*Vibrio*)细菌为革兰染色阴性、直的或弯的杆菌,下面主要介绍弧菌属的霍乱弧菌,霍乱弧菌(*Vibrio chderae*)是霍乱的病原体。

(一)生物学性状

1. 形态与染色　霍乱弧菌的形态非常典型(图1-21)。菌体弯曲如弧形或逗点状,无荚膜,无芽孢,单端鞭毛。革兰染色阴性。

2. 培养特性　营养要求不高,在普通培养基上生长良好。需氧或兼性厌氧,最适温度为37℃,最适pH为7.2~7.4,在pH 8.4~8.6的培养基中该菌也能生长,可用此特性抑制其他细菌生长而将霍乱弧菌分离出来。霍乱弧菌生长速度很快,能形成无色透明、光滑湿润、边缘整齐的菌落。

3. 抵抗力　不耐热,湿热55℃15分钟可杀死。在0.5%苯酚溶液数分钟可灭活;对氯敏感,可用1∶4的含氯石灰加水处理患者排泄物、呕吐物等,1小时可杀灭病菌。霍乱弧菌在水中可存活2周以上,对链霉素、氯霉素等抗生素敏感。

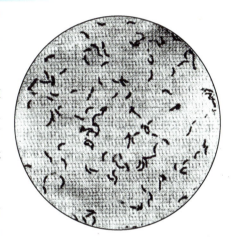

图1-21　霍乱弧菌

(二)致病性

霍乱弧菌可通过鞭毛运动穿过肠黏膜表面的黏液层,借助菌毛黏附于肠上皮细胞而进行迅速的生长繁殖,产生霍乱肠毒素,霍乱肠毒素是目前已知的致泻作用最强的外毒素。患者和带菌者为传染源,被污染的水源或食物经消化道感染人体。霍乱弧菌对酸敏感,但如通过胃酸到达小肠,则经过短暂的潜伏期后便骤然发病。主要症状多以剧烈腹泻开始,继之呕吐,每天大便数次至数十次,排泄物呈"米泔"样。由于严重的上吐下泻,引起体内水、电解质的丢失,导致电解质紊乱和代谢性酸中毒。经过补液纠正脱水后,大多数患者逐渐恢复正常,少数出现微循环衰竭、休克而死亡。

霍乱是急性胃肠道传染病,发病急,传播快,危害十分严重。霍乱在我国《传染病防治法规定》中被列为甲类传染病,也是《国际卫生条例》规定的国际检疫传染病之一。至今在世界上已发生过7次霍乱大流行,特别是1961年暴发的第七次世界大流行,波及五大洲的140多个国家和地区,死亡数万人。

（三）防治原则

早发现、早隔离、早治疗是防治霍乱的基本原则。加强卫生宣传教育，搞好饮食卫生以及粪便无害化处理，保障饮水。治疗上可使用氯霉素、诺氟沙星等药物。

其他一些常见的病原性细菌见表1-7。

表1-7 其他常见病原性细菌

细菌分类	菌名	革兰染色	传播途径	主要所致疾病
球菌	肺炎链球菌	阳性	呼吸道	大叶性肺炎
	脑膜炎奈瑟菌	阴性	呼吸道	流行性脑脊髓膜炎
杆菌	百日咳鲍特菌	阴性	呼吸道	百日咳
	白喉棒状杆菌	阳性	呼吸道	白喉
	产气荚膜梭菌	阳性	创伤	气性坏疽
	肉毒梭菌	阳性	消化道	食物中毒
	炭疽芽孢杆菌	阳性	破损皮肤、消化道、呼吸道	皮肤炭疽、肠炭疽、肺炭疽

小 结

1. 细菌是一类原核细胞型微生物，大小以微米测量，基本形态有球形、杆形和螺旋形三种。细菌的基本结构为细胞壁、细胞膜、细胞质和核质；特殊结构为芽孢、荚膜、鞭毛和菌毛。

2. 革兰染色法是最常用的细菌染色法，可将细菌分为革兰阳性菌和革兰阴性菌两大类。两类细菌的细胞壁结构与组成存在异同，使得它们在致病性、对溶菌酶和一些抗生素的敏感性等方面有较大差别，对指导临床用药具有一定参考意义。

3. 细菌生长繁殖的条件包括适当的营养、适宜的温度、合适的pH和必要的气体环境，以无性二分裂方式繁殖。通过细菌的"生长曲线"可了解群体细菌生长的规律。利用培养基人工培养细菌，对于细菌的鉴定、传染病的诊断和防治、生物制品的制备、基因工程方面有重要作用。

4. 细菌新陈代谢分为分解代谢和合成代谢。分解代谢产物主要用于细菌的鉴定；合成代谢产物有热原质、毒素、侵袭性酶、色素、抗生素和细菌素等，这些代谢产物在医学上具有重要意义。

5. 病原性细菌的致病作用与细菌的毒力、数量和入侵途径等因素有关。介绍了常见病原性细菌的生物学性状、传染源和传染途径、主要致病物质、常见病和防治原则。

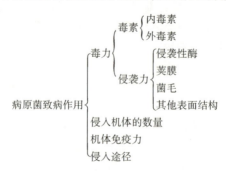

目标检测

一、名词解释
L型细菌 芽孢 荚膜 鞭毛 菌毛 菌落 菌苔 外毒素 内毒素 热原质 抗生素 毒力 侵袭力 化脓性细菌

二、填空题
1. 测量细菌大小的单位是_____。
2. 细菌的基本形态有_____、_____和_____。
3. 细菌体内的遗传物质有_____和_____两种,其中_____是细菌生命活动所必需的,_____是控制次要性状。
4. 细菌的基本结构有_____、_____和_____等,特殊结构有_____、_____、_____和_____等。
5. 革兰染色的主要步骤分为_____、_____、_____、_____和_____,其中关键步骤为_____;染色过程中所用染料草酸铵结晶紫用于_____;卢卡碘液用于_____;95%乙醇用于_____;复红用于_____。染色结果革兰阴性菌为_____色、革兰阳性菌为_____色。
6. 革兰阳性菌细胞壁是由主要成分_____和特有成分_____组成,前者是由_____、_____与_____构成。
7. 由于芽孢对外界环境具有很强的抵抗力,判断灭菌是否彻底的标准是_____。
8. 菌毛有_____和_____两种,前者与_____有关,后者具有_____作用。
9. 细菌生长繁殖所需的营养物质有_____、_____、_____、_____和_____。
10. 细菌的致病性与_____、_____和_____有关。
11. 细菌的毒力包括_____和_____。
12. 细菌的毒素分为_____和_____,其中毒性强的是_____;耐热性强的是_____;有特异性的是_____;由细菌裂解释放的是_____;能制成类毒素的是_____;化学成分是蛋白质的是_____。
13. 化脓性球菌中主要的革兰阳性球菌有_____、_____等,主要的革兰阴性球菌有_____、_____等。

三、判断题
1. 细菌的异常形态是细菌的固有特征。( )
2. 外膜是革兰阳性细菌特有的成分。( )
3. 所有细菌的细胞壁中都含有肽聚糖。( )
4. 条件致病菌对人体或动物体一定具有致病性。( )
5. 只要病原菌进入机体就会引起疾病。( )
6. 细菌是一类结构简单,细胞壁坚韧,以二分裂方式繁殖的真核细胞型微生物。( )
7. 芽孢有极强的抗热、抗辐射、抗化学物质和抗干燥的能力,同时具有繁殖功能。( )
8. 细菌生命活动所需的能量是通过生物氧化作用获得的。( )
9. 只要病原菌具有较强的毒力,就一定能引起机体致病。( )
10. 金黄色葡萄球菌引起的局部化脓性感染特点是脓汁稀薄,病灶与周围组织界限不清晰。( )

四、选择题
1. 革兰阳性菌细胞壁特有的成分是( )
   A. 肽聚糖   B. 几丁质
   C. 脂多糖   D. 磷壁酸
   E. 外膜
2. 有关芽孢错误的是( )
   A. 为细菌的休眠体
   B. 为细菌的特殊结构
   C. 是细菌的繁殖体
   D. 对不良环境的抵抗力很强
   E. 是灭菌是否彻底的判断依据
3. 有关鞭毛叙述正确的是( )
   A. 化学成分为蛋白质
   B. 是细菌的运动器官
   C. 伸出细胞表面,呈波曲状
   D. 可用于鉴别细菌
   E. 以上均是
4. 关于菌毛的说法错误的是( )
   A. 是细菌的运动器官
   B. 有普通菌毛与性菌毛之分
   C. 普通菌毛与细菌致病性有关
   D. 性菌毛可传递遗传物质
   E. 化学成分为蛋白质
5. 荚膜的化学组分主要是( )
   A. 多糖和多肽   B. 脂类和核酸
   C. 蛋白质和核酸   D. 多糖和脂类
   E. 蛋白质和多糖

6. 细菌生长繁殖所需的条件不包括（　　）
   A. 营养物质　　B. 气体
   C. 温度　　　　D. 光线
   E. 酸碱度
7. 关于金黄色葡萄球菌特性，下列说法错误的是（　　）
   A. 耐盐性强
   B. 革兰阳性球菌
   C. 引起局部化脓性感染时病变比较局限
   D. 不易产生耐药性
   E. 抵抗力较强
8. 能引起风湿热、肾小球肾炎等超敏反应疾病的是（　　）
   A. 金黄色葡萄球菌　　B. 淋病奈瑟菌
   C. 肺炎链球菌　　　　D. 乙型溶血性链球菌
   E. 表皮葡萄球菌
9. 对铜绿假单胞菌特性的描述中，错误的是（　　）
   A. 产生水溶性色素　　B. 对多种抗生素敏感
   C. 革兰阴性杆菌　　　D. 营养要求不高
   E. 为条件致病菌
10. 急性细菌性痢疾患者，粪便标本的性状是（　　）
    A. 米泔水样便　　B. 成形黄软便
    C. 果酱色腥臭便　D. 黏液脓血便
    E. 成形黑软便
11. 破伤风梭菌及芽胞具有的形态特征是（　　）
    A. 鼓槌状
    B. 网球拍或汤匙状
    C. 分枝状
    D. 一端或两端膨大呈棒状
    E. 弯曲状
12. 符合破伤风梭菌感染的条件为（　　）
    A. 表皮擦伤　　B. 吞入破伤风梭菌
    C. 手术切口　　D. 伤口形成厌氧微环境
    E. 吸入破伤风梭菌
13. 预防结核病所采用的生物制剂是（　　）
    A. 牛痘苗　　B. 转移因子
    C. 卡介苗　　D. 干扰素
    E. 白细胞介素-1

五、简答题

1. 细菌有哪些基本结构和特殊结构？说明其医学意义。
2. 革兰阳性菌和革兰阴性菌的细胞壁有何异同？青霉素类药物的作用机制是什么？
3. 什么是革兰染色法？其主要步骤有哪些？
4. 细菌生长繁殖的条件有哪些？繁殖方式和速度如何？
5. 什么叫菌苔、菌落和生长曲线？细菌生长曲线有何实践指导意义？
6. 描述细菌在固体、半固体、液体培养基中的生长现象。
7. 细菌的毒力由哪些组成？比较细菌的外毒素和内毒素差异。
8. 举例细菌感染的来源和入侵途径。
9. 说明葡萄球菌和链球菌引起的局部化脓性感染有何特点？为什么？
10. 简述常见病原性细菌的生物学特性，主要致病物质及其所致疾病主要是什么？

第2章 放 线 菌

> **学习目标**
> 1. 掌握放线菌的形态结构及菌落特征,掌握放线菌的繁殖方式和生活史。
> 2. 熟悉重要的放线菌属及其产生的抗生素。
> 3. 了解放线菌所致的疾病。

放线菌(Actinomycetes)是一类菌落呈放射状生长的原核细胞型微生物,由于其能形成有分枝的菌丝,并且引起的疾病酷似真菌感染,故过去曾将放线菌列入真菌,随着电子显微镜的广泛应用和一系列其他技术的发展,越来越多的证据表明,放线菌是一类具有丝状分枝细胞的原核细胞型微生物,其基本结构与细菌相似。至今发现的五六十属放线菌染色都呈革兰阳性。

放线菌广泛分布于自然界,尤其在含水量较低、有机物丰富和呈微碱性土壤环境中数量最多,泥土特有的"泥腥味"主要由放线菌的代谢产物所致,放线菌在分解有机物质、改变土壤结构及自然界物质转化中起一定作用。

放线菌与人类关系极为密切,是抗生素的主要产生菌。在已有的8000余种抗生素中,80%由放线菌产生,其中链霉菌属又占首位。常用的抗生素除了青霉素和头孢霉素外,绝大多数是放线菌的产物,此外放线菌还可用于制造各种酶制剂(如蛋白酶、淀粉酶、纤维素酶等)及有机酸等,只有极少数对人类构成危害。

第1节 放线菌的生物学特性

一、放线菌的形态和结构

放线菌革兰染色阳性、无荚膜、鞭毛和芽孢,以裂殖的方式繁殖。放线菌的结构和细菌相似,在形态学上分化为菌丝和孢子。

(一) 放线菌的菌丝

放线菌的菌丝(hypha)是放线菌的孢子在合适的环境下吸收水分出芽,芽管伸长呈放射状、分枝状的丝状物。菌丝直径很小,一般呈无隔单细胞状态,大量的菌丝交织缠绕成为菌丝体(mycelium)。按菌丝着生部位及功能的不同,将其分为基内菌丝、气生菌丝和孢子丝三种,如图2-1所示。

1. 基内菌丝 伸入培养基质表面或伸向基质内部,像植物的根一样,具有吸收水分和养分的功能,又称为营养菌丝。菌丝横径为0.2~1.0μm,无隔膜,多数不断裂,有些还能产生各种色素,将培养基染成各种颜色。色素分为脂溶性色素和水溶性色素两类,后者可向培养基内扩散,使之呈现一定的颜色。

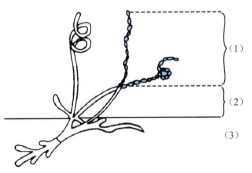

图2-1 放线菌基内菌丝、气生菌丝及孢子丝着生位置示意图
(1) 孢子丝;(2) 气生菌丝;(3) 基内菌丝

2. 气生菌丝 基内菌丝不断向空中生长、分化出比基内菌丝粗、颜色较深的分枝菌丝,称为

气生菌丝。

3. 孢子丝　当气生菌丝逐渐成熟,在其顶端分化出可形成孢子的菌丝,即孢子丝,又称繁殖菌丝,孢子成熟后可从孢子丝中逸出飞散。孢子丝具有直形、波形、螺旋状、钩状、轮生等多种形态,以螺旋状多见。孢子丝的形态、着生方向、螺旋方向(左旋或右旋)、数目等是鉴定放线菌的重要依据,如图2-2所示。

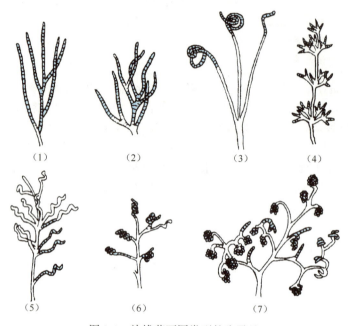

图2-2　放线菌不同类型的孢子丝

(1)孢子丝直形,单叉分枝;(2)孢子丝丛生,波曲;(3)孢子丝顶端大螺旋;(4)孢子丝轮生;(5)孢子丝螺旋;(6)、(7)孢子丝紧螺旋

(二) 放线菌的孢子

孢子丝发育到一定阶段即分化形成孢子(spore),为无性孢子,孢子是放线菌的繁殖器官。孢子的形状多样,有球形、椭圆形、杆状、柱状和半月状等。孢子的颜色十分丰富,呈灰色、白色、黄色、红色、蓝色、绿色等颜色,孢子表面的纹饰因种而异,在电子显微镜下清晰可见,有的光滑,有的褶皱状、刺状、毛发状等。放线菌孢子的形状、排列方式、表面结构及成熟孢子堆的颜色是菌种鉴定的重要依据。

二、放线菌的培养

(一) 放线菌的生长特性

1. 培养营养　要求不高,在普通培养基上即能生长。由于放线菌分解淀粉能力强,故培养基中常加入一定量的淀粉,同时放线菌对无机盐的要求较高,培养基中需加入如钾、钠、硫、磷、铁等多种元素。实验室常用的有高氏一号培养基和淀粉铵琼脂等培养基。

2. 温度　放线菌生长的最适温度一般为28~32℃,但寄生型放线菌的温度为37℃,高温放线菌在50~60℃也能生长。

3. 气体　大多为需氧菌,所以在抗生素生产过程中一般需要通气搅拌以增加发酵液中溶氧的含量以提高产量。初次分离加入5% CO_2 可以促进其生长。

4. pH 最适 pH 为 7.2~7.6。放线菌对酸敏感,故在酸性条件下生长不良。

放线菌生长缓慢,需 3~7 天才能形成典型的菌落,放线菌菌种保藏可将孢子混入砂土管内,4℃可保存 1~5 年。

(二) 放线菌的菌落

放线菌的菌落通常为圆形,具有以下一些特征:①表面干燥、坚实、致密牢固;②因为基内菌丝伸入到培养基中,与培养基结合牢固,所以用接种环不易挑起;③菌落不透明,正、反两面常呈现不同的色泽,从培养基的背面可以观察基内菌丝的颜色,如白色、绿色、橙红色、紫色、黑色等多种颜色;④普通气生菌丝大多呈白色,当孢子丝发育成熟后,形成大量孢子堆覆盖于气生菌丝的表面,使菌落呈现白色、粉色、淡黄色、紫色、灰色等多种颜色。不同种类的放线菌菌落具有一定的特征,是鉴定的依据。

> **知识考点**　放线菌的培养条件及菌落特征

(三) 放线菌的繁殖方式和生活史

放线菌的繁殖方式是无性繁殖,繁殖器官是无性孢子。在液体培养基中,可借菌丝断裂的片段形成新的菌丝体而繁殖,在工业发酵生产抗生素时,常采用搅拌培养以获得大量菌丝体就是这个道理。下面以链霉菌的生活史为例来说明放线菌的生活周期,如图 2-3 所示。

1. 孢子萌发　在适宜的环境条件下,孢子吸收水分而萌发,长出 1~3 个芽管。

2. 基内菌丝　芽管继续延长,分枝形成基内菌丝。

3. 气生菌丝　基内菌丝发育到一定阶段,向培养基外部空间生长形成气生菌丝。

4. 孢子丝　气生菌丝发育到一定阶段,在顶端形成孢子丝。

5. 孢子　由孢子丝发育形成孢子。如此反复循环,构成了放线菌的生活史。

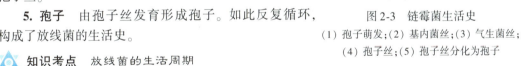

图 2-3　链霉菌生活史
(1) 孢子萌发;(2) 基内菌丝;(3) 气生菌丝;
(4) 孢子丝;(5) 孢子丝分化为孢子

> **知识考点**　放线菌的生活周期

第 2 节　重要的放线菌属

一、链霉菌属

链霉菌属(*Streptomyces*)是放线菌目中最大的一个属,绝大多数腐生好氧,有发育良好的基内菌丝和气生菌丝,链霉菌属的孢子丝形态有直线形、波浪形、螺旋形等,能形成长的孢子链。形态如图 2-4 所示。

链霉菌属是产抗生素最多的放线菌,现有的抗生素中 80% 由放线菌产生(其中 90% 由链霉菌产生)。生产的抗生素主要有链霉素、卡那霉素、土霉素、氯霉素、四环素、金霉素、新霉素、红霉素、两性霉素 B、制菌霉素、万古霉素、丝裂霉素等多种抗生素。有的链霉菌能产生一种以上的抗生素,而不同种的链霉菌也能产生同种抗生素。

二、诺卡菌属

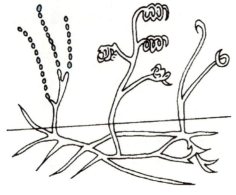

图 2-4 链霉菌属的形态

诺卡菌属（*Nocardia*）的放线菌主要形成基内菌丝，大多数种不长气生菌丝，有的种产生一薄层气生菌丝，成为孢子丝（图 2-5）。基内菌丝和孢子丝有横隔，横隔断裂后形成长度不等的杆状菌体。菌落外观较链霉菌小，表面多皱，致密干燥，呈黄色、黄绿色、橙红色等颜色，用接触环一触即碎。据报道，诺卡菌属能产生 30 多种抗生素，如治疗结核病和麻风的利福霉素，对引起植物白叶病的细菌和原虫、病毒有作用的间型霉素等。此外，还可用于石油脱蜡、烃类发酵及环境（如污水处理）等方面。

三、小单胞菌属

小单胞菌属（*Micromonospora*）无气生菌丝，基内菌丝纤细，横径为 0.2～0.6μm，无横隔，只在基内菌丝上长出孢子梗，顶端生成一个球形或椭圆形孢子，孢子堆积起来如葡萄状（图 2-6）。菌落多皱或光滑，常呈红色、橙黄色、深褐色等颜色。小单胞菌属喜居于土壤、湿泥和盐地中，能分解自然界的纤维素、几丁质、木素等，同时也是产生抗生素较多的属，如庆大霉素、利福霉素、创新霉素等 50 多种抗生素。

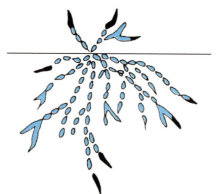

图 2-5 诺卡菌属的形态

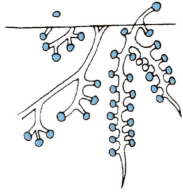

图 2-6 小单胞菌属的形态

四、游动放线菌属

游动放线菌属（*Actinoplanes*）一般不形成气生菌丝，基内菌丝分枝并形成各种形态的球形孢囊。孢囊孢子直径为 1～1.5μm，呈球形或椭圆形，有鞭毛，能运动（图 2-7）。孢囊成熟后，孢子由孢囊壁上的小孔释放或由壁膜破裂而释放，在培养基上生长 2～3 天才能形成菌落。本属产生的抗生素主要有创新霉素、萘醌类的绛红霉素等。

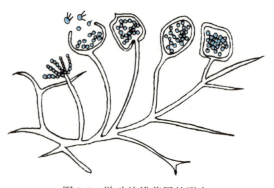

图 2-7 游动放线菌属的形态

五、马杜拉放线菌属

马杜拉放线菌菌属(Actinomadura)细胞壁含有马杜拉糖,有发育良好的基内菌丝和气生菌丝体,气生菌丝上形成短孢子链(图2-8)。产生的抗生素如洋红霉素等。

六、链孢囊菌属

链孢囊菌属(Sptroptospor angium)具有孢囊,由气生菌丝上的孢子丝盘曲而成,无鞭毛,不能运动。在有氧环境下生长发育良好,如图2-9所示。该属能产生一些对革兰阳性菌、革兰阴性菌、病毒和肿瘤都有作用的抗生素,如多霉素。

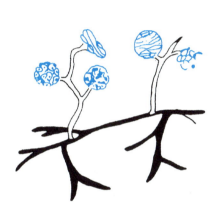
图2-8 马杜拉放线菌属的形态

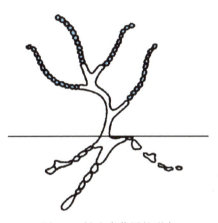
图2-9 链孢囊菌属的形态

第3节 病原性放线菌

放线菌在实际生活中的作用是利大于弊。就其致病性而言,与其他微生物相比较,如细菌和病毒,是微不足道的。放线菌可引起人类和动物的放线菌病,对人致病的主要是厌氧放线菌属的衣氏放线菌(A. israelii)和需氧的诺卡菌属;对牛致病的是牛型放线菌(A. bovis),可引起牛的颚肿病,对人无致病能力。

一、衣氏放线菌

(一) 生物学性状

衣氏放线菌革兰染色阳性,基内菌丝有横隔,断裂为V形、Y形、T形(图2-10)。无鞭毛和荚膜,营养要求较高,在含糖肉汤中,37℃培养3~6天后,培养基底部形成灰色球形小菌落。

(二) 致病性

衣氏放线菌存在于正常人的口腔、齿垢、扁桃体等部位,是口腔的正常菌群,属条件致病菌。当机体免疫力降低,特别

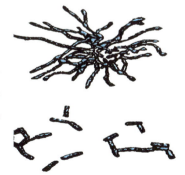
图2-10 衣氏放线菌的形态

是由于拔牙,局部组织受到损伤或大量使用抗生素、皮质激素、免疫抑制剂等药物后,导致菌群失调,使放线菌引起的二重感染发病率急剧上升。多数为慢性感染,也有亚急性的局部肉芽肿

样炎症,形成脓肿,引起化脓,多发于面颈部、胸部、腹部,在脓液、痰液和组织切片中可发现硫磺样颗粒,经压片镜检,能查见呈放射状排列的菌丝。

(三) 防治原则

注意口腔卫生,牙病等口腔疾病应及早治疗和修补。治疗上可用青霉素、红霉素、林可霉素等抗生素。

二、诺卡菌属

(一) 生物学性状

诺卡菌属需氧,营养要求不高,在沙氏培养基上37℃培养1周以上可见菌落,菌落呈黄色或红色颗粒。

(二) 致病性

诺卡菌属中对人致病的是星形诺卡菌,广泛分布于土壤中,一般为外源性感染。病原菌经呼吸道或创口侵入人体,引起的疾病主要有:①肺和全身诺卡菌病,主要症状是出现类似脓肿的急性感染或伴发脓肿的急性肺炎;②局限性或皮下性诺卡菌病,症状类似孢子菌丝病,有的病例表现为蜂窝织炎、局部脓包等症状;③放线菌足肿病,本病好发于足部。

(三) 防治原则

预防创伤和呼吸道感染,可用磺胺药、红霉素等治疗。长期以来,人们缺乏对病原性放线菌的足够重视,缺乏对病原菌的认识。许多临床医师和检验人员认为放线菌感染比较少见,甚至将放线菌感染误诊为真菌感染,从而导致治疗上的延误,使这类疾病的发病率不断增加,这是一个值得临床医师和微生物学者注意的问题。

小 结

放线菌属原核细胞型微生物,革兰染色阳性,具有菌丝和孢子,主要繁殖方式为无性孢子繁殖。放线菌广泛分布于自然界,主要在土壤中,是需氧性腐生菌,对营养要求不高,分解淀粉能力强。只有少数为寄生菌,能使人和动物致病。

链霉菌属是放线菌中最大的一个属,该属产生的抗生素种类最多,是抗生素的主要产生菌,现有80%的抗生素由放线菌产生,而其中90%又由链霉菌属产生。

目标检测

一、名词解释

菌丝 菌丝体 孢子

二、填空题

1. 放线菌是形态呈_____的_____型微生物,主要以_____形式进行繁殖。
2. 放线菌的菌丝是由孢子在适宜的条件下出芽萌发形成,其菌丝按其功能分为_____、_____、_____三种类型。
3. 放线菌的形态结构是由_____和_____组成。
4. _____是放线菌的繁殖器官,以_____方式形成。
5. 放线菌的菌落特征是_____。
6. 能产生抗生素的放线菌主要有_____、_____、_____、_____、_____等属。
7. 游动放线菌属的孢子有_____,所以能运动。
8. 高温放线菌属的孢子具有_____的结构和性质,因此该菌属常存在于自然界的高温场所。

三、判断题

1. 放线菌和真菌都具有菌丝,并可以孢子进行繁殖,它属于真核微生物。(　　)
2. 放线菌孢子和细菌的芽孢都是繁殖体。(　　)
3. 放线菌是介于细菌与真菌之间而又接近于细菌的单细胞分枝状微生物。(　　)

四、选择题

1. 放线菌具吸收营养功能的菌丝是（ ）
   A. 基内菌丝　　　　B. 气生菌丝
   C. 孢子丝　　　　　D. 孢子
   E. 芽孢
2. 放线菌的菌体呈分枝丝状体，它是一种（ ）
   A. 多细胞的真核生物
   B. 单细胞原核生物
   C. 单细胞的真核生物
   D. 无细胞壁的原核生物
   E. 非细胞型微生物
3. 放线菌是抗生素的主要生产菌，其中（ ）属是产抗生素最多的放线菌
   A. 链霉菌　　　　　B. 小单孢菌
   C. 诺卡菌　　　　　D. 高温放线菌
   E. 游动放线菌
4. 最适宜放线菌生长的温度为（ ）
   A. 28～32℃　　　　B. 22～28℃
   C. 30～35℃　　　　D. 32～37℃
   E. 18～25℃
5. 放线菌在什么环境中生长良好（ ）
   A. pH 3.0～4.5　　　B. pH 4.5～5.0
   C. pH 5.0～6.5　　　D. pH 7.2～7.6
   E. pH 7.6～8.6
6. 下列关于细菌和放线菌的叙述正确的是（ ）
   A. 都为原核单细胞微生物
   B. 是抗生素的主要产生菌
   C. 革兰染色均可分为阳性菌和阴性菌
   D. 都是以孢子进行繁殖
   E. 都是真核细胞型微生物
7. 放线菌与人类关系最密切是因为（ ）
   A. 它可产生抗生素
   B. 它可用于酿酒
   C. 可用于制造维生素
   D. 大多数放线菌对人有致病作用
   E. 在自然界的物质循环中发挥作用
8. 放线菌与细菌的相似点是（ ）
   A. 细胞基本结构相似
   B. 菌体形态相似
   C. 繁殖方式相同
   D. 菌落特征相似
   E. 培养条件相似
9. 放线菌的菌落特征是（ ）
   A. 表面较光滑　　　B. 菌落多为圆形
   C. 容易挑起　　　　D. 菌落透明
   E. 菌落质地致密牢固
10. 放线菌的菌丝结构不具有（ ）
    A. 细胞壁　　　　　B. 细胞膜
    C. 细胞质　　　　　D. 细胞核
    E. 核糖体

五、简答题

1. 什么叫放线菌？为什么在分类上将其归为原核微生物？
2. 什么是基内菌丝、气生菌丝和孢子丝？三者之间有何关系？
3. 放线菌的培养条件有哪些？菌落有何特征？
4. 描述放线菌的繁殖方式和生活史。
5. 简述放线菌在医药方面的用途。
6. 试比较放线菌与细菌的异同点。

第3章 其他原核微生物

> **学习目标**
> 1. 掌握螺旋体、立克次体、衣原体和支原体的生物学性状,了解古菌、蓝细菌的特性。
> 2. 列出与性传播性疾病(sexually transmitted disease,STD)有关的病原体及所致疾病。
> 3. 比较衣原体与病毒的异同点,掌握衣原体的生活周期。

原核细胞型微生物除了已介绍的细菌、放线菌外,还有古菌、蓝细菌、螺旋体、立克次体、支原体和衣原体。

蓝细菌(*Cyanobacteria*):曾被认为是蓝藻,但后来发现蓝细菌没有细胞核,没有叶绿体,有70S核糖体,是原核生物,与属于真核生物的藻类有本质的区别。蓝细菌能进行与高等植物类似的光合作用,但仅有十分简单的光合作用结构装置。含有叶绿素a,以水作为电子供体,并且产生氧气。蓝细菌忍受极端环境的能力极强,分布广泛,在淡水、海洋、极地、森林甚至沙漠岩石的沟壑里也有它们的足迹。其细胞内含有丰富的色素,如藻青素使得大多数蓝细菌细胞呈蓝绿色,但也有少数由于藻红素的原因呈红棕色。蓝细菌属单细胞生物,但有些经常以丝状的细胞群体存在,我国食用的"发菜"就是蓝细菌的丝状体。

古菌(*Archaebacteria*):原来称古细菌。因某些原核生物的栖息环境类似于早期(原古)的地球环境(如过热、过酸、过盐、过碱、过冷等),故将这些生物统称为古菌。古菌具有一些独特的性状,不同于其他的原核生物,如不具有一般细菌细胞壁所含有的肽聚糖;16S rRNA 序列既不同于一般细菌,又不同于真核生物;蛋白质合成起始氨基酸是蛋氨酸;有数个 RNA 聚合酶及核糖体,又类似于真核生物等。现在人们认为古菌和细菌大约是在40亿年以前从它们最近的共同祖先分叉进化产生的,而现代的真核生物又是从古菌分叉进化而来,这使古菌成为一种引人注目的生命形式。生物工程的学者们希望能获得古菌特殊的抗热、抗冷、抗酸、抗碱等酶类,因而古菌有许多尚未了解的方面等待人们的探索。

以上简单介绍了原核微生物中的蓝细菌和古菌,以下主要介绍其他四类原核细胞型微生物。

第1节 螺 旋 体

螺旋体(*Spirochete*)是一类细长而柔软、弯曲呈螺旋状、运动活泼的原核细胞型微生物,在生物学上的位置介于细菌和原虫之间。它具有和细菌相似的基本结构,如细胞壁中有脂多糖、无定形核、二分裂繁殖等;与原虫相似之处在于细胞壁与外膜之间有鞭毛或称轴丝,能够屈曲与收缩,使螺旋体自由活泼运动。

螺旋体生活在有水的环境中,也可存在于人和动物体内。根据其个体大小、螺旋的数目、规则程度以及两螺旋之间的距离,可分为五个属,其中对人类具有致病作用的有疏螺旋体属(*Borrelia*)、密螺旋体属(*Lreponema*)和钩端螺旋体属(*Leptospira*)三个属。

一、钩端螺旋体

钩端螺旋体简称钩体,所引起的人和动物疾病称为钩体病。

（一）生物学性状

1. 形态与染色 钩端螺旋体的菌体呈细长丝状，螺旋盘曲细致，规则而紧密，菌体一端或两端弯曲呈"C"形或"S"形，在暗视野显微镜下可见钩体像一串发亮的微细珠粒，运动活泼（图3-1）。钩体革兰染色阴性，但较难着色，可用镀银染色法染成棕色。

2. 培养特性 钩端螺旋体是唯一能在体外人工培养的致病性螺旋体。营养要求较高，在Korthof液体培养基（含10%兔血清、磷酸缓冲液、蛋白胨）上生长良好，最适pH为7.2~7.4，生长温度在28℃左右较为合适。因它们属于水生生物，故对干燥敏感。实验动物以幼龄鼠和金地鼠最易感。

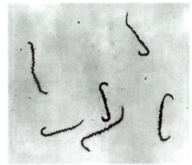

图3-1 钩端螺旋体（镀银染色法）

3. 抵抗力 对热抵抗力较差，56℃10分钟即可杀灭，对低温抵抗力较强，置于-30℃可保存6个月，其毒力、动力等均不改变。对化学消毒剂敏感，如0.15%各种酚类作用10~15分钟可被杀死，1%苯酚溶液10~30分钟可被杀死，在水中可存活数周至数月。对青霉素、金霉素、多西环素等抗生素敏感。

（二）致病性

钩体病是一种相当严重的人畜共患的自然疫源性疾病，世界各地均有流行。每年春、夏季节发病较多，病势急剧，尤其是肺弥散性出血型常可致死。

钩端螺旋体在自然界可感染动物和家畜（如鼠类、猪、犬、牛等），并在其肾小管中长期繁殖，随尿排出，带菌动物的尿污染周围的环境，如水源、稻田沟渠等，人接触了被污染的水和泥土就有被感染的可能。

钩端螺旋体可通过微小的伤口、鼻眼黏膜、胃肠道黏膜、生殖道等侵入人体内，迅速穿过血管壁进入血流，临床症状可分为三期：①早期，钩体在血液中生长、繁殖并不断死亡，造成钩体血症，并释放内毒素样物质，患者出现典型的全身感染中毒症状，如发热、头痛、乏力、眼结膜充血、淋巴结肿大等急性感染症状；②中期，即器官损伤期，此期钩体侵犯肝、肾、心、肺、脑等脏器，临床上显示肺出血型、肺弥散性出血型、休克型、黄疸出血型、肾衰竭型或脑膜炎型等症状；③恢复期或后发病期，经过败血症后，多数患者恢复健康，不留后遗症，称为恢复期，少数患者出现眼和神经系统后发症。

患者病后可获得对同型钩体牢固的免疫力，以体液免疫为主。

> **案例3-1**
>
> 患者，男性，农民，25岁，既往体健，发病前数周有下田劳作及污水接触史，7月份某日因寒战、咳嗽、气短1天入院。体格检查：39.3℃，两腋下及腹股沟淋巴结肿大，压痛，结膜充血，两肺闻及湿啰音，腓肠肌压痛，并做了相关实验室检查和胸片检查，钩端螺旋体血清学诊断试验阴性。当晚初诊为钩体病后给予抗钩体病治疗（以青霉素为主），病情稳定，继续以青霉素为主等治疗6天后，胸片复查，原来两肺病灶已完全吸收消失，不留痕迹，临床症状、体征消失，康复出院。
>
> **思考题：**
> 1. 根据上述内容你能给出初步诊断为钩体病的依据吗？
> 2. 钩端螺旋体血清学诊断试验阴性能否排除诊断？为什么（特别提示：参照本书第3篇免疫学基础中抗体产生规律的相关内容）？

(三) 防治原则

钩端螺旋体的主要宿主为啮齿类动物(尤其是鼠)和家畜,因而预防钩体病的主要措施是防鼠、灭鼠,做好家畜的粪便管理(特别是猪,分布广、带菌高,是广大农村引起洪水型钩体病暴发和流行的主要传染源),保护好水源。人工自动免疫可用菌苗接种,如外膜菌苗、基因工程口服疫苗等。治疗上可首选青霉素,庆大霉素、氨苄西林、多西环素等其他药物也有效。

知识考点 钩体的传播途径及防治原则

二、梅毒螺旋体

梅毒螺旋体(*Treponema pallidum*)分类上属苍白密螺旋体苍白亚种,是梅毒的病原体,梅毒是一种危害严重的性传播性疾病。

(一) 生物学性质

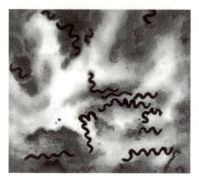

图 3-2 梅毒螺旋体(镀银染色)

梅毒螺旋体是小而柔软、纤细的螺旋状微生物,菌体长 5~12μm,宽 0.5μm 左右,螺旋弯曲规则,平均为 8~14 个,两端尖直,运动活泼(图 3-2)。一般细菌染料难以着色,用吉姆萨染色将其染成桃红色,或用镀银染色染成棕褐色。梅毒螺旋体是厌氧菌,可在体内长期生存繁殖,只要条件适宜,便以横断裂方式一分为二进行繁殖,但体外人工培养较为困难。

梅毒螺旋体对冷、热、干燥均十分敏感,离体 1~2 小时即死亡。对化学消毒剂敏感,1%~2% 苯酚中数分钟死亡,苯扎溴铵、来苏水、乙醇、高锰酸钾溶液等都很容易将其杀死。在血液中 4℃经 3 天可死亡,故它在血库冷藏 3 天后的血液就无传染性了。对青霉素、四环素、砷剂等敏感。

(二) 致病性

在自然情况下,人是梅毒的唯一传染源。由于传染方式不同其可分为先天性梅毒和获得性梅毒。

1. 先天性梅毒 又称胎传梅毒,由患梅毒的孕妇经胎盘传染给胎儿。梅毒螺旋体在胎儿内脏(肝、肺、脾等)及组织中大量繁殖,可造成流产或死胎。如胎儿不死则称为梅毒儿,会出现皮肤梅毒瘤、马鞍鼻、骨膜炎、锯齿形牙、先天性耳聋等症状。

2. 获得性梅毒 主要由两性直接接触感染,梅毒患者是传染源。在患者的皮肤、黏膜中含梅毒螺旋体,可通过皮肤或黏膜的极小破损处侵入。临床表现复杂,依其传染过程分为三期。

一期梅毒:梅毒螺旋体侵入皮肤约 3 周,在入侵部位出现无痛性硬结及溃疡,称作硬性下疳,多发于外生殖器,其溃疡渗出物中含有大量梅毒螺旋体,传染性极强。如不治疗,下疳在 1 个月左右能自然愈合,进入血液的梅毒螺旋体则潜伏在体内,经 2~3 个月无症状的潜伏期后进入二期梅毒。

二期梅毒:此期的主要表现为全身皮肤、黏膜出现梅毒疹,全身淋巴结肿大,有时可累及骨、关节、眼及其他器官,在梅毒疹及淋巴结中有大量螺旋体。如不治疗,症状可在 3 周至 3 个月后自然消退。二期梅毒治疗不当,会出现三期梅毒。

三期梅毒:发生于感染 2 年以后,也有的长达 10~15 年。主要表现为皮肤黏膜的溃疡性损害或内脏器官的肉芽肿样病症,如眼及鼻损害、心血管梅毒、神经梅毒等,甚至死亡。此期病灶中的螺旋体很少,不易检出。

一期梅毒和二期梅毒又称为早期梅毒,此期传染性大而破坏性小;三期梅毒又称晚期梅毒,该期传染性小、病程长而破坏性大。

梅毒的免疫是有菌免疫,以细胞免疫为主,体液免疫只有一定的辅助防御作用。当螺旋体从体内清除后仍可再感染梅毒,出现相应症状。此病的周期性潜伏与再发的原因可能与体内产生的免疫力有关,如机体免疫力强,梅毒螺旋体变成颗粒形或球形,在体内一定部位潜伏起来,一旦免疫力下降,梅毒螺旋体又侵犯某些部位而复发。

(三) 防治原则

梅毒是一种通过性传播的疾病,预防的主要措施是加强性健康教育,加强卫生宣传教育,目前无疫苗预防。对确诊的梅毒患者应及早治疗,可使用青霉素治疗3个月至1年,以血清中抗体转阴为治愈指标。

知识考点 梅毒的致病性及防治原则

三、回归热螺旋体

回归热螺旋体分类上属疏螺旋体(*Borrelia*),是回归热的病原体。回归热是一种以节肢动物(如人虱、蜱等)为媒介,发病症状以发热期和间歇期反复交替出现为特征的急性传染病。

回归热螺旋体长 10～30μm,直径为 0.3～0.5μm,有 5～10 个不规则的疏螺旋(图 3-3),运动活泼。

螺旋体经节肢动物叮咬进入人体,经过约 1 周的潜伏期,便大量出现在血液中,此时患者突发高热,有肝脾大、黄疸等症状。发热持续 1 周左右骤退,同时血中螺旋体消失,间歇 1～2 周后,可再次发热。如此反复可达数次,每次发作时病情均比前一次轻,直至康复。预防本病主要是搞好环境卫生和个人卫生,消灭传播媒介。治疗可用四环素、青霉素等抗生素。

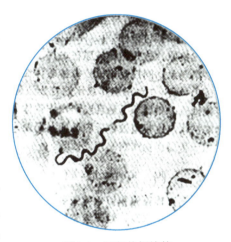

图 3-3　回归热螺旋体

第 2 节　支　原　体

支原体(*Mycoplasma*)是一类无细胞壁、呈高度多态性、能通过滤菌器、能在无生命的人工培养基中生长繁殖的最小的原核细胞型微生物。支原体在自然界分布广泛,人类、家畜、家禽等体内也能分离到,其中有些株对宿主可造成一定危害。

一、生物学特性

(一) 形态与染色

因支原体无细胞壁,故可呈现多形性,在液体培养基中可呈环状、球形、双球形、丝形、分枝状等不规则形态。支原体体积微小,能通过细菌滤器,其最外层是细胞膜,与其他原核微生物不同,支原体的细胞膜含有甾醇。支原体不易被革兰染料着色,吉姆萨染色将其染成淡紫色。

(二) 培养特性

支原体可人工培养，但由于生物合成及代谢能力有限，细胞中主要成分需从外界摄取，因此营养要求较高。一般采用的培养基是以牛心浸液为基础，添加10%~20%的动物血清和10%的新鲜酵母浸液，以提供生长所需的脂肪酸、氨基酸、维生素、胆固醇等物质。多数支原体在pH 7.0~8.0时生长良好，最适培养温度为37℃，多数需氧或兼性厌氧。支原体不耐干燥，固体培养时相对湿度在80%~90%的大气环境中生长良好。

支原体主要以二分裂方式繁殖，繁殖速度较细菌慢，在液体培养基中生长量较少，不易见到浑浊，只有小颗粒沉于管底和黏附管壁；在固体琼脂平板上培养2~6日，用低倍镜可观察到"油煎蛋"样微小菌落，菌落呈圆形，边缘整齐、透明、光滑，中心部分较厚，边缘较薄（图3-4）。

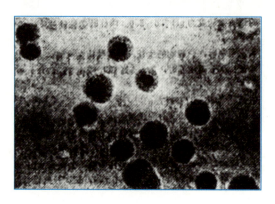

图3-4 支原体"油煎蛋"菌落

(三) 抵抗力

支原体对热抵抗力较弱，一般55℃ 5~15分钟可杀死，对苯酚、重金属盐、来苏水等化学消毒剂敏感。支原体对干扰细胞壁合成的抗菌药物不敏感（如青霉素、头孢菌素等），对干扰蛋白质合成的药物敏感；如红霉素、林可霉素等。

 知识考点 支原体的定义及菌落特征

二、致 病 性

支原体在细胞外寄生，很少侵入血液及组织内，多数支原体对宿主无致病性。对人致病的主要有呼吸道感染的肺炎支原体和泌尿生殖道感染的溶脲脲原体。

肺炎支原体是人类原发性非典型性肺炎的病原体，主要侵犯呼吸道系统，临床上表现为上呼吸道感染综合征。

溶脲脲原体通过性接触传播，可引起泌尿生殖道感染，如非淋球菌性尿道炎、阴道炎、盆腔炎、输卵管炎等。此外，还可通过胎盘感染胎儿，引起早产、死胎和新生儿呼吸道感染，并且与不孕症有关。

三、支原体与L型细菌的区别

支原体与L型细菌均无细胞壁，因而在多形态性和菌落特征方面较相似，如对作用于细胞壁的抗生素不敏感、"油煎蛋"样菌落等，但两者之间仍有较大区别（表3-1）。

表3-1 支原体与L型细菌的区别

生物学性状	支原体	L型细菌
存在条件	广泛分布于自然界	多见于实验条件下诱导产生
培养条件	营养要求高，在培养基中稳定，一般需加胆固醇	营养要求高，需高渗培养，生长一般不需加胆固醇

续表

生物学性状	支原体	L型细菌
固体培养基上生长性状	"油煎蛋"样菌落较小,直径大多是 0.1~0.3mm	"油煎蛋"样菌落稍大,直径大多为 0.5~1mm
液体培养基上生长性状	液体培养浑浊度较低	液体培养有一定浑浊度,可黏附于管底或管壁
致病性	对动物、人致病	大多无致病性
其他	遗传上与细菌无关,天然无细胞壁	可恢复为有细胞壁的细菌

四、防治原则

目前尚无预防支原体感染的有效疫苗。要严防支原体污染实验动物和细胞培养(特别是传代细胞),保证实验用动物血清、生物培养基、传代细胞培养等的质量。支原体治疗上多选用大环内酯类、喹诺酮类、四环素类抗生素治疗。

第3节 衣 原 体

衣原体属(*Chlamydiae*)是一类专性细胞内寄生的原核细胞型微生物,在1970年以前曾一直被认为是病毒,它与病毒的相同之处:①具有滤过性,可通过细菌滤器;②专性细胞内寄生;③在活细胞培养后能形成包涵体。但后来发现衣原体具有以下与病毒不同的生物学特性:①含有DNA和RNA两类核酸;②以二分裂方式进行繁殖;③有细胞壁,革兰染色阳性;④有核糖体;⑤具有一些代谢活性的酶类,能进行简单的代谢活动;⑥多种抗生素可抑制其生长。因此,衣原体具有与细菌相似的生物学特性,隶属于细菌范畴。

一、生物学特性

(一)形态和生活周期

衣原体具有独特的生活周期,在不同的时期可见到原体和始体两种形态。

1. 原体(elementary body,EB) 原体颗粒呈球形,小而致密,直径为 $0.2 \sim 0.4 \mu m$,在电子显微镜下可观察到中央有致密的类核结构(图3-5),吉姆萨染色呈紫色。EB主要存在于细胞外,较为稳定,具有高度感染性,可吸附于易感细胞表面,经吞噬、吞饮等作用进入细胞,被宿主细胞包裹形成一个空泡。在空泡里面,原体逐渐延长,演化成无感染力的始体。

2. 始体(initial body) 始体体积较原体大,直径为 $0.8 \sim 1.2 \mu m$,圆形或卵圆形,始体吉姆萨染色呈蓝色,代谢活泼。始体是衣原体的繁殖方式,无感染性,以二分裂方式形成大量原体。在细胞质中形成的包涵体即由原体组成,一旦宿主细胞破裂便释放出具有感染性的原体,重新感染细胞。衣原体的生活周期见图3-6。

(二)培养特性

衣原体的培养类似于病毒的培养,需提供易感的活细胞。例如,沙眼衣原体是由我国微生物学家汤飞凡及其助手于1956年用鸡胚卵黄囊接种法分离出来的,对全球人民防盲的贡献是很大的,并解决了新生儿结膜炎、男性非淋球菌性尿道炎等疾病的病原学问题。

(三)抵抗力

衣原体耐冷不耐热,$56 \sim 60$℃ $5 \sim 10$ 分钟可灭活,$-60 \sim -20$℃ 可保存数年。衣原体对常用消毒剂敏感,如75%乙醇溶液、10%甲醛溶液等可快速将其杀死。治疗上可选用红霉素、利福平、氯霉素等抗生素。

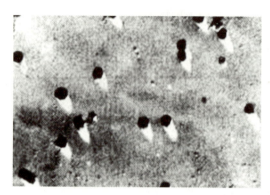

图3-5 电镜下沙眼衣原体的原体颗粒

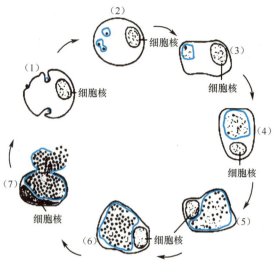

图3-6 衣原体的生活周期
(1)吸附和摄入;(2)吞噬体融合;(3)原体发育成始体;
(4)始体增殖;(5)始体分化为无数原体,形成包涵体;
(6)包涵体成熟;(7)细胞破裂,释放原体

二、致病性

对人致病的衣原体有沙眼衣原体(*C. trachomatis*)、鹦鹉热衣原体(*C. psittaci*)和肺炎衣原体(*C. pneumoniae*)。

(一)沙眼衣原体

引起人类疾病的沙眼衣原体有两个亚种,即沙眼亚种和性病淋巴肉芽肿亚种。

1. 沙眼亚种

(1)沙眼:据估计,全球每年有5亿人患沙眼,其中有700万~900万人失明,是人类致盲的第一病因,可通过眼-眼、眼-手-眼等途径直接或间接感染。病原体侵入眼结膜上皮细胞后,在其中大量繁殖并在细胞质内形成包涵体,导致局部炎症。患者早期表现为流泪,并伴有黏液状脓性分泌物,眼结膜充血,随着病变的深入,血管翳和瘢痕形成,眼睑板内翻、倒睫,严重的导致角膜损害,影响视力,最终可致失明。

(2)泌尿生殖道感染:经性接触传播,是性病中较多见的一种病原体,并可引起多种并发症,如急慢性盆腔炎、输卵管炎、睾丸炎、男女不孕症等,也可经产道引起新生儿急性化脓性结膜炎,又称包涵体性脓漏眼,影响下一代的健康。

2. 慢性淋巴肉芽肿亚种 人是慢性淋巴肉芽肿衣原体的唯一宿主,主要通过性接触传播。其在男性主要侵犯腹股沟淋巴结,产生化脓性淋巴结炎和慢性淋巴肉芽肿溃疡;在女性可侵犯会阴、肛门、直肠等,引起病变而导致会阴-肛门-直肠组织狭窄。

(二)鹦鹉热衣原体

鹦鹉热衣原体主要使动物感染,也可使人感染,首先从鹦鹉体内分离,人可因吸入病禽的感染性分泌物而致病,引起呼吸道症状及肺炎,临床上称为鹦鹉热或鸟疫。

(三)肺炎衣原体

人类是已知的肺炎衣原体的唯一宿主,可经呼吸道传播。在感染结果中,最常见的是无症状或轻微症状,部分感染者可出现肺炎和支气管炎。

三、防治原则

加强卫生宣传教育,注意个人卫生,提倡健康性行为。加强疫鸟的管理。治疗上可用四环素类抗生素、红霉素、利福平等药物。

第4节 立克次体

立克次体(*Rickettsia*)是一类专性细胞内寄生的原核细胞型微生物。1909 年美国医生 Howard Taylor Ricketts 首次发现落基山斑疹伤寒的病原体,并于 1910 年不幸感染而献身,为了纪念他,将此类微生物命名为立克次体。

迄今已知对人致病的立克次体约 20 余种,它们大多在嗜血节肢动物和自然界哺乳动物之间保持循环传染。人类感染立克次体可因生产劳动、资源开发、战争等原因进入自然疫源地区,经嗜血节肢动物叮咬而感染。

一、生物学特性

(一) 形态与染色

立克次体大小为 $(0.3\sim0.6)\mu m\times1.2\mu m$,呈球杆状、双球状、丝状等。革兰染色阴性,但较难着色,吉姆萨染色呈紫红色。在电镜下可以见到立克次体有多层结构的细胞壁,由脂多糖蛋白组成,与革兰阴性菌相似。

(二) 培养特性

与病毒培养方式相似,需细胞内寄生。立克次体像细菌一样以横二分裂方式繁殖,一般培养温度以 32~35℃为宜,繁殖一代所需要的时间为 8~10 小时。

(三) 抵抗力

除 Q 热立克次体对热的抵抗力较强外,一般 56℃ 30 分钟可杀死,对化学消毒剂敏感,在 0.5% 苯酚或皂酚溶液中约 5 分钟可被灭活。立克次体离开宿主细胞后会很快死亡,但在干燥的虱粪中可保持传染性半年以上。对氯霉素、四环素类抗生素敏感,应特别注意的是磺胺类药物不仅不能抑制反而刺激其生长。

二、致 病 性

立克次体通过虱、蚤、蜱等节肢动物叮咬或粪便污染伤口侵入机体,在血管内皮细胞及网状内皮系统中繁殖。因立克次体能产生内毒素和磷脂 A 等致病物质,引起细胞肿胀、坏死、微循环障碍、弥散性血管内凝血及血栓的形成,患者出现皮疹和肝、脾、肾、脑等实质性脏器的病变,其毒性物质随血液遍及全身可使患者出现严重的毒血症。

我国主要的立克次体病有斑疹伤寒、恙虫病和 Q 热。

(一) 斑疹伤寒

斑疹伤寒可分为流行性斑疹伤寒和地方性斑疹伤寒。

1. 流行性斑疹伤寒 由普氏立克次体引起,主要通过人虱为媒介在人群中传播,又称虱型斑疹伤寒,常流行于冬春季。虱叮咬患者后,立克次体在虱肠管上皮细胞内繁殖,当携带病原体的虱叮咬人体时,由于抓痒使虱粪中的立克次体从抓破的皮肤破损处侵入而感染,经 14 天左右的潜伏期后发病。主要症状表现为高热、头痛,4~5天出现皮疹,有的伴有神经系统、心血管系统及其他实质器官的损害。

2. 地方性斑疹伤寒 由莫氏立克次体引起,鼠是其天然储存宿主,通过鼠虱或鼠蚤在鼠群间传播,鼠虱又可将立克次体传染给人,又称鼠型斑疹伤寒。若感染人群中有人虱寄生,则又通过人虱在人群中传播,此时传播方式与流行性斑疹伤寒相同,但病原体不同。

地方性斑疹伤寒和流行性斑疹伤寒相比,发病缓慢,病情较轻,病程短。两者病后有牢固免疫力,并可相互交叉免疫。

(二)恙虫病

恙虫病由恙虫病立克次体引起。病原体在自然界中寄居于恙螨体内,并可经卵传代。恙螨生活在湿度较大的丛林边缘和河流沿岸杂草丛生的地方,通过叮咬,病原体可在鼠群中传播,牛、羊等家畜,野鸟、猴等也可被感染。人进入流行区后,病原体自恙螨叮咬处侵入,患者出现高热,被叮咬处溃疡,形成黑色焦痂,是恙虫病的特征之一。此外,还有神经系统中毒症状,如头痛、头晕、昏迷等;也可出现循环系统中毒症状以及其他如肝、肺、脾损害的症状。

(三)Q热

Q热由Q热立克次体引起,寄居在蜱体内,通过蜱叮咬野生啮齿动物和家畜使之感染,并随受感染动物的粪便、尿液等排泄物排出体外。人类通过接触带有病原体的排泄物或饮用含有病原体的乳制品而感染,也可经呼吸道吸入病原体感染。因此,Q热立克次体是立克次体中唯一不借助节肢动物而经其他途径使人发生感染的病原体,多以发热、头痛、肌肉酸痛为主要症状,常伴有肺炎、肝炎等。

三、防治原则

预防重点是保持环境卫生,注意个人卫生,控制和消灭立克次体的传播媒介和储存宿主,采取灭鼠、灭虱、灭蚤等措施。特异性预防可接种灭活疫苗和减毒活疫苗,治疗可使用四环素类抗生素、氯霉素等。

 知识考点 本章中与STD有关的病原微生物有哪些

小 结

本章主要介绍了"四体"的生物学特性及其所致疾病,如支原体是无细胞壁、能在无生命培养基上生长繁殖的最小微生物;衣原体、立克次体需专性细胞内寄生;衣原体独特的生活周期等。在所致疾病中介绍了传播途径、临床症状及防治原则,其中衣原体、螺旋体、支原体与STD的关系密切。

目标检测

一、名词解释
衣原体　立克次体　螺旋体　支原体

二、填空题
1. 梅毒螺旋体主要经_____传染。
2. 钩体病的病原体是_____。
3. 外斐试验可辅助诊断_____感染所致的疾病。
4. 沙眼的病原体是_____。

三、选择题
1. 下列病原菌能引起斑疹伤寒的是(　　)
　　A. 伤寒沙门菌　　B. 普氏立克次体
　　C. 肺炎支原体　　D. 白假丝酵母菌
　　E. 新型隐球菌
2. 下列微生物中必须在活细胞内才能增殖的是(　　)

A. 病毒、支原体　　B. 衣原体、立克次体
C. 螺旋体、真菌　　D. 立克次体、支原体
E. 衣原体、放线菌

3. 在人工培养基上可长出"油煎蛋"样菌落的微生物是(　　)
A. 衣原体　　　　B. 噬菌体
C. 支原体　　　　D. 立克次体
E. 病毒

4. 具有独特生活周期的微生物是(　　)
A. 真菌　　　　　B. 螺旋体
C. 衣原体　　　　D. 立克次体
E. 支原体

5. 能在无生命培养基上生长繁殖的最小微生物是(　　)
A. 螺旋体　　　　B. 真菌
C. 衣原体　　　　D. 立克次体
E. 支原体

6. 不属于原核细胞型微生物的是(　　)
A. 狂犬病病毒　　B. 恙虫热立克次体
C. 沙眼衣原体　　D. 肺炎支原体
E. 钩端螺旋体

7. 属于原核细胞型微生物的是(　　)
A. 衣原体　　　　B. 支原体
C. 立克次体　　　D. 螺旋体
E. 以上都是

8. 柯索夫培养基适合培养何种微生物(　　)
A. 钩体　　　　　B. 支原体
C. 立克次体　　　D. 衣原体

E. 放线菌

9. 支原体与细菌的不同点是(　　)
A. 能分枝繁殖
B. 无细胞壁
C. 以 RNA 为遗传物质
D. 不能在人工培养基上生长
E. 可在细胞培养中生长繁殖

10. 用于培养钩端螺旋体的培养基是(　　)
A. 罗氏培养基　　B. Korthof 培养基
C. 沙保培养基　　D. 牛肉浸液
E. 以上均可

11. 沙眼衣原体可引起(　　)
A. 性病　　　　　B. 脑膜炎
C. 癣　　　　　　D. 肺部感染
E. 多种内脏、皮肤、黏膜感染

12. Q 热立克次体常引起(　　)
A. 脑膜炎　　　　B. 性病
C. 癣　　　　　　D. 肺部感染
E. 多种内脏、皮肤、黏膜感染

四、简答题

1. 获得性梅毒的临床学特征有哪些?
2. 什么叫支原体?与 L 型细菌有何区别?
3. 简述衣原体与病毒的异同点。
4. 简述衣原体独特的生活周期。
5. 什么是立克次体?其传播特性有哪些?
6. "四体"中哪些与性传播疾病有关?导致哪些性传播疾病?

第4章 真　菌

> **学习目标**
> 1. 掌握常见真菌的主要生物学特性。
> 2. 熟悉真菌的致病性、微生物学检查和防治原则。
> 3. 了解酵母菌的形态结构和主要用途。
> 4. 了解常用真菌的种类和用途。
> 5. 了解常见致病性真菌的种类及所致疾病。

第1节　概　　述

真菌(fungi)是一类真核细胞型微生物,它们种群繁多,分布广泛。在分类上独成体系,为真菌界。与原核微生物相比较,真核细胞型微生物具有以下一些特征:具有完整的核(即有核膜和核仁);含有线粒体、内质网等细胞器;菌体有单细胞和多细胞两类;大多数真菌有无性繁殖和有性繁殖两个阶段;真菌体内不含叶绿素,营养方式为异养。

据估计,全世界已有记载的真菌有10万余种,与人类生活有极其密切的关系。真菌在酿造、食品及医药方面给人类带来了巨大利益,但因能引起人和动植物的疾病也给人类带来了极大的危害。

一、真菌的益处

(一) 食用、药用真菌

为人们所熟悉的大型真菌,如平菇、香菇、木耳、茯苓、灵芝等,具有食用和药用价值。这些真菌通常可以在稻秆、麦秆、棉籽壳等物质上生长繁殖,使之转化为富含高蛋白的健康食品和可以入药的药品。食用菌含有丰富的蛋白质和人体所必需的一些氨基酸,其中赖氨酸和蛋氨酸含量尤为丰富。上述真菌除含有丰富的营养成分外,还具有增强人体免疫力、抗癌、抗衰老、降低胆固醇等多种功效。

(二) 酿造及食品发酵

众所周知,酵母菌给人类带来很多好处,如面包、馒头、啤酒等都离不开酵母菌的作用。酿酒和面包焙制工业依赖于酿酒酵母把葡萄糖转变为乙醇和二氧化碳,尤其在面包焙烤中,酵母发酵过程中释放的二氧化碳小气泡使面包变得松软。除酵母菌外,根霉菌、毛霉菌、曲霉菌等在酿造业和发酵工业中,具有分解淀粉和蛋白质的作用。

(三) 产生抗生素

由英国科学家 Fleming 发现的第一例抗生素——青霉素就是由真菌产生的。青霉素的发现,使得一些细菌感染性疾病得到了有效的控制。另一类与青霉素相似的重要抗生素是头孢菌素,这两类抗生素是临床上经常使用的药物。

(四) 生物学防治

目前人们已逐渐认识到过量的化学药剂,如除草剂、杀虫剂等的使用,不仅能引起严重的环境污染,而且农产品中残留的农药可直接危害人们的身体健康。因而真菌在生物学防治上具有很大潜力。生物学防治是利用某些真菌对宿主严格的选择性和专一的寄生性,在害虫体内寄生并杀灭害虫,这是生物学防治的一个显著优势。

二、真菌的害处

真菌对人类的生活和健康也有很大的危害。对植物而言,真菌是其病害的主要病原菌,大多数植物会被不同类型的真菌感染,并遭受不同程度的损害,给农业生产造成经济损失,严重的会带给人类巨大的灾难,如19世纪中叶曾摧毁欧洲马铃薯种植业的马铃薯晚疫病,造成了严重的饥荒。许多真菌能直接引起人类和动物的疾病,除最常见的癣外,还有曲霉病、隐球菌病、念珠菌病等,有的真菌还产生真菌毒素,对健康造成危害。此外,真菌还引起木材、皮革、药材等物品的霉变腐败。

三、真菌的分类

真菌的分类系统很多。目前,Ainsworth 的真菌分类系统被广泛接受并采用,该分类系统认为真菌不属于低等植物,而是属于单独成立的真菌界。其分类如下。

界以下分为黏菌门和真菌门。真菌门再分为5个亚门。

(一) 鞭毛菌亚门

营养体是单细胞或没有隔膜的菌丝体。无性繁殖产生孢子或配子,其中之一是可游动的。根据鞭毛的数目和位置,分为3个纲:壶菌纲、丝壶菌纲和卵菌纲。

(二) 接合菌亚门

营养体是菌丝体,有性繁殖形成接合孢子。没有游动孢子。根据生活习性或生态特征可分为2个纲:接合菌纲和毛菌纲。

(三) 子囊菌亚门

营养体是有隔膜的菌丝体,极少数是单细胞。有性繁殖形成子囊和子囊孢子。此亚门不分纲,直接分37个目。

(四) 担子菌亚门

营养体是有隔膜的菌丝体。有性繁殖形成担孢子。根据担子果的有无以及开裂与否,分为4个纲:层菌纲、腹菌纲、锈菌纲和黑粉菌纲。

(五) 半知菌亚门

营养体是有隔膜的菌丝体或单细胞。只有无性繁殖阶段,目前还没有发现其有性繁殖阶段。根据菌丝体有无、发育程度及分生孢子产生的场所不同,分为2个纲:丝孢菌纲和腔孢菌纲。

以下主要介绍真菌门的真菌,包括霉菌和酵母菌。

第2节 酵 母 菌

酵母菌(yeast)是一类单细胞真菌,在自然界分布很广,尤其喜欢在偏酸性和含糖较多的环境中生长,如在水果、蔬菜、花蜜的表面和果园的土壤中最常见。酵母菌能分解糖类,故又名糖真菌。

一、酵母菌的形态和大小

酵母菌细胞的形态通常有球形、卵圆形、腊肠形、椭圆形或藕节形等多种形态,其细胞直径一般比细菌粗10倍左右。例如,典型的酵母菌——啤酒酵母的细胞宽度为2.5~10μm,长度为4.5~21μm,在光学显微镜下可模糊地看到它们细胞内的结构分化。酵母菌无鞭毛,因而不能运动。

二、酵母菌的结构

酵母菌具有典型的真核细胞结构(图4-1)。

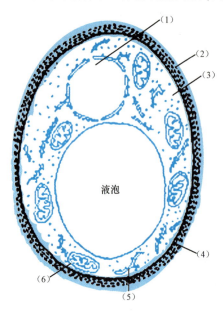

图4-1 酵母菌细胞结构模式图
(1)细胞核;(2)细胞壁;(3)核糖体;(4)细胞膜;(5)内质网;(6)线粒体

1. 细胞壁 细胞壁厚约25nm,约占细胞干重的25%。分析显示,其主要成分是多糖,其次是蛋白质,此外,还含有少量的类脂和几丁质(几丁质是 N-乙酰葡萄糖胺以 β-1,4 糖苷键连接而成的长链)。

2. 细胞膜 与原核微生物相似,位于细胞壁的内侧,由蛋白质和磷脂组成,但磷脂和蛋白质的种类与原核微生物有差异。另外,酵母菌的细胞膜上含有甾醇。

3. 细胞核 酵母菌细胞核呈球形,是细胞遗传信息的主要储存库。活细胞内的核可用相差显微镜观察,染色体呈线状,由组蛋白和DNA牢固结合而成。染色体的数目因种而异,如啤酒酵母的核中有17条染色体。

4. 细胞质和其他细胞构造 细胞质是细胞新陈代谢的场所,是一种黏稠液体。酵母菌细胞中还有一些其他细胞构造:①线粒体,外形呈杆状或球状,外面由双层膜包裹,内膜向内折叠成嵴,上面富含参与电子传递和氧化磷酸化的酶,其功能是进行氧化磷酸化;②内质网,是在质膜和液泡膜或核膜之间的双层膜系,常呈孔状、网状、管状或泡囊状;③液泡,在成熟的酵母菌细胞中,有一个大型的液泡,内含浓缩的盐、氨基酸、糖类和脂类等物质,其作用可能是储藏营养物和水解酶类,同时还有调节渗透压的功能。

 知识考点 酵母菌的结构

三、酵母菌的繁殖

酵母菌的繁殖方式有无性繁殖和有性繁殖两种。

1. 无性繁殖 ①芽殖:是酵母菌最常见的无性繁殖方式。成熟的酵母菌先长出一个小芽,芽细胞长到一定程度脱离母细胞,于是在母细胞上就留下一个芽痕,可在扫描电镜下清晰地看到(图4-2),每个酵母菌有一个至多个芽痕。根据芽痕的数目可确定某细胞曾产生过的芽体数。如果酵母菌生长旺盛,当芽体尚未从母细胞脱落前,即可在芽体上又长出新的芽体,于是形成成串细胞,呈假菌丝状,称假丝酵母。②裂殖:是少数酵母菌进行的无性繁殖方式,类似于细菌的裂殖。其过程是细胞延长,核分裂为二,细胞中央出现隔膜,将细胞横分为两个大小相等、各具有一个核的子细胞。

2. 有性繁殖 酵母菌以子囊孢子的方式进行有性繁殖。两个邻近的酵母细胞各自伸出一根管状的原生质突起,随即相互接触、融合,形成一个通道,两个细胞核在通道内结合形成二倍体细胞核,然后进行减数分裂,形成4个或8个细胞核。每一子核与其周围的原生质形成孢子即子囊孢子。

现以图4-3说明酵母菌的生活史。

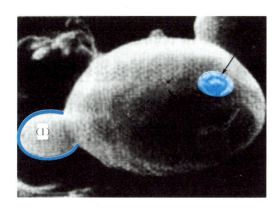

图4-2 酿酒酵母细胞的扫描电镜图像
(1)表示发育中的芽孢,箭头所指为芽痕

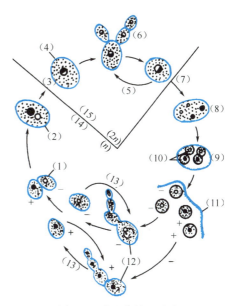

图4-3 酵母菌的生活史
(1)配囊融合;(2)质配;(3)核配;(4)合子;(5)二倍体细胞;(6)发芽;(7)减数分裂;(8)年轻子囊;(9)成熟子囊;(10)子囊孢子;(11)子囊壁溶解;(12)单倍体细胞;(13)出芽繁殖;(14)单倍体期(n);(15)二倍体期($2n$)

四、酵母菌培养与菌落特征

(一)酵母菌的培养条件

酵母菌对营养要求不高,在自然界分布广泛。与细菌相似,人工培养的营养物质同样包括水、碳源、氮源、生长因子和无机盐等,但普遍喜欢在含有葡萄糖、蔗糖、麦芽糖、淀粉等的培养基上生长。除了营养要求不高外,真菌对酸不太敏感,多数在pH 2~9均可生长,最适pH为4~6。最适生长温度为22~28℃,培养过程中需氧。

此外,真菌的生长对湿度有较高的要求,如我国江南的梅雨季节是它们生长繁殖最合适的时期。酵母菌生长速度比较缓慢,一般培养3~7天才能形成典型的菌落。

(二)酵母菌的菌落特征

酵母菌菌落颜色比较单一,大多为乳白色,少数为红色。菌落特征与细菌相似,菌落表面光滑、湿润,有一定的透明度,容易挑起,菌落质地均匀,正反面和边缘、中央部位的颜色都很均一,比细菌菌落大而且厚,酵母菌的菌落还会发出酒香味,但如果培养时间过长则菌落表面形成皱缩,这些特征都是鉴定的依据。

> **知识考点** 酵母菌的繁殖方式及菌落特点

第3节 霉 菌

霉菌(mould)是丝状真菌的俗称,意即"发霉的真菌",它们往往能形成分枝繁茂的菌丝体,但又不像蘑菇那样产生大型的子实体。在潮湿、温暖的地方,很多物品上长出一些肉眼可见的绒毛状、絮状或蛛网状的菌落,那就是霉菌。

一、霉菌的菌丝

构成霉菌营养体的基本单位是菌丝(hypha),它的直径一般为 3~10μm,比细菌和放线菌的细胞约粗10倍。菌丝可伸长并产生分枝,许多分枝的菌丝相互交织在一起成团,即菌丝体(mycelium)。

霉菌菌丝细胞的构造与酵母菌细胞十分相似。其外由厚实、坚韧的细胞壁包裹,其内有细胞膜,再里面就是细胞质,细胞核由双层的核膜包裹。在细胞质中存在线粒体、内质网、液泡、核糖体等结构。

(一) 根据分化程度将霉菌菌丝进行分类

1. 营养菌丝体 深入培养基中吸收营养的菌丝体称为营养菌丝体,又称为基内菌丝体。

2. 气生菌丝体 吸收营养后伸展到空气中的菌丝体即气生菌丝体。

(二) 根据是否有隔膜将霉菌菌丝进行分类

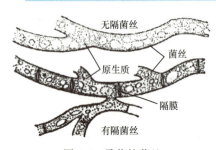

图 4-4 霉菌的菌丝

1. 无隔膜菌丝 菌丝中无隔膜,整个菌丝体就是一个单细胞,其中含有多个细胞核,称为多核菌丝。这是低等真菌(即鞭毛菌亚门和接合菌亚门中的霉菌)所具有的菌丝类型。

2. 有隔膜菌丝 菌丝中有隔膜,被隔膜隔开的一段菌丝就是一个细胞,菌丝体由很多个细胞组成,每个细胞内有一个或多个细胞核。在有隔菌丝中,隔膜上有孔,使细胞间的细胞质和营养物质可以相沟通。这是高等真菌(即子囊菌亚门和半知菌亚门中的霉菌)所具有的菌丝类型。霉菌的无隔菌丝和有隔菌丝见图4-4。

二、霉菌的繁殖

霉菌的繁殖能力极强,繁殖方式也多种多样。虽然霉菌菌丝体上任一片段在适宜条件下都能发展成新个体,但主要依靠产生无性或有性孢子进行繁殖,孢子(spore)是霉菌的繁殖器官,繁殖方式主要有无性繁殖和有性繁殖两种。

(一) 霉菌的无性孢子繁殖

1. 关节孢子(arthrospore) 菌丝生长到一定阶段时出现横隔膜,然后从隔膜处断裂成短柱状而形成的细胞称为关节孢子。

2. 厚膜孢子(chlamydospore) 有些种类的霉菌在菌丝中间或顶端发生细胞质浓缩变圆、细胞壁加厚而形成的孢子称为厚膜孢子。

3. 孢子囊孢子（sporangiospore） 这类孢子在被称为孢子囊的囊状结构内形成。孢子囊由菌丝顶端细胞膨大而成,膨大部分的下方形成隔膜与菌丝隔开,膨大细胞的原生质分化成许多小块,每小块可发育成一个孢子。孢囊孢子有两种类型:一种是有鞭毛能游动的称游动孢子;另一种是没有鞭毛不能游动的称静孢子。

4. 分生孢子（conidia） 在生殖菌丝顶端或已分化的分生孢子梗上形成,属外生孢子,是最常见的无性孢子,有单生、成链或成簇等排列方式。其可分为大分生孢子和小分生孢子,大分生孢子体积较大,由多个细胞组成;小分生孢子较小,一个孢子即为一个细胞。

5. 芽生孢子（budding spore） 由菌体细胞出芽形成。

霉菌各种无性孢子见图4-5。

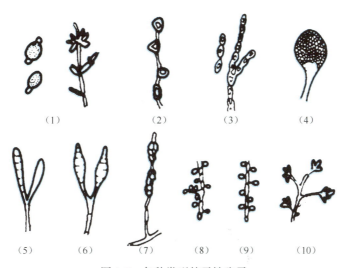

图4-5 各种类型的无性孢子
(1) 芽生孢子；(2) 厚膜孢子；(3) 关节孢子；(4) 孢子囊孢子；(5)~(7) 大分生孢子；(8)~(10) 小分生孢子

（二）霉菌的有性孢子繁殖

1. 有性孢子

(1) 卵孢子:近圆形,壁厚,通过雌、雄配囊接触而产生,是卵菌纲有性孢子的代表。

(2) 接合孢子:由形态相似的"+""-"配子接合形成的近圆形、壁厚、色深的大孢子。

(3) 子囊孢子:外形不一,因种而异,有球形、棒形和圆筒形等,一般每个子囊中有8个子囊孢子。在子囊和子囊孢子发育过程中,周围的菌丝可聚集形成一个厚厚的保护性外壳,这层外壳和子囊一起称为子囊果,是子囊菌鉴别分类的重要依据。

(4) 担孢子:是一种外生孢子。担子菌双核菌丝顶端细胞膨大成担子,担子内的两性核发生核配,减数分裂成4个单倍体子核,形成4个担孢子。各类有性孢子见图4-6。

2. 有性繁殖 是指霉菌通过两个性别不同的细胞融合而产生新个体的过程,分为

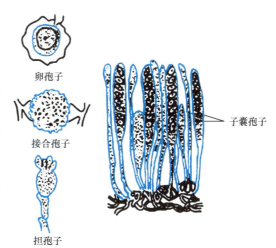

图4-6 有性孢子

质配、核配和减数分裂三个阶段(图4-7)。质配是两个配偶细胞的原生质融合在同一细胞中,两个核并不结合,每个核的染色体数都是单倍体的;核配即两个核结合成一个双倍体核;减数分裂则使细胞核中的染色体数目又恢复到原来的单倍体,形成单倍体的有性孢子。

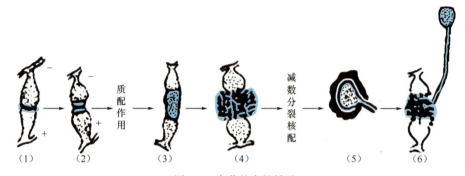

图4-7　真菌的有性繁殖
(1) 雌雄配子;(2) 质配;(3) 核配;(4) 接合孢子;(5) 子囊;(6) 子囊孢子

多数真菌具有无性繁殖和有性繁殖两种方式。真菌菌体细胞可通过无性孢子萌发,形成菌丝体再发育成新的无性孢子,产生单倍体的子代,如此反复构成真菌的无性世代(asexual generation)。在一定条件下,无性世代单倍体的不同性别的菌丝或细胞形成两性配子,通过有性繁殖形成有性孢子,有性孢子又萌发成单倍体的菌丝体,这样构成了真菌的有性世代(sexual generation),如此反复循环,构成了真菌无性世代和有性世代交替的生活史。但有的真菌只有无性世代而没有发现有性世代,如曲霉、青霉等,称为半知菌类。

三、霉菌培养特性与菌落特征

霉菌的培养特性与酵母菌相似,不再复述。

菌落特征:霉菌菌落较疏松,由许多菌丝体和孢子构成。菌落较大,外观干燥,不透明,有皱褶,可呈棉絮状、绒毛状或蜘蛛网状。由于营养菌丝深入培养基内,因此接种环不易挑取,由于菌丝不断向四周扩散,菌落也不断扩大,有时可布满整个培养基表面。霉菌菌落正反面的颜色常不一致,原因是气生菌丝尤其是由它所分化出来的子实体的颜色一般比分散在固体基质内的营养菌丝的颜色深。菌落边缘与中心的颜色常不一致,中心菌丝的菌龄较大,颜色较深;边缘菌丝较年轻,常呈一圈白色,表明气丝已长好,但孢子未成熟。以上特征是鉴定霉菌的重要依据。

知识考点　霉菌的繁殖方式及菌落特点

第4节　常用真菌简介

一、酵　母　菌

酵母菌(yeast)在分类学上属子囊菌亚门,是人类应用较早的一类真菌,在食品发酵、酿造等行业应用广泛。因酵母菌菌体内含丰富的B族维生素和蛋白质,可作为食用、药用(干酵母)或饲料酵母,又可提取核酸、辅酶A、麦角固醇、细胞色素c、多种氨基酸和有机酸。此外,酵母菌还可参与某些甾体化合物的中间转化,因而在酿造、食品、化工、制药等工业中有重要的作用。

二、毛霉属

毛霉属（Mucor）属于接合菌亚门，有发育良好的菌丝体，一般无隔，广泛存在于土壤、蔬菜、水果和富含淀粉的食品上，是造成食物、药材等霉变的常见污染菌。有性孢子为接合孢子，无性孢子为孢子囊孢子。

毛霉大多可产生蛋白酶，分解蛋白质的能力强。在我国，人们常用来酿造豆豉、豆腐乳等，能分解大豆中的蛋白质而产生鲜味和芳香物质。

三、根霉属

根霉属（Rhizopus）与毛霉属同属接合菌亚门，有多核单细胞菌丝，菌丝不分隔。无性孢子是孢子囊孢子，有性孢子是接合孢子。但根霉与毛霉形态上有所不同，根霉菌在培养基上生长时，营养菌丝产生有分枝的假根，靠假根吸收营养，两组假根之间通过弧形气生菌丝相互连接，因连接菌丝紧贴培养基表面匍匐生长，称为匍匐菌丝（图4-8）。毛霉不形成匍匐菌丝和假根。

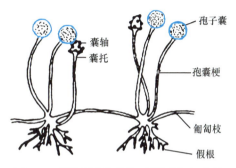

图4-8 葡枝根霉的菌体、假根及匍匐菌丝

根霉能产生高活性的淀粉酶，用于制曲酿造的历史非常悠久，是工业上重要的发酵菌种。

四、曲霉属

曲霉属（Aspergillus）大多属半知菌亚门，仅以产生分生孢子进行无性繁殖。曲霉是多细胞霉菌，菌丝有隔。曲霉的分生孢子梗常由营养菌丝分化的足细胞长出，顶端膨大成顶囊，顶囊表面以辐射状方式长出一层或双层小梗，小梗顶端长出成串的分生孢子（图4-9）。曲霉的分生孢子有绿、黄、黑、棕、红等颜色，是分类鉴定的依据。

曲霉菌广泛分布于自然界，空气、土壤、谷物和各种有机物均可查见，易引起实验室污染和物品的霉变。

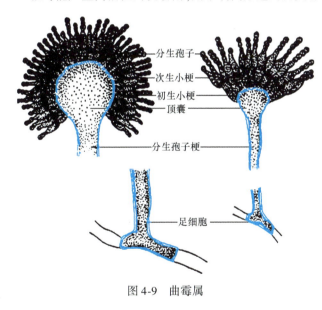

图4-9 曲霉属

有些曲霉可造成人和动物的疾病，可引起类似结核的症状，黄曲霉产生的黄曲霉毒素可导致家禽和人的肝病。

在工业上，曲霉是发酵工业重要的菌种，应用曲霉菌的糖化作用和分解蛋白质的能力制曲、酿酒、造酱等，医药工业上利用曲霉菌生产枸橼酸、葡萄糖酸等有机酸及酶制剂。

五、青霉属与头孢霉属

青霉属（Penicillium）是菌丝有隔的多细胞霉菌，产生小分生孢子。与曲霉相比较，没有足细胞和顶囊，但有多次分枝，再在瓶梗上生出成串的分生孢子，形似扫帚状（图4-10）。青霉菌分布

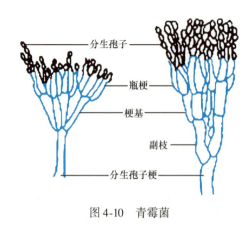

图 4-10 青霉菌

广泛,可使工农业产品、生物制剂等发生霉败变质,有些菌株则是动植物和人类的病原菌,也是实验室常见的污染菌。

青霉菌在工业上是很重要的菌种,用于食品行业和抗生素生产,如娄地青霉用于生产乳酪,发酵后的干酪具有一股特别的清香;产黄青霉菌是工业生产青霉素的重要产生菌;灰黄青霉菌产生的灰黄霉素可用于治疗皮肤癣,有的菌株可产生枸橼酸、延胡索酸、草酸等有机酸。

头孢霉属(*Cephalosporium*)广泛分布于自然界,顶头孢霉是头孢菌素的产生菌。

六、大型真菌

大型真菌因菌体大而得名,分类上大多属于担子菌亚门和子囊菌亚门,有许多药用和食用真菌,如银耳、木耳、灵芝、茯苓、猴头、蘑菇等,因营养丰富、味美可口,目前在许多国家已形成大规模商业栽培,具有广泛的应用前景。

第5节 常见真菌性疾病

由病原性真菌和条件致病性真菌引起的疾病统称为真菌性疾病,根据发病部位分为浅部真菌感染和深部真菌感染,以及产毒真菌引起的真菌中毒。

一、浅部真菌感染

浅部真菌感染是由一群浅在寄生性真菌侵犯皮肤、毛发和指(趾)甲等浅角化组织引起,简称为癣,包括体癣、股癣、足癣、手癣和叠瓦癣等,此类真菌又统称为皮肤癣菌或皮肤丝状菌,具有嗜角质蛋白的特性。当它们侵犯皮肤、毛发等角质组织后,遇到潮湿、温暖的环境即大量繁殖,通过机械刺激和代谢产物的作用而引起局部病变。

浅部真菌感染一般不引起严重的全身性疾病,但由于多为慢性感染,且真菌对治疗药物易产生耐药性,因而成为影响人们生活质量和卫生健康的问题之一。目前,治疗皮肤癣菌感染还没有特效办法,重在预防,主要是注意个人卫生,避免与被污染的物品直接接触,保持鞋袜干燥,以防皮肤癣菌生长繁殖。治疗可用水杨酸制剂、复方硫酸酮溶液等局部涂擦。

二、深部真菌感染

深部真菌感染是由侵袭机体深部组织、内脏及全身的真菌感染引起,通常造成机体慢性肉芽肿炎症、溃疡、坏死等症状,常见的有新型隐球菌和白色念珠菌。

(一)新型隐球菌

新型隐球菌(*Cryptococcus neoformans*)又称溶组织酵母菌,细胞呈圆形或卵圆形,外包有一层肥厚的荚膜,在沙保培养基上37℃,3~5天可形成酵母型菌落。

新型隐球菌一般为外源性感染,存在于土壤和鸽粪中,经呼吸道入侵,可引起肺部轻度炎症,能自愈。但对于免疫力低下者或慢性消耗性疾病患者,病菌可经血液播散至全身,如皮肤、心脏、骨骼等部位,而最易受侵犯的是中枢神经系统,引起慢性脑膜炎,如不及时治疗,病死率高。

近年来抗生素、激素和免疫抑制剂的广泛使用,是新型隐球菌感染病例逐渐增多的主要原因。因此,对易感者要避免接触鸽及鸽粪,减少感染的机会。治疗可选用两性霉素 B 静脉滴注。

(二) 白假丝酵母菌

白假丝酵母菌(*Candida albicans*)又称白念珠菌,是人体内的正常菌群,存在于人的口腔、上呼吸道及女性阴道的黏膜上。只有当宿主的抵抗力降低(特别是细胞免疫力降低)时方可致病,属条件致病菌,不仅引起皮肤、黏膜的感染,还可引起呼吸道、消化道、泌尿道系统的疾病,如鹅口疮、外阴炎、阴道炎等皮肤感染;肺炎、肠炎、肾盂肾炎等内脏感染;脑膜炎、脑脓肿等中枢神经系统感染。近年来,在接受放化疗的肿瘤患者、接受移植而用免疫抑制剂的患者及艾滋病患者中,由白假丝酵母菌引起的感染日益增多,应给予足够重视。对白假丝酵母菌感染可选用克霉唑软膏、氟尿嘧啶、两性霉素 B 等药物。

三、真菌中毒

1. 菌子中毒 由于误食有毒真菌引起消化道症状,造成呕吐、腹泻、腹痛、黄疸、血色素尿和幻觉,可损害肝、肾、心、肺、脑及胃肠道等器官,严重可导致死亡。

2. 真菌毒素中毒 真菌毒素(mycotoxin)是真菌产生的毒性代谢产物,产毒素的真菌易在花生、谷类、豆类物品上生长繁殖,使得这些物品发生霉变,而经常食用霉变食品的人群易发生毒素中毒症。真菌毒素中毒症不同于一般细菌性疾病和病毒性疾病,具有以下特点:①疾病没有传染性;②一般药物和抗生素不能控制症状;③具有地区性和季节性;④死亡率高。

目前,已发现的真菌毒素有百种以上,其中黄曲霉产生的黄曲霉毒素是毒性最强的真菌毒素之一,可引起肝变性、肝细胞坏死、肝硬化,甚至诱发肝癌。黄曲霉毒素的毒性稳定,加热至 280℃ 以上才被破坏,因此一般烹调方法不能去除毒性。为了保障人们的健康,国家卫生和计划生育委员会制订了暂行标准,规定在玉米、花生、花生油及制品中黄曲霉毒素的含量不得超过 20ng/g;大米、食用油(不包括花生油)不得超过 10ng/g;其他粮食、豆类发酵食品不得超过 5ng/g;婴儿食品不得检出黄曲霉毒素。

> **知识链接** **真菌毒素中毒与致癌**
>
> 真菌毒素是真菌产生的代谢产物,目前已知有200多种不同的真菌毒素,根据毒素对靶组织的损害作用,可分为肝脏毒、肾脏毒、心脏毒、造血器官毒等。人或动物摄入被真菌毒素污染的农产品、畜产品,或通过吸入及皮肤接触真菌毒素可引发多种中毒症状,如黄绿青霉可产生神经毒素,急性中毒表现为神经麻痹、呼吸麻痹、抽搐,慢性中毒表现为溶血性贫血;橘青霉产生的橘青霉素毒害肾。有一些出血综合征是由真菌毒素引起的,如拟分枝镰刀菌和梨孢镰刀菌产生的 T_2 毒素,其急性症状为全身痉挛、心力衰竭,甚至死亡;亚急性或慢性中毒常表现为胃炎,口腔、鼻腔、咽部、消化道出血,白细胞极度减少,淋巴细胞异常增大,血凝时间延长等。

小 结

真菌是一类具有典型细胞核和完整细胞器,无根、茎、叶,不含叶绿素的真核细胞型微生物。真菌在自然界分布广泛,目前已有数十万种之多。大多数真菌对人是有益的,广泛应用于食品、发酵工业和医药生产,少数真菌能引起人类及动植物疾病,有些产毒素真菌还能引起食物中毒或致癌。本章主要介绍真菌的生物学特性,常用真菌和常见的致病性真菌按形态、结构不同将真菌分为单细胞和多细胞两类。多细胞真菌菌丝和孢子的形态各异,菌丝和孢子都是鉴别真菌和真菌分类的主要依据。真菌营养要求不高,多数病原性真菌生长缓慢,特别是皮肤癣菌,需培养1~4周才能形成典型的菌落。

病原性真菌按其侵犯的部位和临床表现不同分为浅部感染真菌和深部感染真菌两大类。浅部感染真菌最常见的是皮肤癣菌,多因接触患者或患病的哺乳动物、污染物而感染,侵犯部位仅限于角化的表皮、毛发和指(趾)甲,从而引起各种癣症;常见的深部感染真菌有白假丝酵母菌、新生隐球菌等。曲霉菌所致疾病有直接感染、超敏反应及曲霉菌毒素中毒三种类型。毛霉菌也是人类条件致病菌,当机体抵抗力极度低下时,可引起继发感染。

目标检测

一、名词解释
真菌　菌丝　假菌丝　孢子

二、填空题
1. 真菌根据结构可分为_____和_____两类。
2. 酵母菌具有_____和_____两种繁殖方式。
3. 多细胞真菌的无性繁殖孢子大体可分为_____、_____和_____。
4. 真菌培养的最适pH为_____;多数真菌培养最适温度为_____。

三、选择题
1. 下列属于真核细胞型微生物的是(　　)
   A. 病毒　　　　B. 细菌
   C. 真菌　　　　D. 螺旋体
2. 下列属于真菌的是(　　)
   A. 放线菌　　　B. 皮肤丝状菌
   C. 衣原体　　　D. 嗜肺军团菌
   E. 螺旋体
3. 不易染色,有较厚荚膜的微生物是(　　)
   A. 肺炎支原体　B. 新型隐球菌
   C. 梅毒螺旋体　D. 放线菌
   E. 白假丝酵母菌
4. 能在污染谷物或食品上生长繁殖、产生毒素,并可使误食者发生中毒的是(　　)
   A. 产毒真菌　　B. 肉毒梭菌
   C. 金黄色葡萄球菌　D. 沙门杆菌
   E. 新型隐球菌
5. 引起鹅口疮的病原性真菌为(　　)
   A. 白假丝酵母菌　B. 表皮癣菌
   C. 新型隐球菌　　D. 酵母菌
   E. 小孢子癣菌
6. 能诱发肝癌的微生物是(　　)
   A. 白假丝酵母菌　B. 黄曲霉菌
   C. 新型隐球菌　　D. 毛霉菌
   E. 小孢子癣菌
7. 真菌的有性孢子为(　　)
   A. 大分生孢子　B. 叶状孢子
   C. 孢子囊孢子　D. 大分生孢子
   E. 以上均是
8. 真菌的繁殖方式不包括(　　)
   A. 产生孢子　　B. 形成菌丝
   C. 菌丝断裂　　D. 芽生
   E. 复制
9. 沙保培养基常用来培养(　　)
   A. 结核杆菌　　B. 葡萄球菌
   C. 真菌　　　　D. 螺旋体
   E. 破伤风杆菌
10. 能形成假菌丝的真菌是(　　)
    A. 白假丝酵母菌　B. 黄曲霉菌
    C. 毛霉菌　　　　D. 新型隐球菌
    E. 小孢子癣菌

四、简答题
1. 酵母菌的培养条件有哪些?菌落有何特征?
2. 简述真菌的形态结构、培养特性及菌落特征。
3. 真菌引起的人类疾病有哪些?
4. 简述皮肤癣真菌的致病特点以及微生物学检查和防治原则。
5. 白假丝酵母菌和新生隐球菌可引起哪些疾病?

第5章 病　　毒

> **学习目标**
> 1. 掌握病毒的形态、大小、结构和化学组成。
> 2. 了解病毒的复制方式及培养。
> 3. 熟悉病毒的干扰现象以及干扰素的概念和抗病毒机制。
> 4. 熟悉常见病毒的感染途径、所致疾病及防治原则。

病毒(virus)是一类体积微小、结构简单、只含一种类型核酸(DNA 或 RNA)、严格活细胞内寄生、以复制方式增殖的非细胞型微生物。病毒在自然界分布广泛,至今已发现的病毒有1000余种,根据其宿主的不同,可分为动物病毒、植物病毒及噬菌体等。与细胞型微生物相比,病毒具有以下特点。

(1) 个体微小:病毒能通过细菌滤器,需用电子显微镜才能看到。

(2) 没有细胞结构:病毒是非细胞型微生物,主要由核心核酸和蛋白质外壳组成。

(3) 只有一类核酸:迄今为止,所有的生物中仅有病毒只含一类核酸,即只有 RNA 或 DNA,其他的生物均含有 DNA 和 RNA 两类核酸。但无论是 DNA 还是 RNA,都是病毒的遗传物质。

(4) 专性活细胞内寄生:病毒没有独立的代谢机构,缺乏完整的酶系统,只能利用宿主细胞提供原料和能量,寄生于活细胞内才能产生子代病毒。

(5) 以复制方式增殖:病毒不以细胞的生长和分裂方式繁殖,而是以自身基因组为模板,通过复杂的生物合成过程进行增殖。

(6) 对抗生素不敏感。

> **知识链接**　　　　比病毒还要小的生物——亚病毒
>
> 1971年,美国马里兰州大学的植物病理学家 T.O. 迪纳从患有马铃薯纺锤块茎病的植物株中发现了一种比病毒还要小的病原性微生物,它能侵染、复制并造成病害。这种致病因子比病毒的结构还简单,甚至连蛋白质外壳都没有,仅有一个分子质量很小的环状核糖核酸,迪纳将其称为类病毒(viroid),是目前已知的最小的病原体。后来人们又陆续发现了十几种类病毒。
>
> 1982年4月,美国病理学兼生物化学家 S.B. 普努西纳尔发现引起疯牛病和羊瘙痒病的病原体是一种相对分子质量为 27 000 的异常蛋白质,不含核酸。这是发现的最晚、最特殊的病原体,普努西纳将其称为病原性蛋白颗粒、朊蛋白或朊病毒。目前,人们发现它和很多人与动物的慢性脑病有关,如库鲁病、克-雅病、疯牛病和羊瘙痒病等。
>
> 目前人们把类病毒、朊病毒等统称为亚病毒。

病毒与人类关系密切。据统计,临床传染病约80%由病毒引起,如乙型肝炎、流行性感冒、艾滋病等疾病。因病毒性感染缺乏治疗特效药,对人类健康构成极大威胁。目前研究发现,一些肿瘤和自身免疫性疾病也与病毒感染有关,因此病毒越来越成为许多学科关注的热点。研究病毒的生物学特性、致病机制、开发治疗病毒性疾病的药物、制备特异性疫苗,是有效控制病毒性疾病的重要任务。

 知识考点　病毒的特点

第1节 病毒的形态结构及化学组成

一、病毒的大小与形态

(一) 病毒体大小

病毒体大小的测量单位为纳米($1nm = 10^{-3}mm$)。各种病毒体大小差别悬殊,最大约为300nm,如痘苗病毒;最小约为30nm,如脊髓灰质炎病毒、鼻病毒等。大多数病毒体小于150nm。

(二) 病毒体的形态

病毒的形态各异,大多数病毒呈球形或近似球形,少数为杆状、丝状、蝌蚪状、砖形和弹状。不同病毒的大小与形态见图5-1。

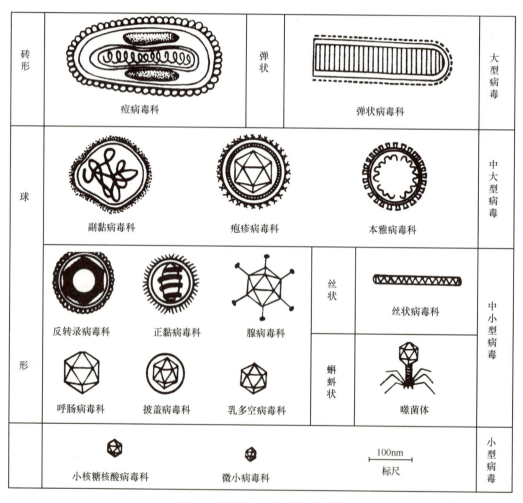

图5-1 病毒的大小与形态模式图

二、病毒的结构与化学组成

病毒体的基本结构为核心和衣壳构成的核衣壳(nucleocapsid)。有的病毒核衣壳外有包膜包绕(图5-2)。有包膜的病毒称为包膜病毒,如流感病毒、人类免疫缺陷病毒等,无包膜的病毒称为裸露病毒,如肝炎病毒、肠道病毒等。

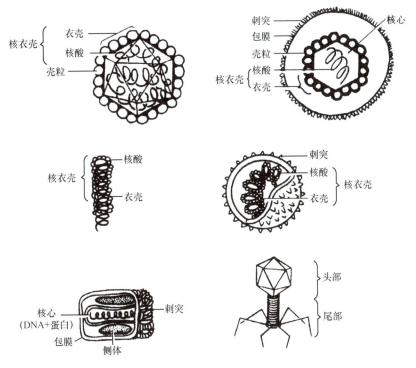

图 5-2 病毒的基本结构

(一) 核心

病毒的核心(core)成分主要为核酸,构成病毒的基因组,编码病毒蛋白,决定病毒的遗传、变异、复制、感染等所有生物学功能。一种病毒体内的基因核酸只有一种类型:DNA 或 RNA,并借此将病毒分为 DNA 病毒和 RNA 病毒两大类。例如,流感病毒、甲型肝炎病毒、肠道病毒等均属 RNA 病毒,而乙型肝炎病毒、水痘-带状疱疹病毒等属 DNA 病毒。

(二) 衣壳

衣壳(capsid)是包围在病毒核酸外的一层蛋白质,由一系列重复单位的蛋白质亚基组成,这些蛋白质亚基称为衣壳粒(capsomer),病毒的衣壳和核酸共同组成核衣壳(nucleocapsid)。病毒衣壳具有多种功能:①维持病毒的形态结构;②保护病毒核酸免受环境中各种因素的破坏;③具有黏附作用,能与细胞表面受体结合,介导病毒的感染和决定病毒对细胞的亲嗜性;④具有良好的抗原性,诱发机体的体液免疫与细胞免疫。不同病毒的壳粒数量和排列方式均不同,病毒形态大体呈现三种对称型,可作为病毒鉴定和分类的依据(图5-3)。

1. 螺旋对称型(helical symmetry) 壳粒沿着螺旋形的病毒核酸链对称排列,如正黏病毒、副黏病毒、弹状病毒等。

2. 二十面体对称型(icosahedral symmetry) 核酸浓集成球形或近似球形,外周的壳粒排列成二十面体对称型,大多数球状病毒为二十面体对称型。

3. 复合对称型(complex symmetry) 病毒体结构较复杂,既有螺旋对称型又有二十面体立体对称型,仅见于痘病毒和噬菌体等。

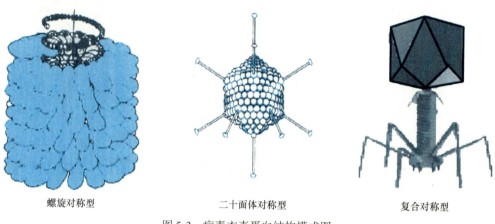

| 螺旋对称型 | 二十面体对称型 | 复合对称型 |

图5-3 病毒衣壳蛋白结构模式图

(三) 包膜

包膜(envelope)是某些病毒在成熟的过程中穿过宿主细胞,以出芽方式向细胞外释放时所获得的(图5-4),故含有宿主细胞膜或核膜的成分,如脂质和少量糖类。有些病毒包膜表面常有不同形状的突起,称为包膜子粒(peplomer)或刺突(spike),如流感病毒包膜上的血凝素和神经氨酸酶。感染人和动物的病毒,多数具有包膜。

包膜的功能:①保护病毒的核衣壳,维持病毒体结构的完整性。②介导病毒体吸附、穿入易感细胞,参与病毒的感染。③具有免疫原性,包膜蛋白可刺激机体产生免疫应答,起到免疫保护作用,亦可引起免疫损伤。④包膜蛋白有内毒素样作用,可引起机体发热、中毒症状等。

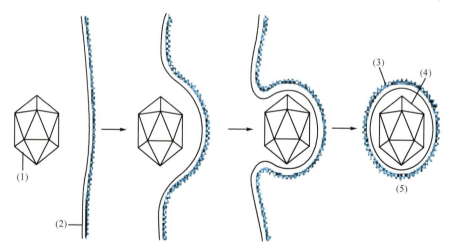

图5-4 病毒包膜的形成
(1)病毒粒子;(2)细胞膜;(3)包膜;(4)核衣壳;(5)包膜病毒

知识考点 病毒的结构及化学组成

第2节 病毒的增殖

由于病毒缺乏完整的酶系统,必须借助宿主细胞提供的能量和原料,在自身核酸控制下合成子代的核酸和蛋白质,并装配成完整的病毒粒子,以一定的方式释放到细胞外,病毒这种独特的繁殖方式称为复制(replication)。从病毒颗粒进入易感细胞,经过复制形成单个新的病毒颗粒,再从细胞释放出来的过程称为一个复制周期(replicative cycle)。病毒的复制可划分为5个连续的阶段,即吸附、穿入、脱壳、生物合成以及装配与释放。

一、吸 附

病毒吸附(absorption)分为两个阶段。①非特异性吸附:病毒与细胞以静电引力相结合,这种吸附是非特异性的,病毒可在细胞表面任何部位吸附,不具有任何选择性,这种吸附是可逆的。②特异性吸附:即不可逆性结合,病毒表面的蛋白质与易感细胞面特定的表面受体结合,而吸附于易感细胞,如流感病毒包膜上的血凝素蛋白与宿主细胞呼吸道黏膜细胞表面的血凝素受体结合,然后侵入这些细胞进行增殖。

二、穿 入

病毒体吸附于宿主细胞膜上,通过不同方式进入细胞内,称为穿入(penetration)。病毒可以不同的方式进入宿主细胞,如有包膜病毒体可通过病毒包膜与细胞膜融合,然后病毒的核衣壳穿入细胞;无包膜病毒体病毒与宿主细胞结合后,细胞膜内陷以胞饮的方式将病毒吞入。

三、脱 壳

病毒的核酸从衣壳内释放出来的过程称为脱壳(uncoating)。病毒必须脱去蛋白衣壳才能发挥作用。不同病毒脱衣壳的方式不同,多数病毒在穿入细胞时,已在细胞内溶酶体的作用下脱去衣壳,而释放出核酸。有少数病毒脱衣壳过程比较复杂,这些病毒往往在脱衣壳前,病毒的酶已在起转录 mRNA 的作用。

四、生 物 合 成

病毒基因一经脱壳释放,就能利用宿主细胞提供的低分子物质和能量合成大量的病毒核酸及结构蛋白等,此过程称为生物合成(biosynthesis),主要有以下几个过程:①病毒早期 mRNA 的转录,并与宿主多聚核糖体结合翻译成早期蛋白。一部分是抑制蛋白,可封闭宿主的正常代谢,如分解宿主 DNA 的 DNA 酶而有利于病毒的合成;一部分作为病毒生物合成所必需的酶类,如复制病毒 DNA 的 DNA 聚合酶以复制子代基因组。②在早期蛋白的催化下,以亲代核酸为模板,复制出子代病毒核酸。③子代基因组复制完成后,转录产生晚期 mRNA,经翻译产生成熟病毒衣壳蛋白及各种功能蛋白。

病毒生物合成阶段往往无完整病毒可见,血清学方法亦不能检测出病毒抗原,因此被称为隐蔽期。不同病毒,其生物合成的部位及其合成的各阶段均不同,大多数 DNA 病毒,在宿主细胞核内合成 DNA,在细胞质内合成蛋白质;绝大部分 RNA 病毒其全部组成成分均在细胞质内合成。

五、装配与释放

装配(assembly)是指子代病毒的核酸和蛋白质组装成新的病毒粒子的过程,不同病毒的装配可在细胞核或细胞质内完成。

释放(release)是指成熟的病毒由感染细胞内到细胞外的过程。病毒组装成熟后释放的方式有:①破胞释放,无包膜病毒在感染细胞内增殖到一定程度后,随感染细胞的破裂,全部释放到细胞外,如腺病毒、脊髓灰质炎病毒等。②出芽释放,见于有包膜病毒,如疱疹病毒、流感病毒，在释放过程中获得包膜，不引起宿主细胞的破坏，且仍可正常分裂；③通过细胞间桥或细胞融合释放，如巨细胞病毒很少释放到细胞外，而是通过细胞间桥或细胞融合，使病毒在细胞间传播扩散。

下面以双链 DNA 病毒的增殖为例说明病毒复制的整个过程，如图 5-5 所示。

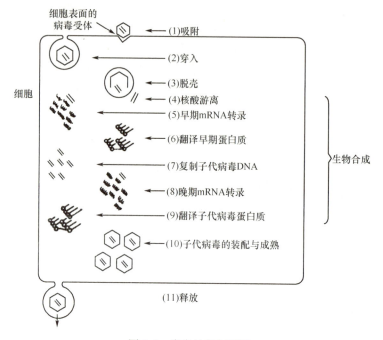

图 5-5　病毒的复制周期

第3节　病毒的干扰现象和干扰素

病毒的干扰现象（interference）指两种病毒同时或短时间内感染同一细胞时，可出现一种病毒抑制另一病毒增殖的现象，此现象可发生于异种病毒之间，也可发生于同种异型病毒之间。病毒间发生干扰的机制有很多可能，最主要的原因是病毒作用于宿主细胞，诱导产生了一种糖蛋白，称为干扰素（interferon，IFN）。

一、干扰素的定义、分类及生物学活性

1. 干扰素的定义　1980 年国际干扰素命名委员会给干扰素做了如下定义：干扰素是机体细胞受病毒感染或其他干扰素诱生剂作用下，由细胞基因组控制产生的一类蛋白质，具有抗病毒增殖等多种生物活性。

IFN 在 1957 年被发现时以抗病毒为唯一活性，随后研究发现 IFN 还具有其他生物学作用：①广谱抗病毒作用，IFN 有广谱的抗病毒作用，且没有特异性，即一种病毒诱生的干扰素对多种病毒起作用，但有种属特异性，如人和灵长类动物产生的 IFN 对人才有较强的抗病毒作用。不同细胞、不同病毒对 IFN 作用的敏感性不同，主要由 α 干扰素（INF-α）和 β 干扰素（INF-β）承担。②免疫调节作用，干扰素能增强 NK 细胞、Tc 细胞的活性，促进吞噬细胞的吞噬与抗原加工提呈作用，参与机体的免疫调节，主要由 γ 干扰素（INF-γ）承担。③抗肿瘤活性，γ 干扰素还能调节癌基因的表达，抑制肿瘤细胞的分裂增殖，从而表现出抗肿瘤效应。

2. 干扰素的分类　人干扰素分为 IFN-α、IFN-β 及 IFN-γ 三种,其性质见表 5-1。

表 5-1　人干扰素的种类和性质

种类	型别	产生细胞	56℃ 30 分钟	pH 2	抗病毒	抗肿瘤	免疫调节作用
IFN-α	I	白细胞	稳定	稳定	较强	较弱	较弱
IFN-β	I	成纤维细胞	稳定	稳定	较强	较弱	较弱
IFN-γ	II	T 细胞	灭活	灭活	较弱	较强	较强

从人体细胞中提取的天然干扰素的量是极少的,目前这三种干扰素均可用基因工程技术进行生产,就是把细菌细胞当做制造干扰素的工厂,采用 DNA 重组技术制备干扰素,称为重组干扰素,价格比动物细胞产生的干扰素低廉得多。但长期应用重组型干扰素治疗病毒性肝炎,部分患者体内可能产生相应的抗干扰素抗体(抗 IFN),抗 IFN 可与干扰素表面活性位点结合,竞争性抑制干扰素的生物活性,使干扰素的抗肿瘤和抗病毒作用降低。另外常见有发热、骨髓抑制、感冒样综合征、神经系统症状等不良反应。

知识考点　干扰素的定义、分类及作用

二、干扰素的诱生和抗病毒机制

(一) 干扰素的诱生

干扰素的产生受细胞内基因的调控。正常情况下,编码干扰素的基因处于抑制状态,当病毒或干扰素诱生剂作用时,抑制蛋白失活,IFN 基因激活,从而转录干扰素 mRNA 并翻译干扰素蛋白。

(二) IFN 的抗病毒机制

IFN 由细胞释放后,与邻近细胞的干扰素受体结合,使细胞中的抗病毒蛋白(antiviral proteins,AVP)基因激活,合成抗病毒蛋白,转录并翻译抗病毒蛋白,由抗病毒蛋白抑制病毒的增殖。由此可见,干扰素的抗病毒作用并非直接作用于病毒,而是通过抗病毒蛋白来实现的。干扰素的产生与抗病毒过程见图 5-6。

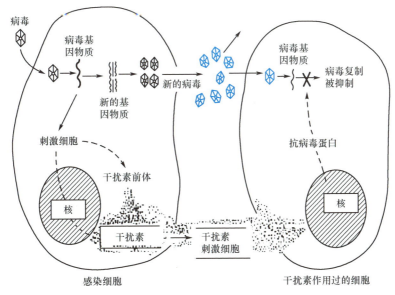

图 5-6　干扰素的作用机制示意图

(三) 干扰素诱生剂

凡能使细胞 IFN 基因进行表达而诱生 IFN 的物质均可称为 IFN 诱生剂。IFN 诱生剂种类很多,概括为:①各种病毒,尤其是双链 RNA 病毒诱生 IFN 的能力较强;②人工合成的双链 RNA,如 poly I:C;③微生物代谢产物,如细菌的 LPS、真菌多糖等;④细胞内繁殖的微生物,包括细菌、立克次体、支原体、衣原体及原虫等;⑤低分子物质,如梯洛龙及其衍生物、碱性染料、环乙亚胺等;⑥多聚物,如聚丙烯酸、聚甲基丙烯酸、聚磷酸盐、多核苷酸等;⑦细胞丝裂原,如刀豆蛋白 A(ConA)、植物血凝素(PHA)等;⑧中草药,如黄芪等。

干扰素系统是一种重要的细胞功能调节系统,不仅有广泛的抗病毒活性,而且有明显的免疫调节功能。干扰素的作用先于病毒抗体产生之前。用干扰现象指导疫苗的合理使用,减毒活疫苗诱生干扰素,能阻止毒力较强的病毒感染,而且当使用病毒疫苗时应避免发生干扰现象,以免影响疫苗的免疫效果。

知识考点 干扰素的诱生及抗病毒机制

第 4 节 病毒的人工培养

病毒有严格的寄生性,所以必须在活细胞内才能增殖。常用的人工培养方法有细胞培养(包括细胞培养、组织培养和器官培养)、鸡胚培养和动物接种。人工培养病毒不仅为研究病毒的生长繁殖及致病机制提供了方便,还为疫苗的制备、抗病毒药物的筛选、疾病的诊断等提供了实验依据。

一、细胞培养

将病毒接种于活细胞中培养即细胞培养,是目前最常用的方法。除了乙型肝炎病毒,几乎所有的动物病毒都可用此法培养。常用分离培养病毒的单层细胞有猴肾、人胚肾、人羊膜细胞、人成纤维细胞等原代细胞,也有许多传代细胞系。如 HeLa 细胞(又称实验用增殖皮表癌细胞),是1951 年从一位叫 Henrietta Lacks 妇女的子宫颈癌细胞中分离到的,至今仍在世界上许多实验室传代使用。但传代细胞不得用于制备疫苗,可用于分离培养一些病毒。细胞培养多用于病毒的分离与鉴定、疫苗的制备等。

病毒在组织或细胞中培养后,能引起以下现象:①细胞变圆、坏死、病变、溶解和脱落,有的细胞堆聚呈葡萄状或彼此融合成多核的合胞体等,称为细胞病变效应(cytopathic effect,CPE)。②有些病毒在细胞内增殖后,在光学显微镜下可见胞质或胞核内有大小和数量不等的圆形或不规则的小体,称为包涵体(inclusion body);包涵体的形态、大小、位置及染色性等特性有助于病毒的鉴定(图 5-7)。③有些细胞被病毒(如流感病毒)

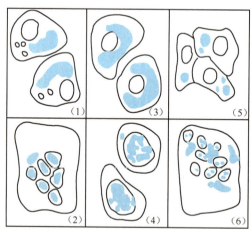

图 5-7 病毒感染细胞的包涵体
(1) 牛痘苗病毒:细胞质内嗜酸包涵体(顾氏小体);
(2) 单纯疱疹病毒:核内嗜酸包涵体;(3) 呼肠病毒:核周胞质内嗜酸包涵体;(4) 腺病毒:核内嗜碱包涵体;
(5) 狂犬病病毒:胞质内嗜酸包涵体(内基氏小体);(6) 麻疹病毒:核内和胞质内嗜酸包涵体

感染后,能吸附动物的红细胞,称为红细胞吸附现象。

二、鸡胚接种

鸡胚培养是一种比较经济简便的病毒培养方法。一般采用孵化 9~12 天的鸡胚,根据病毒种类不同接种于鸡胚绒毛尿囊膜、尿囊腔、羊膜腔、卵黄囊等不同部位,如绒毛尿囊膜用于天花病毒、痘苗病毒及 HSV 等培养,尿囊腔用于流感病毒及腮腺炎病毒培养,羊膜腔用于流感病毒的初次培养等。孵育 2 天后,观察鸡胚活动与死亡情况,收集相应组织或囊液,用血凝和血凝抑制试验等进行病毒鉴定(图 5-8)。

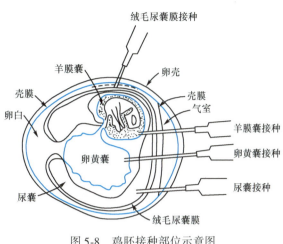

图 5-8 鸡胚接种部位示意图

三、动物接种

因影响因素较多,该方法已很少使用。当一些病毒用以上两种方法都不能培养(如乙型肝炎病毒),必须用动物培养时才使用。常用的实验动物有小白鼠、大白鼠、豚鼠、家兔和猴等,根据不同种类的病毒选用合适的动物和接种途径(如鼻腔、皮内、皮下、脑内、腹腔、静脉等),接种后应每日观察动物发病状况。如动物死亡,则取动物病变组织剪碎、制成均匀悬液后继续传代鉴定。

第 5 节 噬 菌 体

噬菌体(bacteriophage,phage)是以细菌、真菌、放线菌或螺旋体等为宿主的病毒。噬菌体具有病毒的一般特性,对于宿主细胞有高度特异性,多数分布在人和高等动物的肠道排泄物或由它们污染的水源和其他材料中。噬菌体的命名常冠以特殊宿主的名称,如大肠埃希菌噬菌体、金黄色葡萄球菌噬菌体等。

一、生物学性状

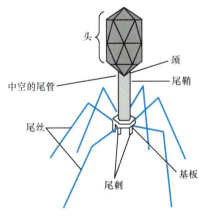

图 5-9 大肠埃希菌 T_4 噬菌体结构示意图

噬菌体的形态有球形、丝形和蝌蚪形。大多数噬菌体呈蝌蚪形,其头部呈球形,二十面体对称,含核酸和蛋白质,大小为 80~100nm;尾部是螺旋对称的蛋白质外壳,由尾领、尾髓、尾鞘、尾板、尾刺和尾丝组成,其主要作用是识别和吸附宿主细胞,大肠埃希菌 T_4 噬菌体的模式见图 5-9。

噬菌体对理化因素的抵抗力比一般细菌的繁殖体强;能抵抗乙醚、氯仿和乙醇,一般经 70℃ 30 分钟或更久才能被灭活。噬菌体能耐受低温和冷冻,但对紫外线和 X 线敏感,一般经紫外线照射 10~15 分钟即失去活性。

二、噬菌体的类型

根据与宿主的相互关系,噬菌体可分为两种类型:一类是毒性噬菌体(virulent phage),噬菌体在宿主细胞内增殖,最后使宿主细胞裂解死亡,并释放出大量子代噬菌体;另一类为温和噬菌体(temperate phage)或溶源性噬菌体(lysogenic phage),噬菌体感染细胞后并不增殖,而是将自身的基因与宿主菌染色体整合,并随宿主细胞的分裂而一代一代地传下去,这样的生活周期称为溶原生活周期。整合在细菌染色体上的噬菌体基因称为前噬菌体(prophage),带有前噬菌体基因的细菌称为溶原性细菌(lysogenic bacterium)。溶原性细菌有时会以极低的频率(约 1×10^{-6})自发裂解,产生子代噬菌体,若受理化因素诱导(如紫外线、X 线等)可使前噬菌体全部转变为烈性噬菌体而进入溶菌生活周期。

噬菌体与宿主菌之间的关系见图 5-10。

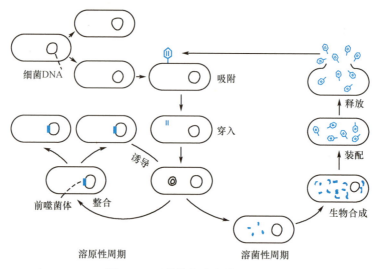

图 5-10 噬菌体与宿主菌的关系

三、噬菌体的应用

(一) 细菌的鉴定与分型

由于一种噬菌体只能裂解一种和它相应的细菌,故可用于未知细菌的鉴定和分型。例如,用伤寒沙门菌 Vi 噬菌体可将有 Vi 抗原的伤寒沙门菌分为 96 个噬菌体型。借此其可用于流行病学的调查。

(二) 分子生物学研究的重要工具

噬菌体的基因数量少,结构简单,而且容易获得大量的突变体,因此已成为目前研究基因复制、转录、重组、表达调控机制等的重要工具,成为研究 DNA、RNA 和蛋白质相互作用的良好模型系统。近年来,利用 λ 噬菌体作为载体构建基因文库;利用丝形噬菌体表面表达技术构建肽文库、抗体文库和蛋白质文库等,噬菌体已成为分子生物学研究中重要的载体。

另外需要注意的是在发酵工业中应选育抗噬菌体菌株,严防噬菌体污染,如抗生素、有机酸、酶制剂等生产过程污染噬菌体后,会导致发酵周期延长,影响产品的产量和质量,严重时引起"倒罐",甚至工厂被迫停产,造成严重的经济损失。因而要严格做好消毒灭菌工作。保持环境卫生,不随便排放或丢弃活的菌液,因为环境中有活菌就意味着存在噬菌体赖以生存的宿主。

第6节 病毒与人类疾病

由病毒引起的人类疾病有50多种,如天花、小儿麻痹症、麻疹、狂犬病、流行性感冒、病毒性肝炎等已为多数人所知。近年来出现的艾滋病、SARS、禽流感病毒致病甚至死亡的报道,使人们不得不更加关注病毒的致病性及传播。

病毒的传播方式主要包括:①水平传播,主要通过皮肤、呼吸道、消化道、泌尿生殖道或血液等在个体之间传播。②垂直传播,有些病毒可经过胎盘、分娩、哺乳等方式传给子代,如风疹病毒、人类免疫缺陷病毒、巨细胞病毒等,此传播方式称为垂直传播。

病毒进入人体后不一定都出现病变或引起临床症状,其原因是人体在与微生物长期斗争的过程中建立了不同的免疫力,故大多数人病毒感染后不出现典型的临床表现,病毒被机体清除掉,称为隐性感染;少数人因组织细胞受损严重而出现典型临床表现,称为显性感染;显性感染中根据病程的急缓和持续时间分为急性感染和持续性感染。持续性感染是病毒感染中一种重要的感染类型。病毒可在机体内持续数月至数年,甚至数十年。大致可分为:①慢性感染,隐性或急性感染后,病毒未被完全清除,可持续存在于患者的血液或组织中并不断排出体外,病程可长达数月至数十年,如乙肝病毒。②潜伏性感染,隐性或显性感染后,病毒潜伏在特定组织或细胞中不增殖,无症状,但在某些条件影响下,潜伏的病毒被重新激活而引起感染的急性发作,如水痘-带状疱疹病毒。③慢发感染,较为少见,但后果严重。病毒感染后长期潜伏,其间缓慢增殖,经数十年后发病呈亚急性进行性,最终致死,如麻疹病毒引起的亚急性硬化性全脑炎。

一、呼吸道病毒

呼吸道病毒是一类通过呼吸系统侵入人体致病的病毒,不仅会导致呼吸道感染,而且会引起呼吸道外组织器官病变,常见的有流行性感冒病毒、麻疹病毒、腮腺炎病毒、风疹病毒、呼吸道合胞病毒、冠状病毒、鼻病毒、腺病毒等。据统计90%以上的呼吸道感染是由病毒引起的,常可造成大流行甚至暴发流行。

> **知识链接**　　　　　　潜在的危险——禽流感病毒与变异
>
> 禽流感病毒一般只在禽类之间传播,自2003年2月开始该病毒通过变异、杂交形成新型病毒(高致病性禽流感病毒H5N1),肆虐亚洲,蔓延世界,不仅造成大量的家禽死亡,也感染人类。专家分析,该型禽流感病毒有可能变异为一种新型可致人死亡的流感病毒。
>
> 2009年春天首发于墨西哥、美国,后蔓延至世界造成世界大流行的"猪流感"也是一种新型的流感病毒(H1N1新型流感病毒),该种病毒包含了人流感病毒、北美禽流感病毒,以及北美、欧洲、亚洲3类猪流感病毒的基因片段。2013年3月底在上海和安徽两地率先发现H7N9型禽流感。H7N9型禽流感是全球首次发现的新亚型流感病毒,尚未纳入我国法定报告传染病监测报告系统。被该病毒感染的患者均在早期出现发热等症状,至2013年4月尚未证实此类病毒具有人传染人的特性。2013年4月经调查,H7N9禽流感病毒基因来自于东亚地区野鸟和中国上海、浙江、江苏鸡群的基因重组。

(一)流行性感冒病毒

流行性感冒病毒(influenza),简称流感病毒,是引起流感的病原体,分为甲、乙、丙三型。甲型流感病毒除引起人类流感外,还可引起多种动物感染,且易发生变异,曾多次引起世界性大流行。乙型流感病毒仅感染人,且致病性低。丙型流感病毒只引起人类不明显或轻微的上呼吸道感染。

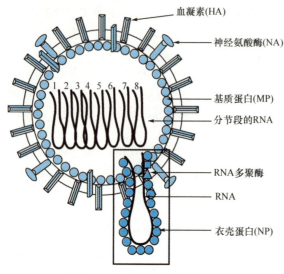

图 5-11　流感病毒结构模式图

1. 生物学性状

（1）形态结构：流感病毒为一种球形、有包膜的 RNA 病毒，直径为 80～120nm，初次从体内分离出的病毒可呈丝状或杆状。病毒体分为核心和包膜两部分（图 5-11）。①核衣壳：位于病毒核心，呈螺旋对称，由病毒核酸、包绕核酸的核蛋白（NP）及 RNA 多聚酶组成。病毒核酸为分节段的单链负股 RNA，每个节段即为一个基因组，能编码相应的结构蛋白或功能蛋白，其中甲型和乙型流感病毒的核酸分 8 个节段，丙型分 7 个节段。核蛋白抗原性稳定，很少变异。但这种分节段基因组可使病毒在复制中易发生基因重组，从而导致基因编码的蛋白抗原发生变异而出现新的病毒株。②包膜：由两层组成，内层为基质蛋白（matrix protein，MP）；外层为脂蛋白（lipoprotein，LP），LP 来源于宿主细胞膜。流感病毒的包膜表面镶嵌有两种突出于包膜表面的糖蛋白刺突，一种为血凝素（hemagglutinin，HA），呈柱状；另一种为神经氨酸酶（neuraminidase，NA）。HA 与 NA 是流感病毒的表面抗原，其抗原性极不稳定，容易发生变异，故也是划分流感病毒亚型的重要依据。

（2）分型与变异性：根据 NP 和 MP 的不同将流感病毒分为甲型、乙型和丙型。甲型流感病毒根据其表面抗原 HA 和 NA 的抗原性不同，又可分为不同的亚型。甲型流感病毒的 HA 和 NA 极易发生抗原性变异，尤以 HA 为甚。两者的变异可同时出现，也可单独发生，病毒的变异幅度与流感的流行关系密切。流感变异主要有两种形式：①抗原性漂移，流感病毒的 HA 和 NA 变异幅度小时，属于量变，一般 2～5 年发生一次，常引起流感中小型流行。②抗原性转变，当 HA 和 NA 变异幅度大时，属于质变，10～15 年发生一次，常引起世界性大流行。流感病毒已引起数次世界性大流行（表 5-2）。

表 5-2　甲型流感病毒亚型与世界性流行年代

分型	原甲型	亚洲甲型	香港甲型	新甲型与香港甲型	新甲型
病毒亚型	H0N1	H2N2	H3N2	H1N1/H3N2	H1N1
流行年代	1918 年	1957 年	1968 年	1977 年	2009 年

（3）培养和抵抗力：流感病毒易在鸡胚中增殖，经鸡胚培养后，采用羊水或尿囊液进行红细胞凝集试验，如红细胞凝集试验阳性，再用已知免疫血清进行红细胞凝集抑制试验，以此进行病毒的分离和型别鉴定。

流感病毒对热敏感，56℃ 30 分钟被灭活，室温下易失去传染性，但在 0～4℃可保存数周，-70℃以下可长期保存；对干燥、紫外线、乙醚、甲醛、乳酸等敏感。

2. 致病性和免疫性　流感为冬春季常见的呼吸道传染病，传染源主要为患者，经飞沫传播。病毒表面的 HA 与呼吸道黏膜柱状上皮细胞 HA 受体结合，并进入细胞内进行增殖，导致黏膜细胞充血、水肿、变性、坏死及脱落。另外，病毒的 NA 可降低呼吸道黏液层的黏稠度，促进病毒的扩散，引起病毒性气管炎和肺炎等。

人对流感病毒普遍易感。潜伏期通常为 1～3 天，患者可表现为喷嚏、鼻塞、咳嗽等症状。

病毒很少入血,但释放的内毒素样物质可进入血液,引起全身中毒症状,出现发热、头痛、全身酸痛、疲乏无力、白细胞计数下降等。流感病毒感染一般数天内自愈,但幼儿或年老体弱患者易继发细菌感染,如细菌性支气管炎、肺炎等,病死率较高。

病后对同型流感病毒可产生体液免疫和细胞免疫,如分泌型 IgA、血清中 IgM、IgG 中和抗体;CTL 发挥的杀伤作用等。

3. 防治原则 流行期间避免人群聚集。乳酸加热熏蒸可灭活空气中的流感病毒。及时监测流感病毒的疫情变化、病毒变异情况,以便研制新疫苗进行预防接种。流感尚无特效药物,目前临床上主要是对症处理和预防细菌性继发感染。另外,许多清热解毒的中草药如板蓝根、双黄连、连翘都有一定的疗效。

(二) 麻疹病毒

麻疹病毒是引起麻疹的病原体,麻疹是一种急性呼吸道传染病,发病年龄多为 6 个月至 5 岁的儿童,以发热、呼吸道卡他症状及全身性出疹为特征。自麻疹活疫苗普遍接种以来,发病率已大幅下降。

1. 生物学性状 麻疹病毒为球形、有包膜的病毒,直径约为 150nm,核心为单链 RNA,衣壳螺旋对称,包膜上有溶血素(H)和融合因子(F)两种刺突,病毒能在多种原代或传代细胞中增殖,产生融合、形成多核巨细胞病变,其细胞质和胞核内均可见嗜酸性包涵体。该病毒只有一个血清型,但近年来发现麻疹病毒也存在抗原漂移现象。

麻疹病毒对理化因素抵抗力较弱,加热 56℃ 30 分钟可被灭活,对脂溶剂、一般消毒剂、日光及紫外线敏感。

2. 致病性与免疫性 人是麻疹病毒的唯一宿主。传染源为患者,麻疹病毒可通过飞沫直接传播,亦可通过鼻腔分泌物污染物品间接传播。初次感染后发病率几乎为 100%。冬春季发病率最高。病程基本分为:①潜伏期,10~14 天,病毒先在呼吸道上皮细胞内增殖,然后少量进入血液。②疹前期,病毒入血形成病毒血症,临床表现为发热、咳嗽、流泪及眼结膜充血等症状,大多数患儿口腔两颊黏膜上出现直径约为 1.0mm 外有红色晕圈的灰白色小点的 Koplik 斑,对临床早期诊断有一定意义,此时传染性极强。③出疹期,多在发热后 3~4 天,病毒再次入血导致体温可突然升高至 40~40.5℃,患者全身皮肤相继出现红色丘疹,从头面部至躯干,最后到四肢,病程约为 1 周。无并发症的患者大多可自愈,但有些年幼体弱的患儿易并发细菌性肺炎、脑炎,这是麻疹患儿死亡的主要原因之一。④恢复期,出疹 3~4 天后,无并发症者皮疹渐退、脱屑。7~10 天可自愈。病后可产生牢固的免疫力,很少再感染。但约有 1/100 万的患者在其恢复后多年可出现亚急性硬化性全脑炎(SSPE)。SSPE 属于麻疹病毒急性感染后的迟发性并发症,表现为渐进性大脑功能衰退,患者多于发病后 1~2 年内死亡。

3. 防治原则 麻疹病毒减毒活疫苗是当前最有效的疫苗之一。按照计划免疫规程接种可获得持久免疫力,免疫力可持续 10~15 年。对接触麻疹患者的易感者可紧急注射胎盘球蛋白或丙种球蛋白进行人工被动免疫,用于防止发病或减轻症状。

案例 5-1

患儿,男性,5 岁,近日出现发热、头痛、流泪、畏光、眼结膜充血等症状,发热第 3 天后在口腔两侧颊黏膜第一磨牙处出现细小白色点状黏膜斑,周围有红晕,发热第 4 天后皮肤出现充血性斑丘疹,皮疹由耳后渐至颈面部,直至躯干四肢。家属告诉医生:患儿无麻疹疫苗接种史,但近段时间有与麻疹患者接触史。

思考题:

1. 患儿感染了何种病毒?该病毒的传播方式是什么?
2. 怎样进行特异性预防?

(三) 其他呼吸道病毒

其他呼吸道病毒生物学特性、致病性与免疫性特点见表 5-3。

表 5-3 其他常见呼吸道病毒

其他呼吸道病毒	生物学性状	致病性与免疫性
冠状病毒	球形 RNA 病毒,80~160nm,包膜上有向周围伸出的花冠状突起	经飞沫传播,可引起普通感冒和咽峡炎。SARS 冠状病毒(SARS-CoV),可引起严重急性呼吸衰竭综合征(SARS),病后免疫力不强
腮腺炎病毒	球形、有包膜的 RNA 病毒,100~200nm,病毒仅有一个血清型	人是唯一宿主。经飞沫或直接接触传播,表现为发热、腮部肿大疼痛。病后可获得持久免疫力
风疹病毒	球形、有包膜 RNA 病毒,约 60nm,风疹病毒只有一个血清型	人是唯一宿主。经呼吸道或垂直传播,表现为发热和轻微的麻疹样出疹,经垂直感染可引起胎儿畸形。病后可获得持久免疫力
腺病毒	球形、无包膜的 DNA 病毒,60~90nm	经呼吸道、消化道或密切接触传播,儿童易感,可引起急性咽炎、咽结膜炎、病毒性肺炎等。病后对同型病毒有免疫力
鼻病毒	球形、无包膜,属小 RNA 病毒	成年人的普通感冒,其 1/3 是由鼻病毒引起的,婴幼儿可引起支气管炎和支气管肺炎

二、肠道病毒

肠道病毒(enteroviruses)的共同特性:①肠道病毒为无包膜的小 RNA、球形病毒,直径为 24~30nm,衣壳呈二十面体立体对称,基因组为单股正链 RNA。②病毒在宿主细胞内复制,有较强的杀细胞作用。③耐乙醚、耐酸和去垢剂,对紫外线、干燥敏感。④主要经粪-口途径传播,临床表现多样化,引起人类多种疾病,如麻痹症、无菌性脑炎、心肌炎等。

(一) 脊髓灰质炎病毒

脊髓灰质炎病毒(poliovirus)是脊髓灰质炎的病原体,病毒主要侵犯脊髓前角运动神经元,导致肢体出现弛缓性麻痹,故又称小儿麻痹症。该病是一种儿童急性传染性疾病,世界范围内流行。自 1962 年开始在人群中大规模接种脊髓灰质炎减毒活疫苗后,目前已有效地预防了脊髓灰质炎的发生。

1. 生物学性状 脊髓灰质炎病毒具有肠道病毒的典型形态与结构特征。该病毒颗粒直径为 27~30nm,呈球形,无包膜,衣壳呈二十面体立体对称。利用中和试验可将脊髓灰质炎病毒分为 1、2、3 三个血清型,三型之间无交叉免疫现象。

病毒在外界环境中生存能力较强,在污水和粪便中可存活数月,在冷冻条件下可保存几年,耐酸,对热、干燥、紫外线敏感,加热 56℃ 30 分钟可将其灭活。各种氧化剂如高锰酸钾、过氧化氢、漂白粉等是有效的消毒剂。

2. 致病性与免疫性 传染源主要是患者和无症状的病毒携带者,病毒存于患者和带毒者的粪便以及鼻咽部分泌液中,主要经粪-口途径传播。病毒从口侵入机体后,先在咽喉部、扁桃体、肠黏膜及肠系膜淋巴结中增殖。多数人不出现症状,或仅有轻微发热、咽痛、腹部不适等隐性或亚临床感染表现。少数感染者因机体抵抗力弱,肠道局部的病毒经淋巴系统侵入血流,形成第一次病毒血症,引起发热、头痛、恶心等全身症状。当病毒随血流扩散到全身淋巴组织中并增殖到一定程度时,大量病毒再次侵入血流,形成第二次病毒血症,患者可出现头痛、乏力、咽痛等症状,若机体抵抗力强可逐渐恢复。仅有 0.1%~2% 患者,病毒侵入中枢神经系统在脊髓前角运动神经细胞内增殖,引起细胞变性坏死。轻者引起暂时性肢体麻痹,以四肢多见,下肢尤甚,重者造成肢体弛缓性麻痹后遗症,极少数发展为延髓麻痹,导致呼吸、心脏衰竭而死亡。

病后可获得对同型病毒的牢固免疫力,以体液免疫为主。感染后产生 IgG、IgM 和 sIgA,sIgA 可阻止病毒吸附于咽喉和肠道局部的黏膜,IgG 和 IgM 可中和病毒,阻止其进入中枢神经系统。

3. 防治原则　对脊髓灰质炎的防治除了一般措施,如隔离患者、消毒排泄物、加强饮食卫生、保护水源之外,对易感人群进行特异性防治是最有效的措施,常用的疫苗有 Salk 灭活疫苗(inactivated polio vaccine,IPV)和 Sabin 减毒活疫苗(oral Polio vaccine,OPV),均为三价混合疫苗,接种后可同时获得对脊髓灰质炎病毒三个血清型的免疫力。

(二) 轮状病毒

人类轮状病毒(human rota virus)属于呼肠病毒科,1973 年由澳大利亚人 Bishop 在婴儿腹泻粪便中首次发现。人类轮状病毒是引起婴幼儿秋冬季急性胃肠炎的主要病原体。

1. 生物学性状　轮状病毒呈球形,直径为 70~75nm,双股 RNA,双层衣壳,从内向外呈放射状排列,形如车轮的辐条,故命名为轮状病毒。根据内衣壳蛋白抗原性不同可将轮状病毒分为 A~G 7 个组,外层衣壳的外面电镜下有一层半透明的光滑薄膜。图 5-12 为典型的轮状病毒的形态特征,有诊断价值。

轮状病毒对理化因素有较强的抵抗力。在粪便中存活数日至数周。耐乙醚、酸、碱和反复冻融,能在 pH 3~10 的环境中存活。在室温下相对稳定,对热较敏感,55℃30 分钟可被灭活。

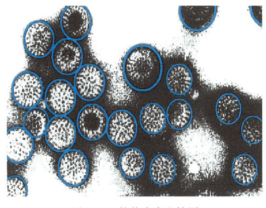

图 5-12　轮状病毒电镜图

2. 致病性与免疫性　主要通过粪-口途径传播,该病是世界范围内流行和发病率很高的传染病,可引起人类腹泻。其中尤以 A 组最为常见,它是婴儿腹泻最重要的病原体,60% 以上婴幼儿急性胃肠炎由轮状病毒引起(在发展中国家是导致婴幼儿死亡的主要原因之一),患者以 6 个月至 2 岁婴幼儿为多见。感染者可表现为发热、水样腹泻和呕吐,一般为自限性,可完全恢复,如失水严重,可发生脱水或酸中毒,必须进行及时治疗,脱水或酸中毒常是导致婴幼儿死亡的主要病因。B 组主要感染年长儿童和成人。

轮状病毒感染后,只对同型病毒有免疫力。

3. 防治原则　目前尚无针对该病毒的特异性疫苗,预防措施主要是控制传染源,切断传播途径。治疗应及时补充液体,维持水电解质平衡,防止脱水和酸中毒以降低死亡率。

(三) 其他肠道病毒

1. 柯萨奇病毒(coxsackievirus)　是 1948 年 Dalldoff 从美国柯萨奇镇(Coxsackie)两名脊髓灰质炎疑似患儿的粪便中首先发现的,传播途径和对人体的致病过程与脊髓灰质炎病毒感染极为相似,以隐性感染多见,但病毒最终可侵犯各组织器官,如呼吸道、肠道、皮肤、肌肉、心脏、肾上腺和中枢神经系统等,因此临床表现多样化是柯萨奇病毒的致病特点。病毒感染可引起人类无菌性脑膜炎、幼儿腹泻、流行性胸壁痛、疱疹性咽喉炎、手足口病、心肌炎等疾病。尤其柯萨奇 B 组病毒是心肌炎、扩张型心肌病等重要的病原体。病毒感染后患者具有型特异性免疫。

2. 埃可病毒　又称人肠道致细胞病变孤儿病毒(enteric cytopathogenic human orphan virus, ECHO virus)。埃可病毒共有 31 个血清型,对人及猴的组织细胞有致病性,对乳鼠无致病力,与脊髓灰质炎病毒、柯萨奇病毒无交叉免疫反应。埃可病毒与多种临床综合征有关,如无菌性脑膜炎、类脊髓灰质炎、出疹性发热病等。感染后机体可产生特异性中和抗体,对同型病毒感染有持久免疫力。

三、肝炎病毒

肝炎病毒(hepatitis virus)是一组能引起病毒性肝炎的病原体,病毒性肝炎是严重危害人类健康的全身性传染病,主要累及肝。目前公认的人类肝炎病毒主要有 5 种,甲型肝炎病毒(HAV)、乙型肝炎病毒(HBV)、丙型肝炎病毒(HCV)、丁型肝炎病毒(HDV)和戊型肝炎病毒(HEV)。其中 HAV 和 HEV 由消化道传播,只引起急性肝炎,易治愈,很少转为慢性;HBV、HCV 和 HDV 由血液传播,HBV 与 HCV 引起的急性肝炎预后差,部分患者可转为慢性肝炎,并可能发展至肝硬化或肝癌;HDV 是一种缺陷病毒,需依赖 HBV 的辅助方可复制成熟。近年来还发现一些病毒如己型肝炎病毒(HFV)、庚型肝炎病毒(HGV)和 TT 型病毒(输血传播病毒,TTV)等。此外,还有一些病毒如巨细胞病毒、EB 病毒、风疹病毒、黄热病病毒等也可引起肝炎,但以全身感染为主,故不列入肝炎病毒范畴。

(一) 甲型肝炎病毒

甲型肝炎病毒(HAV)是甲型肝炎(简称甲肝)的病原体,1973 年 Feinstone 采用免疫电镜在急性肝炎患者粪便中首先发现。HAV 属小 RNA 病毒科(Picornaviridae)、肠道病毒属 72 型,主要经粪-口途径传播,可造成暴发或散发流行,潜伏期短,发病急,一般不转为慢性,罕见病毒携带者,预后良好。

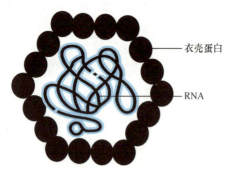

图 5-13 甲型肝炎病毒

1. 生物学性状 HAV 呈球形,直径为 27nm,核心为单链 RNA。衣壳呈二十面体立体对称,无包膜(图 5-13)。衣壳蛋白具抗原性,可诱生中和抗体。HAV 只有一个血清型。

HAV 抵抗力较强,对乙醚、氯仿、酸(pH 3)处理有抵抗力,与其他肠道病毒相比更耐热,60℃ 1 小时不被灭活,25℃ 干燥条件下至少存活 1 个月;-20℃ 保存数年仍具有感染性。25℃ 干燥下可存活 1 个月。过氧乙酸、甲醛等可消除其传染性。

2. 致病性与免疫性 传染源为患者和隐性感染者。潜伏期为 15~50 天,病毒常在患者转氨酶升高前 5~6 天就存在于患者的血液和粪便中。在潜伏期末,大量病毒自感染者粪便排出,并持续 3~4 周。带病毒的粪便污染水源、食物、海产品、食具等造成散发性流行或大流行。1988 年 1~3 月上海曾发生因食 HAV 污染的毛蚶而暴发甲型肝炎流行,患者有 30 余万人,危害十分严重。

HAV 经口侵入人体,在口咽部或唾液腺中增殖,然后在肠黏膜与局部淋巴结中大量增殖,并侵入血流形成病毒血症,最终侵犯靶器官——肝。急性肝炎患者有发热、全身不适、食欲减退、黄疸、肝大、肝功能检查转氨酶增高等表现。HAV 主要侵犯儿童和青少年,在急性感染或隐性感染过程中机体都可产生抗 HAV 的 IgM 和 IgG 抗体。IgG 产生后可在机体维持数年,对病毒的再感染有免疫力。

3. 防治原则 加强卫生宣教和饮食卫生管理,加强粪便管理,保护水源,早期发现患者并进行隔离治疗,是预防甲型肝炎的主要环节。患者的排泄物、食具、物品和床单衣物等要认真消毒处理。在潜伏期,肌内注射丙种球蛋白能预防或减轻临床症状。

目前我国使用减毒甲肝活疫苗(H2 株)进行甲肝预防效果很好。国外发展的 HAV 灭活疫苗已有较好的效果,但价格昂贵。目前基因工程疫苗正在研制中。

(二) 乙型肝炎病毒

乙型肝炎病毒(hepatitis B virus,HBV),属嗜肝 DNA 病毒,是乙型肝炎的病原体,1963 年 Blumberg 在研究人类血清蛋白的多态性时,在澳大利亚土著人血清中发现此病毒。HBV 在全世界范围内传播,据估计全世界乙型肝炎患者及无症状携带者达 3.5 亿人之多,我国是乙型肝炎的高流行区,人群乙型肝炎病毒的携带率约为 10%。另外 10% 的乙型肝炎可转变为慢性,部分慢性活动性肝炎转变为肝硬化或肝癌。因此,HBV 感染是一个全球性的公共卫生问题。

1. 生物学特性

(1) 形态大小与结构:电镜观察乙型肝炎患者的血清,可以看到三种不同形态的颗粒,即大球形颗粒、小球形颗粒和管形颗粒(图 5-14)。

1) 大球形颗粒:即 Dane 颗粒,1970 年 Dane 首先在 HBV 感染者的血清中发现。大球形颗粒是具有感染性的完整乙型肝炎病毒颗粒,直径为 42nm,具有双层衣壳,外衣壳相当于一般病毒的包膜,由脂质双层和蛋白质(HBV 的 HBsAg、Pre-S1 和 Pre-S2)组成,用去垢剂去除病毒的外衣壳,可暴露一电子密度较大的核心结构,其表面为病毒的内衣壳,相当于病毒的核衣壳,呈二十面体立体对称。核心表面的衣壳为 HBV 核心抗原(HBcAg)。HBV 大球形颗粒的内部含有病毒的 DNA 和 DNA 多聚酶。

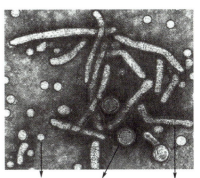

图 5-14 乙型肝炎病毒的三种相关颗粒

2) 小球形颗粒:直径为 22nm,是患者血清中最常见的颗粒,不含病毒核酸 DNA 及 DNA 聚合酶,本质是 HBV 在增殖过程中剩余的衣壳成分,故对人无感染性。

3) 管形颗粒:长 100~500nm,直径为 22nm,亦存在于感染者的血液中,管形颗粒是小球形颗粒"串连"而成的结构,无核酸,故亦无感染性。

(2) 抗原组成:在乙型肝炎病毒的内外层衣壳上主要存在三种抗原,在病毒感染过程中机体会针对这些抗原产生相应的抗体,临床上将其称为乙型肝炎病毒的抗原抗体系统。

1) 表面抗原(HBsAg):大量存在于患者血清中,是 HBV 感染的主要标志。化学成分为糖脂蛋白,具有抗原性,可刺激机体产生特异性抗体——抗-HBs,血清中出现抗-HBs 表示过去曾感染过乙型肝炎病毒,并已具有相对免疫力。

2) 核心抗原(HBcAg):是 Dane 颗粒内衣壳的成分,其表面被 HBsAg 覆盖,故不易在血清中检测到,但 HBcAg 抗原性较强,可刺激机体产生强而持久的抗-HBc。抗-HBc IgG 在血清中持续时间较长,但为非保护性抗体。抗-HBc IgM 的存在常提示 HBV 在体内复制增殖。HBcAg 可表达在感染的肝细胞表面,能被 Tc 细胞识别,有助于机体清除病毒。

3) e 抗原(HBeAg):为可溶性蛋白质,由 HBcAg 在肝细胞内经蛋白酶降解形成。HBeAg 的消长与病毒体及 DNA 多聚酶的消长基本一致,故可作为 HBV 复制及具有强感染性的一个标志。HBeAg 可刺激机体产生抗-HBe,抗-HBe 能与受感染肝细胞表面的 HBeAg 结合,通过激活补体破坏受染肝细胞,故对清除病毒感染有一定作用。

(3) 抵抗力:HBV 对外界抵抗力较强,对低温、干燥、紫外线和一般消毒剂有耐受性。不被 75% 乙醇灭活。高压蒸汽灭菌法、加热 100℃ 10~20 分钟、0.5% 过氧乙酸、3% 漂白粉、5% 次氯酸钠、环氧乙烷等均可灭活 HBV,使其失去传染性,但仍可保留 HBsAg 的抗原性。

2. 致病性与免疫性

(1) 传染源:HBV 的主要传染源是患者和无症状 HBV 携带者。乙型肝炎的潜伏期为 30~

160天,患者在潜伏期、急性期或慢性活动期时,其血液、唾液、精液、乳汁、阴道分泌液等均具传染性。HBV携带者临床无症状,故不易被察觉,但血液中长期带有病毒,故为重要的传染源。

(2) 传播途径:①血液、血制品传播,HBV在血液中大量存在,极少量的带毒血液进入人体即可导致感染,输血、注射、手术、针刺、共用剃刀或牙刷、皮肤黏膜的微小创伤等均可传播,亦可通过性行为传播,尤其男性同性恋患者,因此在西方国家将乙型肝炎列为性传播疾病之一。②母婴垂直传播,母亲若为HBV携带者,则可通过血流、产道、哺乳等途径感染婴幼儿。另外,HBV阴性的婴幼儿长期与HBV阳性的母亲密切接触也可被感染。③密切接触传播,由于HBV存在于血液、精液、阴道分泌液及其他体液中,故可通过性接触和其他密切接触的方式而传播,因此可出现HBV感染常见的家庭聚集现象。

(3) 致病与免疫机制:乙型肝炎病毒感染后,不同患者其临床表现多样,如无症状带毒者、慢性肝炎、急性肝炎、重症肝炎、肝硬化和肝细胞癌等。HBV的致病机制目前尚未完全清楚,大量研究结果显示,病毒与机体相互作用是造成肝细胞损伤的主要原因。①细胞介导的免疫病理损害。HBV在肝细胞内增殖的过程中肝细胞表面表达病毒抗原,抗原致敏的T细胞,即CTL对病毒感染的细胞进行杀伤的同时也损伤了肝细胞。细胞免疫应答的强弱与临床过程的轻重及转归有密切关系,当感染的细胞数量不多、免疫应答处于正常范围时,特异的CTL可破坏感染的细胞,其释放至细胞外的病毒可被抗体中和而清除,临床表现为急性肝炎,可痊愈;如果受染的细胞数目较多,引起大量的细胞坏死时表现为重症肝炎。当机体免疫功能低下时,病毒在感染细胞内复制,虽部分受到CTL的杀伤作用,但病毒仍可不断释放,释放的病毒无有效抗体中和时,可再感染其他肝细胞,造成慢性肝炎;慢性肝炎造成的肝病变可促进成纤维细胞增生,可引起肝硬化。②免疫复合物引起的病理损伤。乙型肝炎病毒的HBsAg、HBcAg或HBeAg抗原与相应抗体形成免疫复合物,易沉积在肝和血管中,阻塞肝毛细血管,造成急性重型肝炎(急性重型肝炎)而导致死亡。同时可引起Ⅲ型超敏反应伴有肾小球肾炎、关节炎等肝外损害。③HBV与原发性肝癌。原发性肝癌组织检测发现,患者肝细胞核内有整合的HBV DNA,故HBV的感染可能是导致原发性肝癌发生的重要诱因。

(4) 免疫性:病后痊愈可获得免疫力,起保护作用的主要是抗-HBs,抗-HBe也有一定的保护作用。抗-HBs可中和血循环中的HBV,阻止病毒与健康肝细胞结合,是清除细胞外病毒的主要因素。

3. 微生物学检查

(1) HBV抗原抗体检测:目前主要采用血清学酶联免疫吸附试验(ELISA法)检测HBsAg、抗-HBsAb、HBeAg、抗-HBeAb及抗-HBcAb(俗称"两对半"或"乙肝五项"),HBV抗原抗体的血清学标志与临床关系较复杂,可结合临床表现及检测结果进行综合分析,以判断病情的发展或预后(表5-4和图5-15)。

表5-4 HBV抗原-抗体检测结果的临床分析

HBsAg	HBeAg	抗-HBs	抗-HBe	抗-HBc	结果分析
+	-	-	-	-	无症状携带者,有传染性
+	+	-	-	-	急性乙型肝炎或无症状携带者,有传染性
+	+	-	-	+	急性或慢性乙型肝炎("大三阳"),传染性强
+	-	-	+	+	急性感染趋向恢复或慢性肝炎缓解中("小三阳"),有传染性

续表

HBsAg	HBeAg	抗-HBs	抗-HBe	抗-HBc	结果分析
-	-	+	+	+	既往感染恢复期,传染性弱
-	-	+	+	-	既往感染恢复期,传染性弱
-	-	-	-	+	既往感染恢复期,传染性弱
-	-	+	-	-	既往感染或接种过疫苗,无传染性

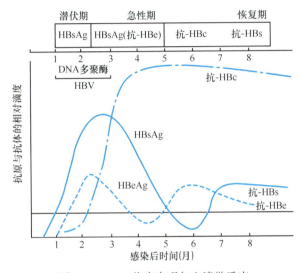

图 5-15　HBV 临床表现与血清学反应

1) HBsAg 是 HBV 感染的特异性标志。HBsAg 阳性见于 HBV 携带者、急性乙型肝炎的潜伏期及急性期、慢性乙型肝炎、与 HBV 有关的肝硬化及原发性肝癌的患者。HBsAg 检测是筛选献血员的必测指标,HBsAg 阳性者不能作为献血员。

2) 抗-HBs 是一种保护性抗体,表示曾经感染过 HBV,并获得了对 HBV 的免疫力。患者体内查到抗 HBs,表示预后良好或已恢复;注射乙型肝炎疫苗后产生抗 HBs,表示获得了免疫力。

3) HBeAg:HBeAg 阳性表示病毒复制以及血液具有传染性。急性乙型肝炎患者 HBeAg 呈暂短阳性,若持续阳性表示可转为慢性肝炎。慢性乙型肝炎患者转为阴性者,表示病毒在体内复制停止。

4) 抗-HBe:抗-HBe 阳性表示机体已获得一定的免疫力,多见于急性肝炎的恢复期,但出现变异株者除外。

5) 抗-HBc:抗 HBc-IgM 阳性表示病毒在体内复制。急性乙型肝炎患者抗 HBc-IgM 呈强阳性,其下降速度与病情有关,下降快表示预后良好,1 年内不降至正常或高低反复,可能转为慢性乙型肝炎。

(2) 血清 HBV DNA 检测:应用聚合酶链式反应(PCR)的 DNA 扩增技术或荧光定量技术、核酸杂交技术检测血清中有无 HBV DNA,这些方法特异性强、敏感性高,可检出极微量的 HBV,故用以进行疾病的诊断,亦可作为药物疗效的考核指标。

案例 5-2

患者,男性,41岁,近来几天出现食欲减退、恶心、厌油、全身乏力、尿黄、肝区疼痛不适。患者嗜烟酒,经常出入夜总会。无输血或吸毒史。血清学检查结果:HAV IgM(-),HBsAg(+),HBeAg(+),抗HBs(-),抗HBe(-),抗HBc(+)。

思考题:
1. 从临床表现和检查结果判断此人患有哪种疾病?病原体是什么?
2. 该病原体的传播途径有哪些?

案例 5-2 提示

从血清学检查结果:HAV IgM(-),HBsAg(+),HBeAg(+),抗HBs(-),抗HBe(-),抗HBc(+)来看,可直接判断为乙型肝炎。HAV IgM(-)排除了甲型肝炎的可能。HBsAg(+),HBeAg(+),抗HBs(-),抗HBe(-),抗HBc(+)是典型的急性乙型肝炎或慢性乙型肝炎的"大三阳"时期,传染性强。此时乙型肝炎病毒处于复制期,体液中病毒含量高。本疾病可通过血液、密切接触(如性行为)、母婴进行传播。

治疗需考虑抗病毒治疗。广谱抗病毒药物和调节免疫药物同时使用效果较好,如拉夫米定、利巴韦林、干扰素及某些中药。

4. 防治原则 严格筛选献血人员,严格管理血液制品,严格医疗器械的消毒,防止医源性传播,对患者的分泌物、排泄物、食具、衣物等及时消毒,对高危人群应采用特异性免疫预防措施,以降低乙型肝炎病毒的感染率。

(1) 人工自动免疫:接种乙肝疫苗是最有效的预防方法。乙肝疫苗分为:①乙肝血源疫苗,为第一代乙肝疫苗,是从 HBsAg 携带者的血液中提纯经甲醛灭活制成的,新生儿应用这种疫苗免疫 3 次,可获得 90% 以上的抗-HBs,但血源中可能存在未完全灭活的病毒,现已经停止应用。②基因工程疫苗,将编码 HBsAg 的基因克隆到酵母菌、哺乳动物细胞或牛痘苗病毒中高效表达,产生的 HBsAg 经纯化后制备成疫苗,优点是安全,目前已在人群中广泛应用。③治疗性 DNA 疫苗。

(2) 人工被动免疫:含高效价抗 HBs 的人血清免疫球蛋白(HBIg)可用于紧急预防。紧急情况下,可立即注射 HBIg 0.08mg/kg,8 天内均有预防效果,2 个月后须再重复注射一次。另外 HBIg 与乙肝疫苗联合应用,可阻断母婴垂直传播。一般可于母亲妊娠后期,每月注射 1 支 HBIg,婴儿出生及出生 1 个月在接种乙肝疫苗的同时注射 HBIg,对子女的保护可达到很好的效果。

目前治疗乙型肝炎尚无特效药物。广谱抗病毒药物和调节免疫药物同时使用效果较好,如拉夫米定、利巴韦林、干扰素及某些中药等。

(三) 其他肝炎病毒

见其他肝炎病毒见表 5-5。

表 5-5 其他肝炎病毒

其他肝炎病毒	生物学性状	致病性与免疫性	防治原则
丙型肝炎病毒(HCV)	HCV 为一类球形、有包膜的 RNA 病毒,直径约为 55nm,至今其细胞培养仍尚未成功。人类是 HCV 的天然宿主,其对氯仿、乙醚等脂溶剂敏感。100℃加热 5 分钟、煮沸、紫外线可使病毒灭活	主要通过输血或血制品传播,有输血后肝炎之称。临床表现为急性肝炎、慢性肝炎或无症状的携带者,但其重要的特征是感染极易慢性化。HCV 感染患者体内先后出现 IgM 和 IgG 抗体,有低度免疫力,对同一毒株攻击有一定免疫力,但由于 HCV 变异导致抗原性改变,故此保护作用不强	目前尚无有效的疫苗进行预防。对献血员、血制品检测抗-HCV,是预防输血后丙型肝炎发生的主要措施。抗病毒治疗可应用 α 干扰素联合利巴韦林,有一定疗效

续表

其他肝炎病毒	生物学性状	致病性与免疫性	防治原则
丁型肝炎病毒（HDV）	HDV为球形、有包膜的RNA病毒，直径为35~37nm，核心为单股负链的RNA，长度仅为1.7kb，是已知动物病毒中最小的基因组	HDV传播途径与HBV相似，可通过输血、血制品、密切接触或经母婴垂直传播。其感染方式有两种：一是联合感染，即同时发生急性HBV及HDV感染；二是重叠感染，即HBV或其他嗜肝病毒首先感染，在此基础上HDV才能进行复制增殖。HDAg感染后2周能刺激机体产生相应抗体，但无保护作用	是一种缺陷病毒，必须在HBV或其他嗜肝DNA病毒辅助下才能复制，其防治措施与乙肝病毒相似，控制血源是有效途径。接种乙肝疫苗也可预防HDV感染
戊型肝炎病毒（HEV）	HEV是无包膜、RNA病毒，呈球形，平均直径为32~34nm，表面有锯齿状刻缺和突起，形似杯状。对高盐、氯仿、8~-70℃敏感，容易裂解，但在液氮中保存稳定。至今尚不能体外培养	HEV主要经粪-口途径传播，潜伏期为10~60天，病毒经胃肠道进入血液，在肝细胞内复制，然后释放到血液和胆汁中，经粪便排出体外，潜伏期末排毒量最大，传染性最强。临床表现为急性肝炎、重症肝炎以及胆汁淤滞型肝炎，多数患者发病后6周左右即好转并痊愈，不发展为慢性肝炎，但孕妇感染HEV后病情常较重，尤以妊娠6~9个月最为严重，常发生流产或死胎，病死率达10%~20%	主要是切断传播途径为主。保护水源、管理粪便、加强食品卫生管理等。由我国研制的戊型肝炎病毒基因工程疫苗正在临床试验阶段，有望成为继乙肝疫苗之后，世界上第二个基因工程病毒疫苗

四、人类免疫缺陷病毒

> **知识链接**　　　　　*世界艾滋病日的来历*
>
> 　　12月1日是世界艾滋病日，旨在提高公众对HIV病毒引起的艾滋病在全球传播的意识。定为12月1日是因为第一个艾滋病病例是在1981年此日诊断出来的。这是在全球卫生部长大会关于艾滋病预防计划的高峰会议上提出的。从此，这个概念被全球各国政府、国际组织和慈善机构采纳。世界艾滋病日的标志是红丝带。
>
> 　　自1981年世界第一例艾滋病病毒感染者发现至今，短短20多年间，艾滋病在全球肆虐流行，已成为重大的公共卫生问题和社会问题，引起世界卫生组织及各国政府的高度重视。艾滋病已造成超过2500万人死亡。即使最近世界许多地区的治疗渠道已经改善，但2005年仍有约310万（280万~360万）人死于艾滋病，其中约有57万人是儿童。
>
> 　　为号召全世界人民行动起来，团结一致共同对抗艾滋病，1988年1月世界卫生组织在伦敦召开了一个有100多个国家参加的"全球预防艾滋病"部长级高级会议，会上宣布每年的12月1日为"世界艾滋病日"（World Aids Day）。

　　人类免疫缺陷病毒（human immunodeficiency virus, HIV）是获得性免疫缺陷综合征（acquired immunodeficiency syndrome, AIDS, 艾滋病）的病原体。1983年法国巴斯德研究所Montagnier等首次从一例慢性淋巴结病的男性同性恋患者血清中分离得到，1986年正式将其命名为人类免疫缺陷病毒。目前AIDS已成为最重要的公共卫生问题之一，全球约有数百万人感染HIV。HIV主要有两型：HIV-1和HIV-2。世界上艾滋病大多由HIV-1所致；HIV-2只在西部非洲地方性流行，相对症状较轻。

1. 生物学性状

(1) 形态结构：HIV 为球形病毒，核酸为 RNA，有包膜，直径为 100～120nm，病毒核心呈锥状，含病毒 RNA、反转酶和核衣壳蛋白；核心外为二十面体对称的核衣壳；病毒外层为脂蛋白包膜，其中嵌有 gp120 和 gp41 两种病毒特异性糖蛋白（图 5-16）。gp120 是 HIV 与宿主细胞表面 CD4 分子结合的部位，结构易发生变异，故可使病毒逃避机体的免疫。gp41 可介导病毒包膜与宿主细胞膜的融合。

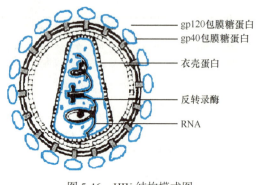

图 5-16　HIV 结构模式图

(2) 抵抗力：HIV 对理化因素的抵抗力较弱，56℃ 30 分钟可被灭活。室温下（20～22℃）病毒可保存活力达 7 天。0.1% 漂白粉、70% 乙醇、0.3% H_2O_2 或 0.5% 来苏等对病毒有灭活作用。

2. 致病性与免疫性

(1) 传染源和传播途径：AIDS 的传染源是 HIV 无症状携带者和 AIDS 患者。HIV 存在于血液、精液、阴道分泌液、唾液、乳汁和脑脊液中。主要传播途径有：①性传播，通过同性和异性间的性行为传播。②血液传播，输入含 HIV 的血液或血制品、器官移植、人工授精、静脉药物依赖者共用污染的注射器及针头等。③母婴传播，包括经胎盘、产道和哺乳方式传播。

(2) 致病机制及临床表现：HIV 能选择性地侵犯表达 $CD4^+$ 分子的细胞，主要是辅助性 T 细胞，造成以 CD4 细胞缺损和功能障碍为中心的严重免疫缺陷。HIV 感染可分为 4 个时期：①急性感染期（1～4 周），HIV 感染后，病毒在 $CD4^+$ T 细胞和单核/巨噬细胞中大量复制，引起病毒血症，临床表现为流感症状，70% 以上患者出现发热、咽炎、淋巴结肿大、皮肤斑丘疹等自限性症状，数周后转入无症状感染期。②无症状潜伏期，此期可持续 10 年左右，外周血中病毒数量低，病毒潜伏在细胞中增殖，无临床症状。③相关综合征期，外界因素激发病毒大量增殖，$CD4^+$ T 细胞数量不断减少，免疫系统出现损伤和功能缺陷。临床表现为持续性低热、盗汗、全身倦怠、体重下降、腹泻等，随后出现全身系统病变，如淋巴结肿大、皮疹、不明原因贫血等。④免疫缺损期，即 AIDS 期，免疫功能低下造成多器官、多系统损害，合并多种条件致病菌的致死性感染患者还可并发卡波西肉瘤（Kaposi 肉瘤）或恶性淋巴瘤。未经治疗的患者，通常在临床症状出现 2 年内死亡。

(3) 免疫性：在 HIV 感染过程中机体可产生高滴度的抗 HIV 多种蛋白的抗体及细胞免疫应答，但是由于 HIV 攻击 $CD4^+$ T 细胞导致整个免疫系统功能紊乱、低下，故最终无法清除 HIV。

3. 防治原则

HIV 有高度的变异性，目前仍未研制出理想的疫苗。进行全民宣传教育，有益于预防和控制 HIV 传播。主要的预防措施包括：①对献血、献器官、献精液者必须进行 HIV 抗体检测。②禁止共用注射器、牙刷和剃须刀等。对穿刺针、银针必须进行消毒灭菌，均可防止 HIV 经血液传播。③提倡安全性生活。④HIV 抗体阳性妇女，应避免妊娠或用母乳喂养婴儿等。

对 HIV 感染的治疗，目前使用多种药物的综合治疗，以防止耐药的发生。如由蛋白酶抑制剂英迪纳瓦（indinavir）/核酸类似物拉米夫定（lamivudine）和叠氮胸苷组成的三联疗法，或由非核苷类似物反转录酶抑制剂/核苷类似物叠氮胸苷和双氧肌苷组成的三联疗法等。许多 AIDS 患者经综合治疗后，血中 HIV 含量明显下降，甚至消失，控制了疾病的发展，可降低 AIDS 患者的死亡率。

案例 5-3

患者,男性,43岁,因患"肺炎"住院,经对症治疗好转出院。1个月后,再次因为感冒入院。体格检查:体温39℃,已持续1周,无明显诱因的乏力,伴有腹泻,后转入传染科治疗,医生发现其全身淋巴结肿大,背部皮肤出现卡波西肉瘤,视力下降,左眼失明,体重减轻。实验室检查:$CD4^+/CD8^+$为0.5(正常值为1.8~2.2)。

病史:患者于6年前在非洲打工半年,有不良性行为史,无输血或静脉吸毒史。

思考题:
1. 患者诊断为何种疾病?
2. 患者是如何感染上该疾病的?
3. 患者反复出现肺炎的主要原因?

五、狂犬病病毒

狂犬病病毒(rabies virus)是狂犬病的病原体,该病毒是一种嗜神经病毒。狂犬病是一种人畜共患性传染病,病毒主要在野生动物(狼、狐狸、臭鼬、浣熊和蝙蝠等)及家畜(犬、猫等)中传播,人被带病毒的动物咬伤而感染,主要侵犯中枢神经系统。近几年来,我国狂犬病发病率有所上升。

(一)生物学性状

病毒呈典型的子弹状,其大小为(130~300)nm×(60~85)nm。核酸为单股负链RNA,核衣壳为螺旋对称形。包膜上有糖蛋白刺突,能识别易感细胞上的受体并可诱导机体产生中和抗体和细胞免疫,所以与病毒的致病性和免疫原性有关。

病毒抵抗力不强,加热60℃ 5分钟可被灭活,紫外线、日光照射可迅速灭活。强酸、强碱、甲醛等均可灭活,肥皂水和去污剂对病毒也有灭活作用。

(二)致病性与免疫性

狂犬病是一种人兽共患的烈性传染病,全球每年数万人死于狂犬病。人患病主要是被病畜咬伤所致,亦可因破损皮肤黏膜接触含病毒材料而致感染。病毒首先在咬伤局部的肌纤维细胞内增殖,随后沿传入神经迅速上行至中枢神经系统,在脊髓背根神经节中大量繁殖,引起脊髓、脑干和小脑等处的广泛性病理损伤,最后沿传出神经侵入各组织器官,如舌、唾液腺和心脏等。

狂犬病的潜伏期一般为1~3个月,其长短取决于被咬伤部位及病毒数量。人发病时的典型临床表现为:前驱期出现发热、流涎、流泪、全身不适、头痛、乏力、不安、咬伤部位感觉异常等。兴奋期出现吞咽或饮水时喉头肌发生痉挛,甚至闻到水声或其他轻微刺激即可引起痉挛发作,故又称"恐水症"。此症状持续3~5天后,患者转入麻痹期,患者对外界各种刺激均无反应,最后昏迷、呼吸循环衰竭而死亡。病死率几乎为100%。

机体感染病毒后可产生体液免疫和细胞免疫。但由于狂犬病病程短,病情进展快,故在其感染过程中难以发挥免疫保护作用,而疫苗接种后产生的特异性抗感染免疫可发挥重要的抗病毒作用。

(三)防治原则

狂犬病具有潜伏期长、发展迅速、病情重、死亡率高的特点,采取积极的防治措施至关重要。其一是捕杀病犬,加强对犬等动物的管理和疫苗接种,可以有效地控制狂犬病。其二是人被动物咬伤后,应立即采取以下措施:① 及时彻底处理伤口,立即用20%肥皂水、0.1%新洁尔灭或清水反复冲洗伤口,再用70%乙醇及碘酒涂擦。②人工被动免疫,用高效价抗狂犬病病毒血清和狂犬病病毒免疫球蛋白于伤口四周和底部进行浸润注射或肌内注射。③人工自动免疫,狂犬病潜伏期长,人被咬伤后如能及时接种疫苗,可防止发病。我国目前采用地鼠肾原代细胞和二倍体细胞培养制备的灭活疫苗,在被动物咬伤后第1、3、7、14、28天各肌内注射1ml,免疫效果好。

六、其他常见病毒

(一)疱疹病毒

疱疹病毒(herpesviruses)是一群中等大小、结构相似、有包膜的DNA病毒。包膜上有病毒编码的糖蛋白组成的刺突。现已发现有110种以上,依据生物学性状将疱疹病毒分为三个亚科:α疱疹病毒能迅速增殖引起细胞病变,宿主范围广泛,在感觉神经节内可形成潜伏感染,如单纯疱疹病毒、水痘-带状疱疹病毒;β疱疹病毒的宿主范围较窄,生长周期较长,可引起感染细胞的巨细胞病变,可在唾液腺、肾和单核吞噬细胞系统中形成潜伏感染,如巨细胞病毒、人类疱疹病毒6型和7型等;γ疱疹病毒的宿主范围最窄,主要感染B细胞,病毒可以在细胞内长期潜伏,如EB病毒。与人类感染有关的疱疹病毒称人疱疹病毒(human herpes virus,HHV)。各型人疱疹病毒的主要传播途径、潜伏部位及所致的主要疾病见表5-6。

表5-6 人类疱疹病毒的种类及所致疾病

病毒名称	传播途径	引起疾病
单纯疱疹病毒	直接密切接触和性接触、垂直传播、黏膜和破损皮肤	HSV-1:原发多隐性感染;再发唇疱疹、唇癌;潜伏于三叉神经节和颈上神经节 HSV-2:生殖器疱疹、子宫颈癌、新生儿疱疹
水痘-带状疱疹病毒	呼吸道传播、垂直传播	原发:水痘;潜伏于脊髓后神经节、脑神经感觉神经节 再发:带状疱疹
巨细胞病毒	垂直传播、接触、消化道、输血	先天畸形、巨细胞病毒感染(巨细胞包涵体病)、传染性单核细胞增多症;潜伏于延脑、乳腺、肾、白细胞或其他腺体
EB病毒	接触、输血	传染性单核细胞增多症、非洲儿童恶性淋巴瘤、鼻咽癌;潜伏于B细胞

(二)虫媒病毒

虫媒病毒(arbovirus)是一类能在节肢动物体内增殖,并通过节肢动物吸血叮咬人、家畜及野生动物而进行传播的病毒。常见的节肢动物有蚊、蜱、白蛉、蠓等。大多数的虫媒病毒病是自然疫源疾病,也是人畜共患疾病,目前已知的虫媒病毒有530多种,其中引起人类疾病的有150余种。常见的虫媒病毒主要有黄病毒科的流行性乙型脑炎病毒、登革病毒、森林脑炎病毒和新疆出血热病毒等,可见表5-7。

表5-7 重要的虫媒病毒及其所致疾病

病毒名称	传播媒介	储存宿主	所致疾病	主要分布区
乙型脑炎病毒	蚊	家畜、家禽	流行性乙型脑炎	亚洲
登革病毒	蚊	猴	登革热、登革出血热	热带、亚热带
森林脑炎病毒	蜱	鸟类和啮齿类动物	森林脑炎	俄罗斯和中国

虫媒病毒的共同特点:①病毒呈小球形,直径为40~70nm,核酸为单股正链RNA,包膜上有血凝素刺突;②通过吸血性节肢动物传播,节肢动物既是传播媒介,又是储存宿主;③所致疾病潜伏期短,发病急、病情重,而且发病与节肢动物的分布、消长、活动密切相关,故这类疾病有明显的季节性和地域性;④虫媒病毒的抵抗力弱,对热、脂溶剂和紫外线敏感。

(三)出血热病毒

出血热病毒归属于不同的病毒科,在我国主要有汉坦病毒、新疆出血热病毒和登革病毒,见表5-8。另外非洲的埃博拉出血热病毒所引起的严重出血热病情,已引起世界广泛的关注。

表5-8 常见出血热病毒

病毒名称	传播途径	引起疾病
汉坦病毒	啮齿动物	肾综合征出血热
新疆出血热病毒	蜱	新疆出血热
登革病毒	蚊	登革出血热
埃博拉病毒	直接接触患者体液	埃博拉出血热

(四)人乳头瘤病毒

人乳头瘤病毒(human papillomavirus, HPV)为一类球形、无包膜的 DNA 病毒,直径为 52～55nm。该病毒对皮肤和黏膜上皮细胞有高度亲嗜性,根据其亲嗜性的不同,将病毒分为嗜皮肤性 HPV 和嗜黏膜性 HPV 两大类。HPV 在易感细胞核内增殖可形成嗜酸性包涵体。

传播途径主要是通过接触感染者的病变部位或间接接触被病毒污染的物品所致,新生儿可通过产道感染。由于 HPV 型别及感染部位不同,所引起的临床症状不尽相同,嗜皮肤性 HPV 主要感染皮肤,引起各种类型的皮肤疣,如寻常疣、跖疣、扁平疣等;嗜黏膜性 HPV 主要感染生殖道和呼吸道黏膜,引起尖锐湿疣、喉乳头瘤、口腔乳头瘤等,其中尖锐湿疣主要侵犯女性的外阴、阴道、子宫颈和男性的阴茎、肛门、肛周等处,经性行为传播,故 HPV 引起的生殖道感染为性传播性疾病(sexually transmit diseased, SID)。

目前尚无有效疫苗。HPV 引起的生殖器疣是常见的性传播疾病之一,应加强性安全教育,切断传播途径,对于防止 HPV 感染、减少生殖器疣和子宫颈癌的发生具有重要意义。对于疣可采用局部涂药、激光、冷冻、电灼或手术等方法去除疣体。

小 结

病毒是一类个体微小、缺乏完整细胞结构,只含有一种核酸(DNA 或 RNA),必须在易感细胞内以复制方式进行增殖的非细胞型微生物,测量病毒大小的单位为纳米(nm)。病毒的基本结构是以核酸为核心,外围衣壳蛋白构成的核衣壳。有的病毒核衣壳外有包膜包绕。病毒的增殖方式称为复制。复制的过程分为吸附、穿入、脱壳、生物合成和组装并释放五个步骤。

当两种不同的病毒或两株性质不同的同种病毒,同时或先后感染同一细胞或机体时,可发生一种病毒抑制另一种病毒增殖的现象,称为病毒的干扰现象。干扰现象是干扰素产生所引起的。干扰素是机体细胞受病毒感染或其他干扰素诱生剂作用后,由细胞基因组控制产生的一类蛋白质,该蛋白质具有抗病毒增殖、免疫调节和抗肿瘤等多种生物学作用。感染细菌、真菌、放线菌或螺旋体等微生物的病毒称为噬菌体,噬菌体分为毒性噬菌体和温和噬菌体或溶源性噬菌体。噬菌体是目前分子生物学研究的重要工具。

病毒的人工培养通常采用的方法主要有细胞培养、鸡胚接种和动物接种。病毒在个体之间的传播方式主要包括水平传播和垂直传播,引起临床不同类型的感染。病毒的感染分为隐性感染和显性感染,根据病程的长短又分为急性感染和持续性感染,持续性感染是病毒感染中一种重要的感染类型。病毒可在机体内持续数月至数年,甚至数十年。大致可分为慢性感染、潜伏性感染和慢发感染。

引起人类疾病的病毒种类非常多,常见的病毒包括:流行性感冒病毒、引起小儿麻痹症的脊髓灰质炎病毒、肝炎病毒、引起免疫缺陷综合征的人类免疫缺陷病毒,以及狂犬病病毒、疱疹病毒、出血热病毒等。其中,流感病毒的变异性与流行之间的关系、肝炎病毒的发病机制、抗原抗体系统检测、人类免疫缺陷病毒的致病性、疫苗的临床试验等都是当今人类研究和关注的重点。

目标检测

一、名词解释

病毒　干扰素　包涵体　噬菌体　抗原漂移　垂直传播

二、填空题

1. 病毒体的基本结构由_____和_____构成,称_____。
2. 病毒的复制周期包括_____、_____、_____和_____。
3. 病毒对温度的抵抗力表现为耐_____不耐_____;加热_____℃_____分钟即可使病毒失去感染性,称为_____。
4. 病毒在宿主个体间的传播途径有_____传播和_____传播。
5. 病毒的持续性感染包括_____、_____和_____三种,水痘-带状疱疹病毒可发生_____感染,而亚急性硬化性全脑炎则属于_____感染。
6. 在肝炎病毒中,由粪-口途径传播的有_____和_____;由血液和垂直途径传播的有_____、_____和_____;属于DNA病毒的有_____;属于缺损病毒的是_____。
7. 乙型肝炎病毒"大三阳"的指标指的是_____、_____和_____。
8. HIV的中文全称是_____,引起的疾病的英文缩写是_____。

三、选择题

1. 病毒的基本结构是(　　)
   A. 核酸和包膜　　　　B. 衣壳和包膜
   C. 核酸、包膜和刺突　D. 核酸和衣壳
   E. 核衣壳和包膜
2. 病毒增殖、遗传与变异的物质基础是(　　)
   A. 质粒的核酸　　　　B. 衣壳蛋白
   C. 病毒核酸　　　　　D. 结构基因
   E. 脂多糖
3. 构成病毒包膜的成分是(　　)
   A. 核酸、蛋白质和糖类
   B. 酶类、脂质和核酸
   C. 糖类、脂质和核酸
   D. 脂质、蛋白质和糖类
   E. 蛋白质、脂质和核酸
4. 病毒增殖的方式与下列哪种微生物相似(　　)
   A. 衣原体　　　　B. 支原体
   C. 螺旋体　　　　D. 立克次体
   E. 噬菌体
5. 关于病毒特性,下列叙述哪项不正确(　　)
   A. 以复制方式增殖
   B. 只有一种核酸
   C. 属原核细胞型微生物
   D. 对抗生素不敏感
   E. 对干扰素敏感
6. 细胞融合有利于病毒的(　　)
   A. 吸附　　　　B. 脱壳
   C. 扩散　　　　D. 复制
   E. 释放
7. 病毒感染后不出现明显的临床症状称(　　)
   A. 潜伏感染　　　B. 隐性感染
   C. 慢发病毒感染　D. 持续性感染
   E. 慢性感染
8. 划分流感病毒亚型的依据是(　　)
   A. 核蛋白抗原
   B. M蛋白
   C. 血凝素和神经氨酸酶
   D. 核酸类型
   E. 培养特性
9. 脊髓灰质炎病毒的传播途径是(　　)
   A. 空气传播　　B. 经血液传播
   C. 虫媒传播　　D. 粪-口传播
   E. 垂直传播
10. 甲型肝炎病毒的主要传播途径是(　　)
    A. 呼吸道传播　　B. 粪-口传播
    C. 血液传播　　　D. 蚊虫叮咬
    E. 性接触
11. HBV感染的主要标志是(　　)
    A. HBsAg　　　　B. 抗-HBs
    C. HBcAg　　　　D. HBeAg
    E. 抗-HBe
12. 下列哪种病毒属缺陷病毒(　　)
    A. 甲型肝炎病毒　　B. 乙型肝炎病毒

C. 丙型肝炎病毒　　　D. 丁型肝炎病毒
  E. 戊型肝炎病毒
13. 肝炎病毒的传播途径不包括(　　)
  A. 粪-口途径　　　　B. 血液传播
  C. 密切接触传播　　　D. 呼吸道传播
  E. 垂直传播
14. HIV 侵犯的主要细胞是(　　)
  A. T 细胞　　　　　　B. CD8 细胞
  C. CD4 细胞　　　　　D. B 细胞
  E. T 细胞和 B 细胞
15. HIV 的传播途径不包括(　　)
  A. 同性或异性间性行为
  B. 药物依赖者共同污染 HIV 的注射器
  C. 输血和器官移植
  D. 母婴垂直传播和围生期传播
  E. 日常生活的一般接触
16. 下列哪种病毒感染人体后可引起"恐水症"
  (　　)
  A. 乙脑病毒　　　　　B. 狂犬病病毒
  C. 出血热病毒　　　　D. 黄热病病毒
  E. 登革病毒
17. 可引起慢发感染的病毒是(　　)
  A. 乙型肝炎病毒　　　B. 麻疹病毒
  C. 风疹病毒　　　　　D. 狂犬病病毒

  E. 登革病毒
18. 单纯疱疹病毒Ⅱ型可引起(　　)
  A. 子宫颈癌　　　　　B. Kaposi 肉瘤
  C. 原发性肝癌　　　　D. B 细胞淋巴瘤
  E. 鼻咽癌
19. 不能经虫媒传播感染的病毒是(　　)
  A. 乙型脑炎病毒　　　B. 森林脑炎病毒
  C. 登革病毒　　　　　D. 狂犬病病毒
  E. 黄热病病毒
20. 流行性乙型脑炎病毒的传染源是(　　)
  A. 家畜和家禽　　　　B. 蚊
  C. 虱　　　　　　　　D. 蜱
  E. 螨
21. 流行性乙型脑炎病毒的传播途径是(　　)
  A. 跳蚤叮咬　　　　　B. 蜱叮咬
  C. 蚊叮咬　　　　　　D. 螨叮咬
  E. 虱叮咬

四、简答题

1. 病毒有哪些特点？
2. 病毒的增殖方式和其他微生物有何不同？
3. 简述病毒的基本结构、化学组成及功能。
4. 简述干扰素的分类及主要生物学作用。
5. 叙述乙型肝炎病毒的抗原抗体组成及临床意义。

第6章　微生物的分布与消毒灭菌

> **学习目标**
> 1. 了解微生物的分布,掌握正常菌群的概念和菌群失调的原因。
> 2. 了解灭菌、消毒、防腐、无菌的概念。
> 3. 掌握高压蒸汽灭菌法的灭菌原理、操作要点及用途,了解其他物理灭菌法。
> 4. 掌握化学灭菌剂、消毒剂的抗微生物作用机制,了解常用消毒剂的种类和用途。

第1节　微生物的分布

微生物在自然界分布广泛,无论是土壤、水、空气及动植物体内,都有它们的踪迹,其中绝大多数微生物对人类及动植物是无害甚至是有益的,但一些致病性微生物会引起人类及动植物的疾病。了解各种微生物,尤其是病原微生物的分布,将为消毒、灭菌工作的实施提供重要的理论依据。

一、微生物在自然界的分布

(一)水中的微生物

水是腐生菌生长繁殖的天然环境,但大多数病原菌却只能在水中存活一段时间,而不在水中繁殖。由于水极易受到病原体的污染,且与人类关系密切,故水是多种疾病的媒介。水中有细菌、病毒、真菌等,种类繁多。水中细菌的分布极为广泛,主要来自土壤、空气、尘埃、人畜排泄物和动植物尸体,其中的病原菌主要有伤寒、副伤寒、痢疾杆菌、霍乱弧菌、大肠埃希菌等,均可经水引起疾病而在人群中流行。判断水污染程度最可靠的办法是直接检测水中的病原菌。目前以测定水中细菌总数和大肠菌群数为指标(具体检测方法见实验),我国卫生标准规定:每毫升饮水中的细菌总数不得超过100个;每1000ml水中大肠菌群数少于3个。大肠菌群是指一群在37℃ 24小时能发酵乳糖,产酸产气,需氧或兼性厌氧的革兰阴性菌。

由于水是人类生活、生产所必不可少的,所以要严格保护好水源。对于制药行业而言,制药和配药过程都离不开水,因而在各个不同环节所用的水必须符合标准,才能保证药品的质量。

(二)土壤中的微生物

土壤中有各种有机物、无机物,pH接近中性,温度也比较稳定,因而是微生物生长繁殖的良好环境。土壤中的微生物主要分布于地面以下10~30cm处,深层土壤和地表则较少。其中,以细菌最多,占总数的70%~90%,其次是放线菌和真菌,藻类和原生生物较少。

土壤中的病原微生物种类很多,主要有痢疾杆菌、伤寒杆菌、产气荚膜杆菌、破伤风杆菌等。病原菌一般为异养菌,在土壤中一般不能旺盛地繁殖,加上理化因素的作用和腐生菌的拮抗作用,故大多数不能长期存活,但有芽孢的细菌和产孢子的真菌存活时间较长。植物药材尤其是根类药材,由于带有土壤中的多种微生物,采集后应及时晒干,妥善处理,否则易发生霉败变质而丧失药用价值。

(三)空气中的微生物

空气中缺乏微生物生长繁殖所需要的营养物质和足够的水分,加上光、电、射线等作用,所以空气不是微生物生命活动的理想场所,进入空气中的微生物可做短暂停留而不能生长繁殖。空气中的病原微生物主要是经呼吸道感染的细菌和病毒,如结核杆菌、白喉杆菌、百日咳杆菌、流感病毒、流行性腮腺炎病毒、麻疹病毒、风疹病毒等,主要来源于感染的人、畜排泄物及分泌物。

不同场所空气中的微生物数量不同,与人口密度、植物数量、气温、湿度及风力等因素有关。一般而言,靠近地面的空气污染严重,随高度的上升,空气中微生物的数量逐渐减少。不同季节空气中的微生物数量不同,一般夏季比冬季多,雨、雪之后空气中的微生物减少。室内空气中的微生物的数量与室内活动的人数密切相关,但在空气流通的情况下,微生物的数量会大大减少,所以房间要经常通风,尤其在秋冬季节呼吸道疾病高发期,室内通风可降低空气中微生物的传播作用。

二、微生物在人体的分布

在人体的皮肤以及与外界相通的口腔、鼻咽腔、胃肠道、泌尿生殖道等部位,都有不同种类的微生物生长繁殖,这些微生物群有一定的种类和数量,它们与宿主及体外环境三者保持着动态平衡,构成相互制约的生态系统,正常情况下有益于宿主健康,这些微生物称为人体的正常菌群。人体为正常菌群提供了良好的生存环境,而微生物的存在一般也是有益的。正常菌群的生理作用如下。

1. 生物拮抗作用 正常菌群通过黏附和繁殖能形成一层自然菌膜,对外来致病菌的侵入起着拮抗和防御作用,因而对宿主起到一定程度的保护。

2. 刺激免疫应答 正常菌群可以刺激机体免疫系统的发育成熟,具有免疫原性,有促分裂和佐剂的作用,是机体抗感染免疫的重要组成部分。

3. 合成维生素 有些微生物能合成维生素,如生物素、叶酸、吡哆醇及维生素 K 等,供人体吸收利用。

4. 促进代谢的作用 正常菌群参与糖、蛋白质、脂肪等的代谢,如肠道正常菌群可把不溶性的蛋白质、糖类转化为可溶状态,促进人体的消化吸收。

人体不同部位正常菌群的分布见表 6-1。

表 6-1 正常菌群在人体的分布

部位	常见的微生物
皮肤	葡萄球菌、类白喉杆菌、铜绿假单胞菌、大肠埃希菌、非致病性分枝杆菌、真菌
口腔	葡萄球菌、肺炎链球菌、奈瑟菌、放线菌、乳酸杆菌、螺旋体、真菌
眼结膜	葡萄球菌、结膜干燥杆菌、奈瑟菌
鼻咽腔	葡萄球菌、肺炎链球菌、奈瑟菌、变形杆菌、大肠埃希菌、类杆菌、真菌
外耳道	葡萄球菌、类白喉棒状杆菌、铜绿假单胞菌、抗酸杆菌
肠道	大肠杆菌、变形杆菌、铜绿假单胞菌、拟杆菌、乳酸杆菌、双歧杆菌、产气肠杆菌、破伤风杆菌、类杆菌、葡萄球菌、粪链球菌、白假丝酵母菌、真菌、腺病毒
尿道	大肠埃希菌、类白喉棒状杆菌、拟杆菌、变形杆菌、葡萄球菌
阴道	大肠埃希菌、葡萄球菌、乳酸杆菌、双歧杆菌、支原体

在特定的条件下,正常菌群与人体之间的生态平衡被打破,使正常菌群发生数量、种类的变化,不致病的正常菌群成为条件致病菌,称为菌群失调。通常将由于正常菌群中各菌比例失调而导致的临床症状称为菌群失调症。原因有:①机体免疫力低下,如应用抗肿瘤药物、放射性治

疗、慢性病长期消耗等导致机体免疫力下降;②正常菌群的移位,如大肠埃希菌从寄居的肠道部位进入腹腔或泌尿生殖道,可引起腹膜炎、泌尿道感染;③不适当长期使用抗菌药物导致菌群失调,由于抗菌药物的大量使用,尤其是广谱抗生素的滥用,使得许多正常菌群被杀灭或抑制,原来各菌间的平衡被打破而致病。

 知识考点 正常菌群的作用、菌群失调及其原因

第2节 消毒与灭菌

人类与微生物共同生活在地球上,大多数微生物对人类是有益的,但也有微生物是有害的,它们使食品腐败,污染药品,使人和动植物生病,从而直接危害人类的健康,或者给人们造成经济损失。因此,人们通过消毒与灭菌的方法达到杀灭和控制有害微生物的目的,以下介绍几个消毒学术语。

灭菌(sterilization):利用理化方法杀死物体或介质中所有的微生物,包括致病的和非致病的各种微生物,以及细菌的芽孢。灭菌后的物品即成无菌状态。

消毒(disinfection):利用理化方法杀死物体或介质中的病原微生物,但不一定杀死芽孢。通过消毒可以达到防止病原微生物传播的目的。

防腐(antisepsis):利用理化方法防止或抑制微生物生长繁殖的方法。用于防腐的化学药物称为防腐剂。许多药物在低浓度时只有抑菌作用,浓度增高或延长作用时间,则有杀菌作用。

无菌(asepsis):指物体上或容器内没有活菌的意思。防止微生物进入机体或物体的方法称为无菌操作。无菌操作所用的器具和材料都要进行灭菌处理。

消毒与灭菌的方法主要有物理方法、化学方法和生物法,本节介绍物理方法和化学方法。

一、物 理 方 法

(一)热力灭菌法

热力灭菌法是最经济和有效的灭菌方法,利用高温使微生物的蛋白质和核酸等重要生物高分子变性、破坏,从而导致微生物死亡。通常将热力灭菌法分为干热法和湿热法两类。

1. 干热灭菌、消毒法

(1)焚烧与烧灼:焚烧适用于无用的衣物、动植物的尸体等,是一种简单、迅速、彻底的灭菌方法,因对物品的破坏性大,故应用范围有限;烧灼适用于微生物实验室接种环、接种针、涂菌棒等耐高温的金属器材。

(2)干烤:适用于高温下不损坏、不变质的物品,如药粉、玻璃制品、金属制品等,不适用于纤维织物、塑料制品。干烤灭菌的温度和维持时间应根据具体灭菌对象来确定,一般在160~170℃持续2小时才能杀死细菌和芽孢。对一些要用纸、布、棉花等包裹的物品,温度可降至140℃延长时间至3小时。

使用烤箱灭菌时应注意以下事项:①器械应洗净后再干烤,以防附着在表面的污物碳化;②玻璃器皿应洗净并完全干燥再灭菌,灭菌后应等温度降至40℃以下再打开烤箱,防止炸裂;③物品包装不宜过大,安放的物品勿超过烤箱高度的2/3,并留有空隙,以利于热空气的对流;④灭菌过程中不得中途打开烤箱放入新的物品;⑤灭菌时间从烤箱内温度达到要求温度时算起。

2. 湿热灭菌、消毒法 湿热灭菌是在流通蒸汽或水中进行,在相同温度下效果比干热灭菌好,其主要原因是:一方面由于湿热蒸汽穿透力强,而且在水分存在的条件下菌体蛋白更易变性

凝固;另一方面水蒸气与物品表面接触后,凝固成水并放出潜热,使被灭菌物体的温度迅速升高,加速微生物的死亡。

(1) 煮沸法:适用于消毒食具、注射器、刀、剪等,一般水沸腾后再煮 5～10 分钟可杀灭细菌的繁殖体,煮沸 1～2 小时可杀死细菌的芽孢。

(2) 巴氏消毒法:适用于酒类、牛奶、干酪、糖浆等食品的消毒。巴氏消毒法有两种,一是 63℃维持 30 分钟;二是 72℃维持 15 秒。此法在杀死致病菌的同时又能保持食品的风味。

(3) 流通蒸汽消毒法:适用于食品、食具及其他一些不耐高温物品的消毒。一般 100℃左右维持 15～30 分钟可以杀死细菌的营养体,但不能杀死全部芽孢。

(4) 间歇蒸汽灭菌法:对于被细菌芽孢污染的物品,可采用间隙灭菌法。将物品经 100℃左右维持 15～30 分钟后取出放置于 37℃恒温箱培养,使芽孢萌发成营养体,次日重复以上操作,连续 3 次可杀尽物品中的芽孢。此法适用于不耐高热的含糖、血清、牛奶等培养基的灭菌。

(5) 高压蒸汽灭菌法:适用于培养基、生理盐水、工作服、敷料、玻璃器皿等能耐高温的物品。一般物品灭菌在 $1.05 kg/cm^2$ 压力,即温度 121.3℃,15～30 分钟,可杀灭所有的病原微生物和细菌的芽孢。高压灭菌器的种类很多,可根据不同的需要选用合适的灭菌器,但其原理都是利用饱和蒸汽压力与温度成正比的关系。以下介绍实验室常用的手提式高压灭菌锅在具体使用时应注意的事项:①在压力锅内加入适量的水;②物品摆放要疏松,若物品摆放过于紧靠,会影响蒸汽的流通和灭菌效果;③使锅盖密闭后打开排气阀加热,排气约数分钟,使器内冷空气被排尽后关闭排气阀,若锅内有冷空气,虽然压力表上显示的压力已达到标准,但器内并非饱和蒸汽,所以温度没有达到预定值,因而可能影响灭菌效果;④维持时间是从达到要求的温度时开始计时;⑤灭菌完毕后等压力自然降至零时打开灭菌器,不可过早放气开盖,以防培养基冲出容器。

 知识考点 高压蒸汽灭菌为何要排放冷空气

(二) 辐射灭菌法

辐射灭菌是利用电磁辐射产生的电磁波杀死大多数物质上微生物的一种有效方法。用于灭菌的电磁波有微波、紫外线(UV)、X 射线和 γ 射线等,它们都能通过特定的方式控制微生物生长或杀死微生物。以下主要介绍紫外线的消毒和灭菌作用。

紫外线是一种低能量的电磁辐射,波长范围为 100～400nm,其中 200～300nm 的紫外线杀菌作用最强,主要原因是可以被蛋白质(约 280nm)和核酸(约 260nm)吸收,使其变性失活。其杀菌原理是紫外线易被核蛋白吸收,使 DNA 的同一条螺旋体上相邻的碱基形成胸腺嘧啶二聚体,从而干扰 DNA 的复制,导致细菌死亡或变异。紫外线的穿透能力弱,不能通过普通玻璃、尘埃,主要用于消毒物体表面及空气、手术室、无菌操作实验室和烧伤病房,亦可用于不耐热物品表面消毒。杀菌波长的紫外线对人体皮肤、眼睛均有损伤作用,使用时应注意防护。此外,紫外线可使空气中产生臭氧,对人体健康有影响。

在实际使用中,一般无菌操作室内,一支 30W 的紫外线灯照射 30 分钟左右可杀死空气中的微生物。其杀菌效果还与光源的强度、与被照物的距离、照射时间、湿度等因素有关。如果照射时间或剂量不足,可引起一些微生物变异或复活。

(三) 过滤除菌法

过滤除菌是通过致密的过滤材料,机械地滤去气体或液体中的微生物,但不能将其杀死。过滤除菌法适用于不耐热、也不能以化学方法处理的液体和气体,如抗生素、血清、维生素、酶等溶液。细菌滤器是利用孔径为 0.22～0.45μm 的微孔滤膜进行过滤,目前常用的是硝酸纤维素或乙酸纤维素制成的滤膜,但缺点是不能滤去比细菌小的如病毒、支原体等微生物。

(四) 低温

低温和加热的不同之处是这种方法不是简单地破坏微生物，而是抑制微生物的生长和繁殖。多数微生物能耐受低温，虽然代谢缓慢但仍有生命。此外，迅速冷冻可使细胞内的水分形成均匀的玻璃样结晶，大大减少微生物的死亡，为了避免解冻时对细菌的损伤，可在低温状态下真空抽干去尽水分，即冷冻真空干燥法，此法常用于菌种保藏。

(五) 其他物理方法

1. 超声波 频率高于20 000Hz 的声波为超声波，可引起微生物的细胞壁破裂，内含物外溢，是破碎细胞的常用方法，但不是理想的灭菌方法。

2. 干燥 可引起微生物细胞脱水和胞内盐类浓度增高而导致死亡，所以常将药材、食品、粮食等用自然干燥、烤干、晒干等方法除去水分，抑制微生物的生长。

二、化 学 方 法

化学消毒剂的种类很多，它们的杀菌强度各不相同，有的可以作为灭菌剂使用，有的只能作为消毒剂。一般来说，灭菌剂可作为消毒剂，只要减小处理剂量和缩短时间即可。消毒剂不仅能杀死病原体，同时对人体组织细胞也有损伤作用，所以消毒剂只限外用，如皮肤黏膜、浅表的伤口、物品和周围环境的消毒。

(一) 常用的消毒剂

1. 醇类消毒剂

（1）乙醇：俗称酒精，是一种应用广泛、效果可靠的消毒剂。根据国家标准分为食用、医用和工业用乙醇，非食用乙醇因含有甲醇或其他变性剂，不可饮用。经试验，70%（W/W）乙醇杀菌力最强，比起高浓度的乙醇，分布均、对皮肤无损害作用，被推荐为外科皮肤消毒的常规浓度。70%重量百分比乙醇（W/W）相当于77%体积百分比浓度（V/V），为了配制方便，多数采用80%（V/V）或75%（V/V）的浓度。乙醇杀菌力强，但对芽孢的作用不大。

（2）苯氧乙醇：无色油状液体，微溶于水，对铜绿假单胞菌有较强的杀灭作用，对其他革兰阳性菌和革兰阴性菌作用较差，用2%溶液可治疗铜绿假单胞菌感染的脓肿。

 知识考点 为何不使用95%乙醇做消毒剂

2. 醛类消毒剂

（1）甲醛：是具有强烈刺激性气味的液体，市售的甲醛浓度为37%～40%，能于水或醇以任何比例混合。甲醛对细菌的芽孢、繁殖体、病毒、真菌等均有杀灭作用。通常用10%甲醛液加热熏蒸，对密闭容器或房间（车间、无菌室等）内的物品、空气进行消毒，但甲醛不适于药品、食品存放地的空气消毒。34%～38%甲醛可用于尸体的保存。

（2）戊二醛：在化学消毒剂的发展史上，继甲醛（第一代）和环氧乙烷（第二代）之后，戊二醛被誉为第三代化学消毒剂。戊二醛对细菌繁殖体、芽孢、分枝杆菌、真菌和病毒都有杀灭作用。通常2%溶液经10分钟可杀死细菌和病毒；以0.3%碳酸氢钠调pH 7.8～8.5配成的戊二醛水溶液有较强的杀菌作用，可灭杀芽孢、病毒和真菌。由于戊二醛具有广谱、高效、快速、腐蚀性小等优点，因而在医疗器械、精密仪器、实验室消毒等方面应用广泛。

3. 卤素类消毒剂

（1）氯气：为黄绿色气体，一般经过压缩和冷却后储存于钢瓶中，又称为液氯。将液氯通入水中能很快与水发生反应，生成杀菌力很强的次氯酸，所以常用于消毒自来水和污水。

（2）含氯石灰：又称漂白粉，是一种混合物，主要成分为次氯酸钙，对细菌、真菌、病毒等有较好的杀灭效果,但不能杀死芽孢。5%～10%溶液可用于消毒手、家具和排泄物。

(3) 碘及含碘消毒剂:碘微溶于水,易溶于有机溶剂。目前常用剂型有碘酊和碘液(有效碘含量一般为2%)、碘甘油等,其中游离碘是主要的杀菌成分,是广谱、高效的杀菌剂,可应用于皮肤黏膜、创面的消毒,还可用于不耐热物品的消毒,如外科器械中的倒液管、橡胶塑料制品等。

4. 酚类消毒剂

(1) 苯酚:是酚类化合物中最古老的消毒剂,在20世纪70年代以前,广泛应用于医学和卫生防疫消毒。由于它对组织有腐蚀性和刺激性,其蒸汽对人有毒性,且为低效消毒剂,故目前已很少使用,但仍用它作为苯酚系数来表示杀菌强度,以评价其他消毒剂的杀菌强度。

(2) 煤酚皂溶液:又称来苏水,是甲酚和肥皂水的混合液。煤酚皂溶液能杀死细菌繁殖体,但对芽孢作用不大。它可用于对无生命物品的卫生防疫消毒处理,一般使用浓度为1%～5%溶液浸泡、喷洒或擦抹污染物品表面,如实验室器皿的浸泡、家具、地板、墙面的喷雾等,30～60分钟可达到消毒要求。

5. 烷基化气体消毒剂 环氧乙烷是一种小分子气体消毒剂,灭菌原理是由于它能与核酸和蛋白质中的氨基($-NH_2$)、羟基($-OH$)、羧基($-COOH$)和巯基($-SH$)起反应,改变了核酸和蛋白质的性质,使菌体造成不可逆的破坏。环氧乙烷对细菌、芽孢、病毒及真菌都有较强的杀菌作用,可用于纸张、皮革、木材、化纤制品等的消毒,在医学上用于生物制品、医药制剂、染菌设备等的灭菌。使用时应注意环氧乙烷易燃易爆,要严禁接触明火。

6. 氧化剂类消毒剂

(1) 过氧化氢:又称双氧水,是一种强氧化剂,可杀灭细菌及其芽孢、真菌、病毒等微生物。对不耐热的塑料制品、餐具、交通工具均可使用过氧化氢消毒。过氧化氢用于隐形眼镜的消毒,不仅可以杀死一般的细菌,也可杀灭真菌和阿米巴原虫。临床上,3%过氧化氢用于伤口和口腔黏膜的消毒,用1%～1.5%过氧化氢液漱口,可治疗和预防口腔炎、咽炎等疾病。

(2) 过氧乙酸:又称过醋酸,是无色透明、弱酸性的液体,易溶于水和有机溶剂,是一种广谱、高效、廉价的消毒剂,广泛应用于医疗器械、环境、物体表面及纤维制品的消毒。

(3) 臭氧(O_3):是一种强氧化剂,对微生物具有较强的杀灭作用。一般认为其灭菌机制主要是分解后产生新生态氧的氧化作用,可用于水、游泳池、空气、物品表面、医疗器械和设备等的消毒。

(4) 高锰酸钾:是强氧化剂,能释放出新生态氧使微生物体内的活性基团被氧化而发挥杀菌作用。0.1%高锰酸钾溶液可用于皮肤、口腔,以及蔬菜、瓜果的消毒。

7. 季铵盐类消毒剂 均属阳离子表面活性剂,因细菌一般带负电,故有较强的杀菌作用。此类消毒剂的杀菌机制主要是改变细胞的渗透性使菌体破裂,同时使酶蛋白变性。苯扎溴铵(又称新洁尔灭)是常用的消毒剂,对化脓性病原菌、肠道菌和一些病毒有良好的杀灭能力,但对乙型肝炎病毒、结核杆菌的效果不佳。苯扎溴铵性质稳定、无腐蚀性、无毒,可用于皮肤、黏膜、感染伤口等的消毒。

8. 其他消毒剂 甲紫是常用的一种染料消毒剂,所带的阳离子易与细菌蛋白质羧基结合而抑制或杀灭微生物。2%～4%甲紫溶液可用于伤口感染的消毒。

酸性和碱性消毒剂也是常用的消毒剂,因过酸、过碱的环境都会导致微生物代谢障碍,甚至死亡。碱类中常用20%石灰水进行地面、排泄物的消毒;酸类中的乳酸、醋酸用熏蒸的方法可用于房间空气的消毒以防呼吸道感染;硼酸可用作洗眼剂。

 知识考点 各种化学消毒剂的适用范围

(二)化学消毒剂的作用原理

不同的化学消毒剂其作用原理也不完全相同,一种化学消毒剂对细菌的影响常以其中一方面为主,兼有其他方面的作用。消毒剂的抑菌或杀菌机制归纳起来主要是以下三点。

1. 微生物蛋白质变性 以上所介绍的消毒剂大部分可引起蛋白质的变性,如重金属类与蛋白质的巯基结合而使之失活;醇类使蛋白质变性凝固;醛类与蛋白质的氨基反应使蛋白质变性等。

2. 破坏细胞的表面结构 如酚类、醇类、表面活性剂等能破坏细胞壁或细胞膜的表面结构,使胞质内的成分渗漏出细胞外而造成细菌的死亡。

3. 干扰和破坏细菌酶的活性 影响细菌的新陈代谢。

(三) 影响消毒效果的因素

1. 消毒剂的性质、浓度与作用时间 首先要根据消毒对象选择合适的消毒剂,其次正确的配方能更有效地杀灭微生物。各种消毒剂的理化性质不同,对微生物的作用大小也有差异。例如,表面活性剂对革兰阳性菌的灭菌效果比对革兰阴性菌好,甲紫对葡萄球菌的效果特别强。

同一种消毒剂的浓度不同,其消毒效果也不一样。大多数消毒剂在高浓度时起杀菌作用,低浓度时则只有抑菌作用。在一定浓度下,消毒剂对某种细菌的作用时间越长,其效果也越好。

2. 微生物的污染程度 微生物污染程度越严重,消毒就越困难,因为微生物彼此重叠,加强了机械保护作用。所以在处理污染严重的物品时,必须加大消毒剂浓度或延长消毒作用的时间。

3. 微生物的种类和生活状态 不同的细菌对消毒剂的抵抗力不同,细菌芽孢的抵抗力最强,幼龄菌比老龄菌敏感。

4. 环境因素 当细菌和有机物特别是蛋白质混在一起时,某些消毒剂的杀菌效果可受到明显影响,因此在消毒皮肤及器械前应先清洁再消毒。

5. 温度、湿度和酸碱度 消毒速度一般随温度的升高而加快,所以温度越高消毒效果越好;湿度对许多气体消毒剂有影响;酸碱度的变化可影响消毒剂的杀灭作用。例如,季铵盐类化合物在碱性环境中杀灭微生物效果较好;酚类则在酸性条件下杀灭微生物的作用较强。

小 结

利用消毒与灭菌方法抑制或杀灭微生物,是制造和保存药品、预防传染病发生的重要手段。消毒灭菌方法分为物理方法和化学方法两大类。物理方法主要介绍了热力灭菌、辐射及过滤除菌等方法;化学方法主要介绍常用的消毒剂的种类及作用机制。根据所需消毒、灭菌物品的性质选用不同的方法,因此必须掌握各种方法的作用原理、特点和作用范围。

目标检测

一、名词解释

正常菌群 菌群失调 灭菌 消毒 防腐

二、填空题

1. 紫外线对微生物细胞最具杀伤力的波长是_____nm。
2. 我国卫生标准规定:每毫升饮水中的细菌总数不得超过_____个,每1000ml饮水中大肠菌群数不得超过_____个。
3. 实验室中高压蒸汽灭菌法常用的灭菌温度是_____,灭菌时间是_____。

三、选择题

1. 杀灭细菌芽孢最常用而有效的方法是( )
   A. 紫外线照射 B. 干烤灭菌法
   C. 间歇灭菌法 D. 流通蒸汽灭菌法
   E. 高压蒸汽灭菌法
2. 乙醇消毒最适宜的浓度是( )
   A. 100% B. 95%
   C. 75 % D. 50%
   E. 30%
3. 湿热灭菌法中效果最好的是( )

A. 高压蒸汽灭菌法   B. 流通蒸汽法
C. 间歇灭菌法   D. 巴氏消毒法
E. 煮沸法

4. 关于紫外线,下述哪项不正确(   )
   A. 能干扰 DNA 合成
   B. 消毒效果与作用时间有关
   C. 常用于空气、物品表面消毒
   D. 对眼和皮肤有刺激作用
   E. 穿透力强

5. 干烤灭菌的条件是(   )
   A. 100℃ 60 分钟   B. 160~170℃ 2 小时
   C. 150℃ 2 小时   D. 200℃ 30 分钟
   E. 185℃ 90 分钟

6. 血清、抗毒素等可用下列哪种方法除菌(   )
   A. 加热 56℃ 30 分钟   B. 紫外线照射
   C. 滤菌器过滤   D. 高压蒸汽灭菌
   E. 巴氏消毒法

四、简答题

1. 在同一温度下,为什么湿热灭菌法比干热灭菌法效果要好?
2. 利用高压蒸汽灭菌时,为什么要先排放冷空气?
3. 列表比较一些常用消毒剂的名称、适用范围和作用机制。

第7章 微生物的遗传和变异

> **学习目标**
> 1. 掌握微生物遗传、变异的物质基础。
> 2. 掌握基因突变、基因转移和重组的方式与机制。
> 3. 熟悉菌种选育和保藏的基本理论、方法。
> 4. 熟悉质粒的基本特征及重要的质粒类型。
> 5. 了解基因工程的定义、应用和发展。

微生物和其他生物一样,具有遗传和变异的生命特征。微生物的遗传性(heredity)是指微生物的子代和亲代之间表现出的相似性,也就是形态、结构、代谢、繁殖、毒力和对药物的敏感性等性状相对稳定,并能够代代相传,保证了物种的存在和延续;微生物的变异性(variation)是指微生物的子代和亲代之间,以及子代不同个体之间出现某些性状的差异,推动了物种的进化和发展。

表7-1 基因型变异与非遗传性变异的主要区别

特点	遗传性变异	非遗传性变异
基因结构改变	有	无
可逆性	不可逆	可逆
稳定性	稳定	不稳定
遗传性	可遗传	不能遗传
发生情况	个别	普遍

微生物的变异分为遗传性变异和非遗传性变异。遗传性变异又称基因型变异(genotypic variation),往往只是微生物某一群体中的少数个体由于内部的遗传物质 DNA 或 RNA 通过突变或基因转移而导致某些性状发生变异,并且变异了的性状可以相对稳定地传给后代。非遗传性变异又称表型变异(phenotypic variation)或表型性改变,是指当外界环境条件发生改变时微生物群体发生暂时的形态或生理等特性的改变,但这种变异并非遗传物质基因水平的改变,其性状是可逆的,变异性状不能遗传给后代。两者主要区别见表7-1。

微生物由于具有个体小、结构简单、生活周期短,常能在简单的合成培养基上迅速繁殖等特点,并且可以在相同条件下处理大量个体,因而成为目前研究遗传学基本理论问题的重要工具。对微生物变异规律的深入研究,不仅促进了分子生物学的发展,而且为菌种选育和菌种保藏等工作提供了丰富的理论基础。对遗传变异理论的研究,还推动了基因工程研究工作的发展,可以定向地转移遗传物质以获得理想的新药产生菌——"工程菌"等。

第1节 微生物的变异现象

微生物的变异现象可见于微生物的各种性状,表现为形态结构、菌落、抗原性、毒力、酶活性、耐药性、空斑、宿主范围等的变异。

1. 菌体形态、结构变异 细菌在不同的生长时期菌体形态和大小可以不同,生长过程中受外界环境条件的影响也可发生形态变异。例如,细菌的 L 型形态呈现高度多形性,且对渗透压敏感,在普通培养基中不能生长。细菌的一些特殊结构,如荚膜、芽孢、鞭毛等也可发生变异。

2. 菌落形态变异 新分离菌株的菌落通常呈光滑型(smooth,S 型),表面光滑、湿润、边缘整齐,当在人工培养基上多次传代后,可出现粗糙型(rough,R 型)菌落,表面粗糙、干皱、边缘不整齐。这种菌落的变异称 S-R 型变异。

3. 毒力变异 细菌长期人工培养或在培养基中加入少量对细菌有害的化学药物,如抗生素和免疫血清等可使细菌的毒力减弱或消失。例如,Calmette 和 Guerin 两位科学家足足花了 13 年的时间,将有毒的牛型结核杆菌培养在含有胆汁、马铃薯和甘油的培养基中,终于成功培育了第 230 代被驯服的结核杆菌,得到了毒力减弱而抗原性完整的变异菌株,即卡介苗(BCG),用于人工接种预防结核病。

4. 酶活性变异 在外界环境影响下,可诱导细菌合成新的酶类,这种新合成的酶类称为诱导酶。如大肠埃希菌可因环境中持续存在乳糖而合成与乳糖代谢有关的诱导酶,从而分解乳糖,若环境中不持续存在乳糖,则此种酶类也随之消失。这种酶活性变异仅是表型改变,属非遗传性变异。此外,营养缺陷型也是一种酶活性变异的表现,但属于基因型突变。

5. 耐药性变异 是对某种抗菌药物敏感的细菌变成对该药物耐受的变异。其产生可通过细菌染色体耐药基因的突变、耐药质粒的转移和转座子的插入,使细菌产生一些新的酶类或多肽类物质,破坏抗菌药物或阻挡药物向靶细胞穿透,或发生新的代谢途径,从而产生对抗生素的耐药性,造成临床药物治疗的失败。

 知识考点 遗传性变异和非遗传性变异的区别

第 2 节 微生物遗传的物质基础

遗传的物质基础究竟是蛋白质还是核酸,曾是生物学中激烈争论的重大问题之一。Avery 等以微生物为研究对象进行的实验,无可辩驳地证实了遗传的物质基础是核酸而不是蛋白质。

一、证明核酸是遗传物质基础的三个经典实验

(一) 转化实验

1928 年,英国的一位细菌学家 F. Griffith 最早获得细菌转化(transformation)的证据。肺炎链球菌有 S 型(有荚膜、光滑型菌落、有毒)和 R 型(无荚膜、粗糙型菌落、无毒)。他用少量的活 S 型细菌注射小鼠,1~2 天后小鼠均死于严重的肺炎链球菌感染,而注入大量的活 R 型细菌并不引起小鼠死亡。但是当他将加热杀死的 S 型细菌与活的 R 型细菌一起注入小鼠体内后,意外地发现小鼠死亡,而且从死鼠体内分离到活的 S 型细菌(图 7-1)。那么这些活的 S 型细菌从何而

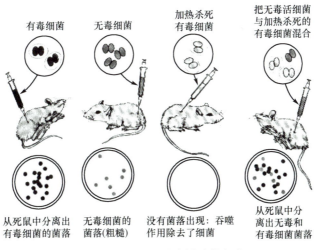

图 7-1 Griffith 的肺炎链球菌实验

来呢？唯一合理的解释是：活的、无毒的 R 型细菌从已被杀死的 S 型细菌中获得了遗传物质，使其产生荚膜成为致病性的 S 型细菌。Griffith 将这种现象称为转化。几年后，这一现象在离体条件下进一步得到证实，并将引起转化的遗传物质称为转化因子。虽然当时还不知道转化因子的实质是什么，但是 Griffith 的工作为后来 Avery 等进一步揭示转化因子的实质、确立 DNA 为遗传物质奠定了重要基础。

1944 年，Avery 等证明，转化可在试管中进行，而不必在小鼠体内，加热杀死细菌后的无细胞提取物也可引起转化。经过一系列艰苦的生化实验工作，纯化出了无细胞提取物中的活性片段，而且证明是 DNA(图 7-2)，为 Griffith 的转化因子是 DNA 而不是蛋白质提供了第一个证据。

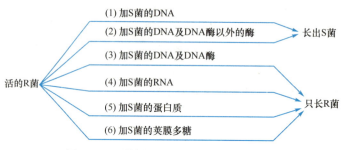

图 7-2　证明转化因子是 DNA 的细菌实验

> **知识链接**　　　　　　与诺贝尔奖失之交臂的 Oswald T. Avery
>
> Oswald T. Avery 曾多次获诺贝尔奖提名。起初，Avery 由于对于抗原的研究工作而获提名，后来是因为对 DNA 的研究被提名。但是，有一位评审委员近乎固执地认为，遗传物质存在于蛋白质中，DNA 只是遗传物质赖以存在的框架而已。1944 年，66 岁的 Avery 发表了一篇令人信服的 DNA 论文，代表了他学术生涯的最高水平。20 世纪 50 年代，Avery 本来很有可能获得诺贝尔奖，因为那个时候，Alfred D. Hershey 等著名科学家发表的论文，都肯定了他的成就。可惜年迈的 Avery 没能等到这一天便溘然长逝，从而失去了获得诺贝尔奖的机会，成为 20 世纪科学史上的一大憾事。

（二）T_2 噬菌体感染实验

1952 年，Alfred D. Hershey 和 Martha Chase 以 T_2 噬菌体为材料进行噬菌体感染实验，证实了 DNA 是 T_2 噬菌体的遗传物质。

他们用 ^{32}P 标记噬菌体的 DNA，用 ^{35}S 标记噬菌体的蛋白质外壳，然后将两种不同标记的噬菌体分别与其宿主大肠埃希菌混合。经短时间（如 10 分钟）保温后，T_2 噬菌体完成了吸附和侵入过程，在组织捣碎器中剧烈搅拌，使吸附在菌体外表的 T_2 噬菌体蛋白质外壳脱离细胞并均匀分布，再离心沉淀，并分别测定沉淀物和上清液中的同位素标记。结果发现，几乎全部的 ^{32}P 都和细菌一起出现在沉淀物中，而几乎全部 ^{35}S 都在上清液中。这意味着噬菌体的蛋白质外壳经分离后留在宿主细胞外部，只有核酸进入到宿主细胞，并产生噬菌体后代，这些噬菌体后代的蛋白质外壳均与留在细胞外的蛋白质外壳一模一样，说明决定蛋白质外壳的遗传信息是在 DNA 上，DNA 携带有 T_2 噬菌体的全部遗传信息。实验过程见图 7-3 和图 7-4。

（三）TMV 病毒粒子的重建实验

为了证明核酸是遗传物质，1956 年 Fraenkel-Corat 用单链 RNA 病毒-烟草花叶病毒(tobacco mosaic virus,TMV)进行了著名的植物病毒重建实验。将 TMV 放在一定浓度的苯酚溶液中振荡，可将它的蛋白质外壳与 RNA 核心分离。分离后的 RNA 在没有蛋白质包裹的情况下，也具有感染烟草并使其出现典型症状的能力，并且在病斑中可分离出正常的病毒颗粒。但由于 RNA 是

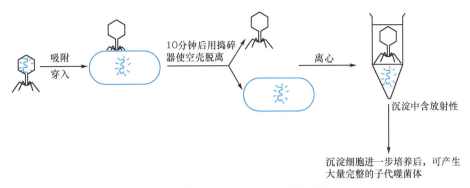

图 7-3　用含 ^{32}P-DNA（核心）的噬菌体感染实验

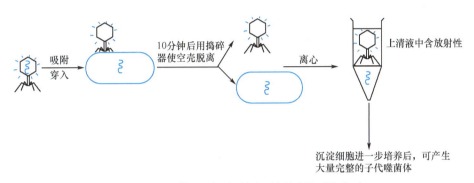

图 7-4　用含 ^{35}S-蛋白质（外壳）的噬菌体感染实验

裸露的,感染频率较低。

在实验中,还选用了另一株与 TMV 近缘的霍氏车前花叶病毒(Holmes ribgrass mosaic virus, HRV)。当用 TMV 的 RNA 与 HRV 的蛋白质外壳重建后的杂合病毒去感染烟草时,烟叶上出现的是典型的 TMV 病斑。再从中分离出来的新病毒也是未带有任何 HRV 痕迹的典型 TMV 病毒。反之,用 HRV 的 RNA 与 TMV 的蛋白质外壳进行重建时,也可获得相同的结论(图 7-5)。这就充分说明,在 RNA 病毒中,遗传的物质基础也是核酸,只不过是 RNA。

至此,一个共同的结论已经确信无疑:核酸才是负荷遗传信息的真正物质基础。

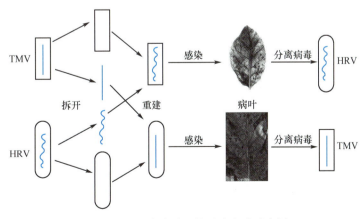

图 7-5　TMV 病毒粒子的重建实验示意图

知识考点 证明核酸是遗传变异物质基础的三个经典实验

二、微生物的遗传物质

(一) 真核生物的遗传物质

真核微生物与高等动植物一样,具有真正的细胞核。真核生物的遗传物质主要化学组成是线状双链 DNA 分子和蛋白质(主要是组蛋白),以细胞分裂间期的染色质(chromatin)和细胞分裂期的染色体(chromosome)形式而存在,其结构单位为核小体(nucleosome)。每个核小体大约由 200bp 的 DNA 和五种组蛋白构成。四种组蛋白(H_2A、H_2B、H_3 和 H_4)各两个分子构成一个扁圆体(组蛋白八聚体),双链 DNA 分子在其上环绕约 7/4 圈(约 146bp),两者构成核小体的核心颗粒。在 DNA 分子"进""出"扁圆体处(即核心颗粒上的 146bp DNA 两端分别延伸 10bp,而 166bp DNA 可缠绕两整圈),连接一个 H_1 分子(图 7-6)。连接两个核小体核心颗粒之间的 DNA 称为连接 DNA

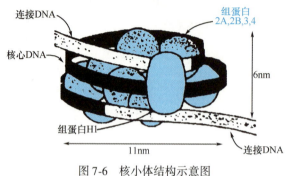

图 7-6 核小体结构示意图

(linker DNA),平均长度为 50~60bp。一个个核小体排列成连珠状染色质纤丝(直径约为 11nm),它们首先螺旋化形成直径约 30nm 的螺线管,再进一步高级结构化,最终形成能在光学显微镜下可见的染色体。

(二) 原核生物的遗传物质

原核生物(细菌、放线菌等)的核比较原始,染色体 DNA 是原核生物主要的遗传物质,一般是一条几乎裸露的共价闭合环状的(covalently-closed circular,CCC)双链 DNA 分子。

(三) 病毒和噬菌体的遗传物质

除朊病毒外,已知所有的病毒和噬菌体的遗传物质只含有 DNA 或 RNA。病毒和噬菌体的基因组类型多种多样,导致它们采用不同的方式产生 mRNA 和进行核酸的复制(详见第 5 章病毒)。

三、质 粒

质粒(plasmid)是独立于染色体之外并能进行自主复制的遗传物质。虽然已经在蓝细菌(蓝藻)、酵母、丝状真菌、植物、动物都确认了质粒的存在,但质粒在大多数原核生物中存在,并且对这些生物具有重要作用。

(一) 质粒的分子结构

质粒通常以共价闭合环状(covalently closed circle,CCC)的超螺旋双链 DNA 分子存在于细胞中(图 7-7),从细胞中分离出的质粒大多是三种构型,即 CCC 型、开环型(open circular form,简称 OC 型)和线型(linear form,简称 L 型)。

(二) 质粒的基本特性

质粒具有与染色体不同的一些特性。

1. 绝大多数质粒是共价闭合环状的双链 DNA 分子 有超螺旋和开环式两种存在形式。

2. 具有独立的自我复制能力 质粒复制后在细胞分裂时能随染色体一起分配至子细胞,继续存在并保持固有的拷贝数。拷贝数少的为严紧型质粒,染色体与质粒拷贝数的比例一般为 1∶2~1∶1,如 F 质粒;拷贝数多的为松弛型质粒,正常情况下拷贝数的比例为 1∶30~1∶10,如 ColEl 质粒。

3. 相容性(compatibility)和不相容性(incompatibility) 两种不同类型的质粒若能稳定地共存于一个宿主细胞内,这种现象称为质粒的相容性;反之,则称为不相容性。由于质粒的不相容性与它们之间的亲缘关系有关,因而可将质粒分成若干不相容群。

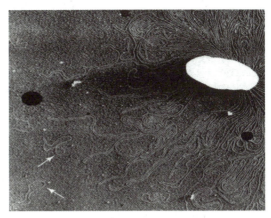

图 7-7 电镜下的细菌染色体和质粒
注:质粒(箭头所指)为环形结构,比染色体小得多

4. 质粒不是细菌生存所必需的结构 质粒所带的基因只决定宿主细胞的某些特性,如带抗药基因的质粒可使细菌产生耐药性,带有产抗生素基因的质粒则可使放线菌产生抗生素。在自然条件下可自行丢失,或用某些理化因素(如紫外线、高温、吖啶橙、溴化乙啶等)处理而消除。

5. 质粒可在细菌间转移 有的质粒还可在不同种属细菌间转移。遗传工程中常用质粒作为载体,将供体基因转移至受体细胞中。

(三)质粒的主要类型

1. F 质粒(Fertility factor) 又称 F 因子、致育因子,携带 F 质粒的菌株称为 F⁺菌株(相当于雄性),具有传递质粒的能力;无 F 质粒的菌株称为 F⁻菌株(相当于雌性)。F⁺菌株可以通过接合作用将 F 因子转移给 F⁻菌株(详见本章第 4 节)。

2. R 质粒(Resistance factor) 又称 R 因子、抗性因子,主要包括抗药性和抗重金属两大类。由于质粒的自主复制,耐药性可遗传给后代;又由于它们的致育性,能从抗药菌传递给敏感菌,在同种、种间甚至属间传播,导致耐药性迅速广泛地蔓延,给人类带来极大危害,已引起普遍重视。

3. Col 质粒(Col plasmid) 又称大肠菌素质粒,因首先发现于大肠埃希菌中而得名,是编码大肠菌素(colicin)的质粒。它所产生的大肠菌素是蛋白质类的抗菌物质,只杀死近缘且不含 Col 质粒的菌株。

4. V 质粒(Virulence plasmid) 又称毒性质粒,越来越多的证据表明,许多致病菌的致病性是由其所携带的质粒引起的,这些质粒具有编码毒素的基因。如产毒素大肠埃希菌是引起人类和动物腹泻的主要病原菌之一,其中许多菌株都含有为一种或多种肠毒素编码的质粒。

5. Ti 质粒(Tumor-inducing-plasmid) 又称诱癌质粒,根瘤土壤杆菌可引起许多双子叶植物的根瘤,是由该菌的 Ti 质粒引起的。Ti 质粒是大型质粒,已经成为植物遗传工程研究中的重要载体。

 知识考点 质粒的主要类型

四、转座因子

转座因子(transposable element,TE)又称跳跃基因(jumping gene),是一类能够在细胞基因组中转移位置的遗传因子。转座因子可以在同一染色体上转移位置,也可以在染色体和质粒间或质粒和质粒间转移位置。转座因子的转座行为,使 DNA 分子发生各种遗传学上的分子重排,在生物变异和进化上具有重大意义。现在已经证明,几乎所有生物包括细菌、放线菌、酵母、丝状真菌、植物、果蝇、哺乳动物、人等都有转座因子存在。此外还证明大肠埃希菌 Mu 噬菌体与脊椎动物的反转录病毒(retrovirus)的原病毒 DNA 也是转座因子。

第3节 基因突变

一、基因突变的概念

所有生物的基因组都包含特殊的核苷酸序列,这就是它们的遗传蓝图。突变(mutation)是指组成生物基因组的核苷酸碱基序列发生了可遗传的变化。突变包括基因突变(gene mutation)和染色体畸变,细菌以基因突变较常见。基因突变也称为点突变,通常是指 DNA 中一对或少数几对碱基的置换、增加或缺失而导致的遗传变化。染色体畸变则涉及大段 DNA 的易位、缺失、重复或倒位等变化,结果常导致细菌死亡。带有突变基因的个体称为突变体(mutant)。基因突变是重要的遗传学现象,它是生物进化的原动力,也是我们用来获得优良菌株的重要途径之一。

二、基因突变的来源

基因突变根据发生突变的原因不同,又可把它分为自发突变(spontaneous mutation)和诱发突变即诱变(induced mutation)。

1. 自发突变 是指不经诱变剂处理而自然发生的突变。自发突变的频率很低,一般为 $10^{-10} \sim 10^{-6}$。

2. 诱发突变 即用人工方法(如物理、化学和生物试剂)来提高突变率,但不改变突变的本质。诱发突变发生概率比自然突变要高十倍至十万倍,但无论何种情况所产生的突变株都是极少的。

三、基因突变的分子基础

凡能提高突变率的任何理化因子,都可称为诱变剂(mutagen)。诱变剂种类很多,作用方式多种多样。即使是同一种诱变剂,也常有几种作用方式。根据遗传物质结构变化的特点可将突变分为碱基置换、移码突变、缺失或插入突变等。

(一) 碱基置换

碱基置换包括转换(嘌呤之间或嘧啶之间的互变)和颠换(嘌呤和嘧啶之间的置换);按诱变剂作用引起置换的机制不同可以分为以下几种。

1. 碱基类似物在 DNA 复制时的渗入 引起这类变异的诱变剂是一些碱基类似物,所引起的替代都是转换而不是颠换,5-溴尿嘧啶(5-BU)是一种常用的突变剂。在通常情况下,它以酮式结构存在,成为胸腺嘧啶的类似物,能与 A 配对,但它有时以烯醇式结构存在,就不再与 A 配对,而是与 G 配对。5-BU 中由于 Br 是电负性很强的原子,因而其烯醇式结构的发生率较高,产生 $A \cdot T \rightarrow G \cdot C$ 的转换;也可以代替 C 渗入 DNA,产生 $G \cdot C \rightarrow A \cdot T$ 的转换,不过后一能力没有前一能力高。不管哪种情况,5-BU 渗入 DNA 后必须经过两轮复制才能产生稳定的可遗传的突变(图7-8 和图 7-9)。

2. DNA 分子上碱基的化学修饰 许多化学物质都能以不同的方式修饰 DNA 的碱基,然后改变其配对性质而引起突变。最常见的化学突变剂如亚硝酸,能脱去碱基(A、G、C)中的氨基,产生氧化脱氨反应,使氨基变为酮基,然后改变配对性质,造成碱基转换突变。在亚硝酸作用

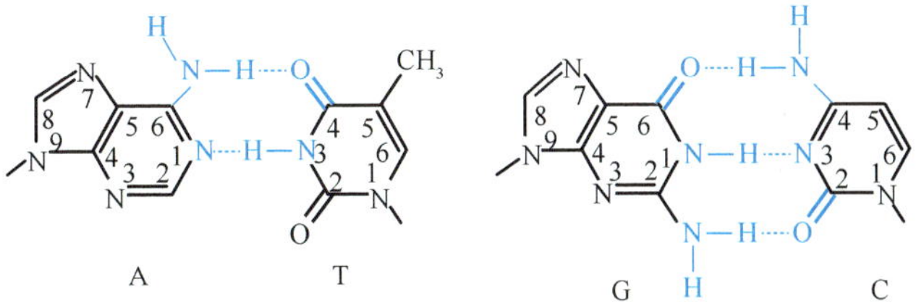

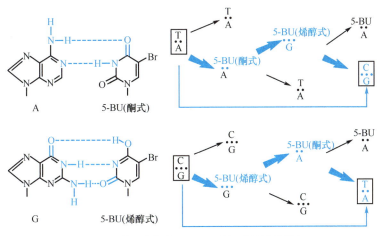

图 7-8 DNA 的正常碱基配对

图 7-9 碱基类似物(5-BU)引起碱基转换图解

下,胞嘧啶可以变为尿嘧啶,复制后可引起 G·C→A·T 转换;腺嘌呤可以变为次黄嘌呤(hypoxanthine),复制后可引起 A·T→G·C 的转换,鸟嘌呤可以变为黄嘌呤(xanthine),它仍旧与 C 配对,因此不引起突变(图 7-10)。

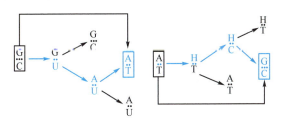

图 7-10 由 HNO₂ 引起的碱基转换图解

(二) 嵌合剂和移码突变

吖啶橙(acridine)、原黄素(proflavine,二氨基吖啶)、吖黄素(acriflavine)等吖啶类染料分子均含有吖啶环。这种三环分子的大小与 DNA 的碱基对大小差不多,可以嵌合到 DNA 的碱基对之间,于是原来相邻的两个碱基对分开一定的距离,含有这种染料分子的 DNA 在复制时,由于某种目前尚不知晓的原因,可以插入一个碱基,偶尔也有两个。这样就出现一个或几个碱基对的插入突变。有时也有很低频率的单碱基缺失突变。这些突变都引起阅读框的改变。移码突变(frame shift mutation)使三联体密码发生错读,插入或缺失位点后所有的氨基酸错翻译,导致该基因产物完全失活(图 7-11)。当插入或缺失的核苷酸数目为三的整数倍时,则该位点后的阅读框可以恢复,氨基酸顺序又恢复正常。当移码突变(+1 或-1)的邻近位置再一次的移码突变

(-1或+1)时,并且两突变位点之间的氨基酸序列对肽链功能影响不大时,则突变表型可以恢复。

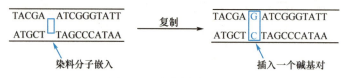

图7-11 嵌合剂诱变机制

(三) 辐射诱变

X射线、紫外线、激光、离子束等都能引起基因突变。辐射的诱变作用一般认为有直接和间接的两个方面。直接作用是使DNA发生断裂、缺失等。间接作用是说辐射使细胞中染色体以外的物质发生变化,然后这些物质作用于染色体而引起突变。

1. 紫外线(UV)的诱变机制 波长为260nm的UV最易被嘌呤和嘧啶碱基所吸收,因而诱变效果最强。实验常采用波长集中在260nm的15W紫外灯管,距离选择在28~30cm。照射时间因生物种类而异。一般地说,多数微生物细胞在紫外线下暴露3~5分钟即可死亡,但灭活芽孢则需要10分钟左右或更长时间。紫外线诱变的作用机制,最主要的效应是形成胸腺嘧啶二聚体。紫外线照射造成的DNA损伤常诱导产生一种应急修复(SOS repair)反应,结果大大提高了细胞的存活力;但由于SOS修复是倾向差错的修复(error-prone repair),修复时不仅原有的损伤保留下来,并且含有错配的碱基对,所以突变率增加。

2. 电离辐射的诱变作用 X射线、γ射线都属于电离辐射,它们带有较高的能量,能引起被照射物质中原子的电离,故称电离辐射。如X射线直接作用可引起DNA双螺旋氢键的断裂、DNA单链的断裂、DNA双链之间的交联等;间接作用是电离辐射能使细胞产生过氧化氢和自由基,而过氧化氢、自由基及由它们产生的其他连锁反应才是真正的诱变剂。此外,X射线还可能使细胞中形成一些碱基类似物,突变由这些碱基类似物所诱发。当然不是被照射的生物有机体都能同时出现这么多反应,但究竟哪一种是X射线诱变的主要机制,还有待于进一步研究。

3. 激光诱变 近年来,科学家利用He-Ne激光对酵母、芽孢杆菌等进行诱变育种,获得了较好的效果。一般是用液体培养的菌悬液直接进行激光辐射,或用生理盐水制成的菌悬液进行直接辐射。微生物细胞在He-Ne激光的作用下,机体产生辐射活化效应,既表现为形态结构上的改变,又表现在代谢生理方面发生变化。

 知识考点 基因突变的定义、特点及碱基置换的机制

四、基因突变的类型

基因突变的类型很多,如按突变体表型特征的不同,可分为以下几种类型。

1. 营养缺陷型 指的是某种微生物经基因突变后,丧失了对某种生长因素(维生素、氨基酸或核苷酸)的合成能力,必须依靠外界供应才能生长,这种突变株称为营养缺陷型(auxotroph)菌株,他们在没有相应生长因素的培养基上不能生长。这种突变类型在科研和生产实践中均具有重要意义,如利用营养缺陷型突变株对一种氨基酸的合成缺陷,提高对生物合成途径接近的另一种氨基酸的合成能力,用来生产另一种氨基酸;用作遗传学研究和菌种选育时出发菌株的标记,进行遗传、生化代谢、生物合成等方面的研究;在Ames试验中用于检测某种新药是否具有诱变和致癌作用等。

2. 条件致死突变型 是指在某一条件下呈现致死效应而在另一条件下却不表现致死效应

的突变型。温度敏感突变型(Ts mutant)是条件致死突变型的典型例子,它们在亲代能生长的温度范围内不能生长,而只能在较低的温度下生长。如某些肠道菌对高温(42℃)敏感,不能生长,而在低温(30℃)下却可生长。这些突变株在限制条件下不能生长是由于其主要基因产物(如DNA聚合酶、tRNA等)在限制条件下无功能或不能合成。在实际应用上 Ts 突变株常被用作遗传学研究的选择标记。

3. 抗原突变型 是指细胞成分尤其是细胞表面成分(如细胞壁、鞭毛、荚膜等)的细微变异而引起抗原性变化的突变型。

4. 其他突变型 除上述突变型外,还有如毒力、糖发酵能力、代谢产物的种类和产量,以及对某种药物依赖性或抗性的突变型等。尤其是高产量突变型在提高工厂的经济效益方面具有重要意义。

按突变所引起的遗传信息的改变,可把突变分为:①错义突变(missense mutation),突变造成一个不同氨基酸的置换;②同义突变(samesense mutation),碱基突变后编码的氨基酸与野生型的氨基酸相同;③无义突变(nonsense mutation),当碱基突变后形成终止密码子,使蛋白质合成提前终止。

五、基因突变的规律

无论哪种突变,即自发突变或诱发突变,形态突变或生化突变等,都具有以下几个特征。

1. 随机性(非对应性) 就微生物的某一群体而言,基因突变的发生从时间、个体、位点和所产生的表型变化等方面都带有比较明显的随机性。

2. 独立性 在微生物群体中,基因突变是独立发生的,某一个基因的突变与另一个基因的突变之间是互不相关的独立事件。

3. 稳定性和遗传性 基因突变的实质是遗传物质发生改变的结果。因此突变型基因和野生型基因一样,具有相对稳定性的结构,也是可遗传的。如筛选到的抗链霉素的突变株,在没有链霉素的培养基上连续传代无数次,它的抗原性没有丝毫改变。

4. 可逆性(回复性) 野生型基因可以通过突变而成为突变型基因,同样突变型基因也可通过突变而成为野生型基因。例如,野生型菌株通过基因突变可以变为抗链霉素的突变型菌株;抗链霉素的突变型菌株又可以回复突变为对链霉素敏感的野生型菌株。一般把野生型基因变为突变型基因的过程称为正向突变,突变型基因变为野生型基因的过程称为回复突变。正向突变得到的突变株称为正向突变株,回复突变得到的菌株就称为回复突变株。

5. 稀有性和可诱变性 突变的稀有性是指在正常情况下,突变率往往是很低的。所谓突变率是指在一个世代中或其他规定的单位时间内,在特定的环境条件下,一个细胞发生某一突变的概率。对个体而言,哪个细胞、在什么时间、什么位点发生突变均带有偶然性和随机性。但是对于群体而言,突变又总是以一定的频率在群体中发生,在特定的环境条件下,其突变率是一定的。一般地讲,自发突变率低,为 $10^{-10} \sim 10^{-6}$,表现为基因突变的稀有性。但通过某些理化因子的处理,可以提高突变率。

第4节 基因的转移和重组

自然界的微生物可通过多种途径进行水平方向的基因转移,称为水平基因转移(horizontal gene transfer,HGT)。通过基因的重新组合来适应随时改变的环境以求生存,这种转移不仅发生在不同的微生物细胞之间,而且也发生在微生物与高等动植物之间。例如,已发现结核分枝杆菌基因组上有8个人的基因,获得这些基因可以使该菌抵抗人体的免疫防御系统而得以生存;

而在人的基因组上也发现至少有113个基因是来自细菌的。所以,基因的转移和重组是普遍存在的,是生物进化的重要动力之一。原核微生物基因的转移和重组主要有转化、转导和接合三种方式。

一、转　化

转化(transformation)是指受体菌(自然或人工感受态细胞)摄取同源或异源的游离DNA片段(质粒或染色体DNA),并整合到基因组中,从而获得供体菌部分遗传性状的过程。经转化后,稳定地表达供体菌部分遗传性状的重组子称为转化子(transformant)。如果提取病毒或噬菌体的DNA来转化感受态的受体菌(或原生质体、圆球体),并产生正常的子代病毒或噬菌体,这种特殊的"转化"称为转染(transfection)。转化的发现是生物学中开创性的事件之一,因为转化实验证明了DNA是遗传物质,这一发现是分子生物学和现代遗传学的里程碑。

(一)转化的前提条件

1. 感受态细胞　所谓感受态(competence)是指受体菌能够从周围环境中吸收外源DNA分子并进行转化的生理状态。感受态是由受体细胞的遗传性所决定,同时亦受细胞的生理状态、菌龄和培养条件等的影响。

2. 转化因子　转化成功与否还与供体DNA片段大小、性质有关。试验表明,同源的、未变性的双链DNA分子是有效的转化因子,用于转化的DNA片段相对分子质量在$10^6 \sim 10^8$时转化率最高。转化因子的获得可通过以下两个途径:①供体菌溶解后释放;②人工提取DNA。

(二)自然转化的过程和机制

以研究最多的肺炎链球菌的自然转化为例来说明转化的过程及机制。自然转化的过程是从感受态的受体菌结合并吸收外源DNA开始,单链供体DNA片段进入受体菌的基因组,通过同源DNA区段的交换重组整合入受体菌的基因组,再通过DNA复制、细菌分裂出现稳定的转化子。

1. 转化因子的结合与吸收　在肺炎链球菌的研究中发现有如下两个过程。

(1)细胞表面的结合:转化因子首先要与感受态受体菌细胞表面的DNA结合受体发生不可逆结合,这种结合对于双链DNA是特异性的,因为DNA-RNA杂交分子或RNA、单链DNA都不能与该受体结合。

(2)转化因子的吸收:当双链DNA与受体菌细胞表面发生特异性结合后,核酸内切酶(可能位于细胞壁上)首先将其切成约10^7D的片段,然后再由核酸外切酶(可能位于细胞膜上)将一条链降解,降解中产生的能量协助把另一条链推进受体细胞(流感嗜血杆菌是双链DNA被吸收)。

2. 转化因子的整合　吸收进入受体菌的单链DNA,以某种被保护的形式(如与特异DNA结合蛋白形成复合物或包裹在小囊泡内)被转运到受体菌染色体同源区段。在细胞RecA蛋白及核酸酶、聚合酶、连接酶等参与下,未被降解的单链供体DNA部分或整个地插入受体细胞基因组中,与受体菌染色体同源区段发生置换性重组,从而供体DNA和受体菌同源区段形成杂合双链分子,同时未被整合的供体DNA剩余片段,以及被置换下来的受体菌单链DNA均被降解。

3. 转化子的产生　单链转化DNA完成整合形成双链分子后,可通过两条途径产生转化子。一条途径是通过错配修复,将不配对的受体菌碱基切除再经修复合成后形成转化子,若切除的是不配对的供体碱基则不产生转化子。另一条途径是杂合双链分子不经错配修复,而直接发生染色体复制,再经细胞分裂在部分子代细胞中出现转化子(图7-12)。若转化因子是质粒DNA,由于质粒本身是个复制子,它可以独立存在自主复制,从而可以不发生DNA的整合,转化子也表达质粒编码的表型。

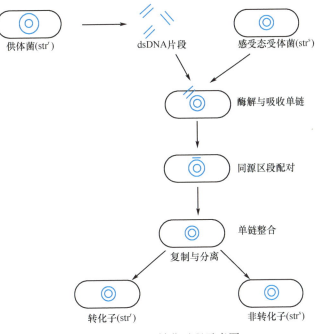

图 7-12 转化过程示意图

> **知识考点** 转化的前提条件及过程

二、接　　合

(一) 接合的概念

在供体菌与受体菌直接接触情况下,通过性菌毛的作用,遗传物质从供体菌转移至受体菌内,这种转移方式称为接合(conjugation)。性菌毛通过收缩,将两个细胞拉近,有可能细胞外膜发生融合,DNA 就从一个细胞转移至另一细胞(图 7-13)。

接合是原核微生物中迄今应用最广泛的一种遗传物质转移方式。能发生接合的细菌大多是革兰阴性菌,如肠道细菌。接合作用与供体菌中所含的接合型质粒有关,现以典型的大肠埃希菌中 F 质粒的接合作用为例来加以说明。根据细胞中是否存在 F 质粒及其存在方式的不同,可分为以下四种接合型菌株(图 7-14)。

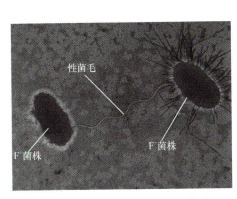

图 7-13 两个接合的细菌利用性菌毛直接接触

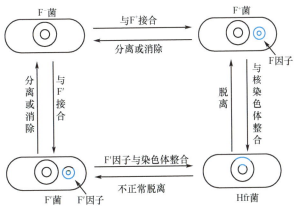

图 7-14 F 因子的存在方式及相互关系

1. F^+(雄性)菌株　在 F^+ 菌株的细胞内存在着游离的 F 质粒,它控制着性菌毛的生成及自身接合转移。F^+ 有少量性菌毛,在细菌的接合过程中起着十分重要的作用。当 F^+ 与 F^- 接合时,只是 F 质粒转移,而细菌染色体很少转移。

2. F^-(雌性)菌株　菌株在 F^- 菌株中不含 F 质粒,细胞表面也无性菌毛。

3. Hfr(高频重组)菌株　菌株在 Hfr 菌株中,F 质粒整合到宿主菌染色体上,成为宿主菌染色体的一部分,随着染色体复制而复制,但编码性菌毛及接合转移的能力仍然保留。当 Hfr 菌株与 F^- 菌株接合时,能带动细菌染色体转移入 F^- 菌株,并以很高频率与受体染色体重组,但很少能使 F^- 菌株变成 F^+ 菌株。

4. F′菌株　菌株中的 F 质粒可以自细菌染色体上正常切离下来,Hfr 菌株又变成了 F^+ 菌株。但偶然不正常切离时,可形成携带一小段染色体基因的特殊 F 质粒,称为 F′因子,携带 F′因子的菌株称为 F′菌株。当 F′与 F^- 接合时,可使 F^- 也变成 F′菌株,它既获得了 F 因子,同时又获得了 F′菌株携带的宿主菌的遗传性状。

知识考点　F 因子的存在方式及相互关系

(二) 接合的机制

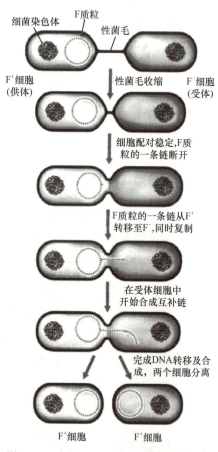

图 7-15　质粒 DNA 在接合过程中的转移
注:F^+ 细胞的 F 质粒转移到 F^- 细胞中

1. $F^+ \times F^-$ 的接合　在 G^- 菌中,首先由 F 质粒编码的性菌毛识别受体菌。性菌毛头部与受体细胞接触,使供体细胞和受体细胞连接到一块后,性菌毛可能通过供体或受体细胞膜中的解聚作用(disaggregating)和再溶解作用(redissolving)进行收缩,从而使供体和受体细胞紧密相连,很快在接触处形成胞质桥。胞质桥才是 F 质粒转移的通道,而性菌毛并不是 F 质粒的转移通道。紧接着便开始接合过程的第二步——DNA 转移。一旦单链 DNA 进入受体细胞,DNA 分子两端再连接起来形成环状 DNA 分子,然后受体细胞和供体细胞中的单链 DNA 再分别以自己为模板进行复制,形成双链 DNA 分子。所以当接合作用完成后,供体细胞和受体细胞均成为 F^+ 细胞,即 $F^+ \times F^- \rightarrow 2F^+$(图 7-15)。

2. Hfr×F^- 的接合　Hfr×F^- 的接合过程大体同上述 $F^+ \times F^-$ 的接合过程。Hfr 与 F^- 形成接合对后,首先 Hfr 菌株染色体 DNA 的一条链于 F 质粒的 oriT 处断裂,5′末端按照 oriT—小部分 F 质粒—染色体—大部分 F 质粒的顺序向 F^- 菌转移。整个染色体 DNA 全部转移入 F^- 菌大约需要 100 分钟。接合作用受环境条件影响常常中断,整个染色体进入 F^- 菌的可能性是极小的。最靠近 F 质粒 oriT 的染色体基因能率先高频转移,其后的基因转移频率逐渐降低。因为大部分 F 质粒要在最后才能转移,在此之前接合往往已经中断。所以,Hfr×F^- 接合的最终结果绝大多数是:Hfr 仍是 Hfr,而 F^- 仍是 F^- 菌,只有部分供体菌染色体基因进入 F^- 菌,通过基因重组形成接合子。

3. F′×F^- 的接合　F′×F^- 的接合过程与 $F^+ \times F^-$ 一样,F′因子转移入 F^- 菌,结果 F′仍是 F′菌株,

而 F⁻ 变成了 F′菌株。由于 F′因子在 F′菌株中可以独立存在自主复制,其携带的细菌染色体基因也同时表达,从而使受体菌能高效表达供体菌的遗传标记。

三、转 导

转导(transduction)是利用噬菌体为媒介,将供体菌的遗传物质转移入受体菌,通过基因重组而使受体菌获得供体菌的部分遗传性状。

所用噬菌体称为转导噬菌体,它们可以是温和噬菌体,也可以是烈性噬菌体,但都是缺陷噬菌体。通过转导获得新的遗传性状的受体菌称转导子(transductant)。转导可分为普遍性转导和局限性转导两种类型。

(一) 普遍性转导

通过完全缺陷噬菌体将供体菌染色体上的任何基因都可以转移至受体菌的现象,称为普遍性转导(general transduction)。普遍性转导又可分为以下两种类型。

1. 完全转导(complete transduction) 所用的噬菌体是烈性噬菌体或温和噬菌体。在烈性噬菌体感染供体菌后,裂解周期立即开始;而温和噬菌体得经诱导后才进入裂解周期。宿主菌的 DNA 被降解成不同大小的片段。当噬菌体的 DNA 装配入衣壳时,偶尔装配错误,装入与噬菌体 DNA 大小相似的供体菌 DNA 片段,形成转导噬菌体(transducing phage)。这种噬菌体不含噬菌体的 DNA,是完全缺陷的噬菌体,又称为假噬菌体。当供体菌裂解后,释放大量正常的噬菌体和极少数的转导噬菌体。将噬菌体再感染其他受体菌时,转导噬菌体将其衣壳内所含的供体菌基因转移至受体菌,通过交换重组,供体菌基因整合入受体菌基因组,形成重组子即转导子。由于普遍性转导的噬菌体是完全缺陷的,因此转导子并非溶原菌,而是遗传性状稳定的转导子,从而实现了完全转导(图7-16)。

2. 流产转导(abortive transduction) 经转导而获得了供体菌 DNA 片段的受体菌,如果外源 DNA 在其内部不能重组整合入受体菌基因组和复制,也不迅速消失,而仅能表达,这种现象就称为流产转导,在选择性培养基上形成微小菌落。

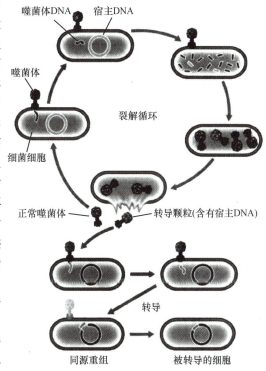

图 7-16 普遍性转导

注:正常病毒粒子含有噬菌体基因,转导颗粒含宿主基因

(二) 局限性转导

局限性转导(restricted transduction)指的是通过部分缺陷的温和噬菌体,把供体菌少数特定的基因转移给受体菌的现象。温和噬菌体 λ 是局限性转导的典型代表。局限性转导与普遍性转导的主要区别在于:第一,局限性转导被转导的基因共价地与噬菌体 DNA 连接,与噬菌体 DNA 一起进行复制、包装及被导入受体细胞中;第二,局限性转导颗粒携带特殊的染色体片段,并将固定的个别基因导入到受体细胞中。

(三) 噬菌体转变

溶原性转换(lysogenic conversion)是当温和噬菌体感染细菌而成为溶原状态时,噬菌体不携带供体菌的任何基因,只将其本身的基因重组到细菌的 DNA 中去,使细菌的 DNA 结构发生改变而导致遗传性变异。当细菌丧失这种噬菌体后,通过溶原性转换而获得的性状亦随之消失。如不产生毒素的白喉杆菌被 β 棒状杆菌噬菌体感染后,通过溶原性转换变成产毒素的致病菌,而一旦失去 β 棒状杆菌噬菌体时,产生毒素的能力亦随之消失(图 7-17)。

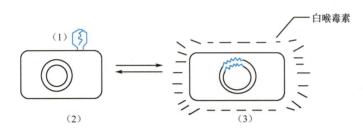

图 7-17　溶原转变示意图
(1) β 棒状杆菌噬菌体;(2)无毒白喉杆菌;(3)产毒的白喉杆菌

噬菌体转变与转导有着本质的不同。首先,这种温和噬菌体不携带任何来自供体菌的外源基因,使宿主表型改变的完全是噬菌体基因整合入宿主菌染色体的结果。其次,这种温和噬菌体是完整的,而不是缺陷的。最后,获得新性状的是溶原化的宿主细胞,而不是转导子。最后,获得的性状可随噬菌体消失而同时消失。

 知识考点　转化、接合、转导的机制

第 5 节　微生物遗传学的应用

一、微生物的菌种选育

菌种选育主要是应用微生物遗传变异的理论,在已经变异的微生物群体中选出人们所需要的良种。菌种选育的目的主要是提高单位产量,改进品种质量,创造新品种。

菌种选育包括选种和育种两方面内容,两者既有联系又有区别。选种是指从原有的微生物群体中选出性能优良的微生物个体;育种是指采用自然或人工的方法,促使微生物变异以改造菌种。

菌种选育常用的途径有自然选育、诱变育种和杂交育种等。

(一) 自然选育

在自然条件下或生产过程中,利用菌种的自发突变而进行菌种筛选的过程称自然选育,如从污染噬菌体的发酵液中有可能分离出抗噬菌体的菌株。生产用的菌种易发生变异。提高产量的变异为正向变异;导致菌种衰退和产量下降的变异为负向变异。为使菌种生产能力稳定,在工业生产过程中需要经常用自然分离的方法纯化菌种,淘汰负向变异菌株,保留正向变异菌株。但是,由于自发突变的频率极低,变异过程亦十分缓慢,所以获得优良菌种的可能性亦极少,工作上亦极为被动,一般要坚持相当长时间才能奏效,显然这是不符合生产要求的。

(二) 诱变育种

基因突变是诱变育种的理论依据。诱变育种即人工利用物理、化学或生物诱变剂,促使微

生物发生突变,再通过筛选,获得有益于生产的正向变异菌株。诱变育种是微生物工业生产上常用的育种方法。操作较简便,所需时间短,利用诱变剂可提高突变频率,扩大变异幅度。缺点是缺乏定向性,必须进行大量的筛选工作。全过程大致可分为三个阶段:出发菌株的准备、诱变及筛选突变株。

1. 出发菌株的准备 出发菌株指用于诱变育种的原始菌株,选择好出发菌株是诱变育种成功的关键。优良的出发菌株应符合以下要求:①产孢子早而丰富,生产速度快,营养要求低;②对诱变剂比较敏感,能产生良好的诱变效应;③出发菌株平均产量要求较高且稳定;④多选一些更易获得成功;⑤出发菌株应为纯种。

2. 诱变处理 是诱变育种较关键的问题之一,诱变因素有物理诱变剂,如紫外线、X 射线、γ 射线、快中子等,以及化学诱变剂,如亚硝酸、氮芥、硫酸二乙酯、乙烯亚胺、亚硝基胍等。选择哪种诱变剂、多少剂量以及如何终止诱变处理等这些都是诱变要考虑的主要问题。由于微生物对诱变剂敏感程度不同,所以这些都必须根据具体情况和条件,在预备实验后才能选择最佳条件。

3. 筛选突变株 基因突变的类型很多,故突变株也各种各样,根据科研或生产的需要而确定筛选哪一种突变株。下面以营养缺陷型突变株的筛选为例,说明突变株的筛选。

(1) 筛选营养缺陷型突变株常用的培养基

1) 基本培养基(MM):指能满足某一野生型或原养型菌株最低营养要求的合成培养基。

2) 补充培养基(SM):指在基本培养基中加入某一种或几种补充的营养成分,以满足特定的营养缺陷型菌株生长的培养基。

3) 完全培养基(CM):指在培养基中加入含氨基酸、核苷酸、维生素等天然物质,以满足野生型和各种营养缺陷型菌株生长的培养基。

(2) 营养缺陷型突变株筛选过程

1) 诱变:其诱变方法同一般的诱变。

2) 淘汰野生型:经诱变剂处理后,一般野生型仍占多数,而营养缺陷型只占极少数,因此必须将野生型淘汰。淘汰野生型常用的方法有菌丝过滤法、青霉素法等。菌丝过滤法只能应用在丝状菌中,它的原理是在基本培养液中野生型孢子能发芽长成菌丝,而营养缺陷型则不能;青霉素法是在含青霉素的液体基本培养基中加入用诱变剂处理的细菌。因为青霉素能抑制生长的细菌细胞壁合成,而不能杀死停止生长繁殖的细菌,所以青霉素可杀死野生型菌株,而不能杀死在基本培养基中不生长的营养缺陷型菌株。然后将细菌涂布在完全培养基上培养,将获得大量营养缺陷型菌株。

3) 营养缺陷型的检出:多数营养缺陷型在完全培养基上生长时,菌落形态和野生型没有不同,因此必须将它们检出。检出方法有逐个测定法、夹层培养法、影印接种法等。逐个测定法是将经诱变剂处理并稀释后的细胞涂布在完全培养基上,培养后取单个菌落逐个点种于基本培养基及完全培养基上。如仅能在完全培养基上生长,而在基本培养基上不生长,说明这是一个营养缺陷型。

4) 营养缺陷型的鉴定:经上述确证为营养缺陷型后,还需要知道这种缺陷型的营养要求,这就是营养缺陷型的鉴定。取生长于完全培养基上的可疑营养缺陷型细胞,经无菌水洗涤后配成细菌数为 $10^7 \sim 10^8$ 的悬液。取悬液 0.1ml 混入基本培养基,倾注成平板,平板背面划线分区,每区上分别加入微量的氨基酸、维生素、核苷酸等。培养后可见营养缺陷型菌株在它所需营养物的周围形成生长圈。

(三) 杂交育种

杂交就是在细胞水平上的一种基因重组,所以基因重组是杂交育种的理论基础。杂交育种一般指两个不同基因型菌株通过吻合(或接合)使遗传物质重新组合,从中分离和筛选出具有新性状菌株的一种育种方法。原核生物中的转化、接合和转导，真菌中的有性杂交、准性生殖及原生质体融合都是杂交育种的手段。杂交育种可以使不同菌株的遗传物质交换和重新组合，从而改变原有菌株的遗传物质基础，获得杂种菌株；可以将不同菌株的优良性状集中于重组体中；可以扩大变异范围，改变产品的质量和产量，创造出新的品种。杂交育种是一种比较定向的育种手段，但操作较复杂、周期较长，所以工业微生物的育种主要还是采取诱变育种的方法。当长期使用诱变剂处理后，出现菌株对诱变剂变得不敏感、单位产量增长变慢的现象，在这种情况下有必要考虑杂交育种手段。

 知识考点　诱变育种的基本步骤

二、基 因 工 程

基因工程（genetic engineering）又称基因拼接技术和 DNA 重组技术，是以分子遗传学为理论基础，以分子生物学和微生物学的现代方法为手段，将不同来源的基因按预先设计的蓝图，在体外构建杂种 DNA 分子，然后导入活细胞，以改变生物原有的遗传特性、获得新品种、生产新产品。基因工程诞生于 20 世纪 70 年代初，在 40 多年的实践中迅速发展，日趋完善。

 知识链接　　　　　　　中国与人类基因组计划

1999 年 9 月，中国获准加入人类基因组计划，负责测定人类基因组全部序列的 1％。中国是继美国、英国、日本、德国、法国之后的第 6 个国际人类基因组计划参与国，也是参与这一计划唯一的发展中国家。这"1％项目"使中国走进生物产业的国际先进行列，也使中国理所当然地分享人类基因组计划的全部成果、资源与技术。

（一）基因工程的基本操作

基因工程的核心内容是基因重组、克隆和表达。基因工程的基本操作主要包括以下步骤。

1. 目的基因的分离或合成　通常可以从基因文库或 cDNA 文库中分离克隆的基因，通过 DNA 聚合酶链反应（PCR）扩增基因，也可以利用基因定位诱变获得突变基因，或者用化学方法合成基因。

2. 外源基因与载体的体外连接　用同样的限制性内切酶处理的供体 DNA 与载体 DNA，产生具有互补碱基的黏性末端。两者在较低温度下混合"退火"，黏性末端上碱基互补的片段因氢键的作用而彼此连接，重新形成双链。再经连接酶的作用，将目的基因和载体共价结合成一个完整的、有复制能力的环状重组 DNA 分子。

3. 将外源基因导入宿主细胞　将重组 DNA 分子导入微生物或动植物细胞中，使其复制，获得基因克隆。

4. 目的基因克隆的筛选和鉴定　从成千上万不同的基因克隆中筛选出目的基因克隆，并进行鉴定。

5. 克隆基因在宿主细胞中表达　控制适当条件，使克隆基因在宿主细胞中高效表达，产生出目的产品，或使生物体获得新的性状。这种获得新性状的微生物称为"工程菌"，新类型的动植物分别称为"转基因动物"和"转基因植物"。

（二）基因工程在药学领域的应用

基因工程是为了人类的特殊需要，在分子水平上建立起来的一门新的定向育种技术，基因工程的诞生，使生命科学产生了一次重大技术革命，并成为现代生物工程的主体技术。基因工程为人类提供了传统产业难以得到的许多昂贵药品，并已形成基因工程制药业的雏形。在医药产品中最先获得成功的基因工程是生长激素释放抑制因子(somatostatin,SOM)。它是一种十四肽的人脑激素,可治疗糖尿病、胃炎及急性胰腺炎。之后,人胰岛素、干扰素、乙肝疫苗等基因工程相继获得成功,并已实现商品化。此外,基因工程也可用于提高抗生素产量或产生新抗生素。我国在这方面也取得可喜成就。经 DNA 重组技术已获得的医药制品工程菌正日益增多,主要有乙肝表面抗原及 e 抗原、干扰素、人生长激素、人胰岛素、人白细胞介素-2、肿瘤坏死因子、心房肽等。基因工程已成为高效表达生物界中几乎一切物种优良遗传性状的最佳实验手段,有着广阔的、不可估量的发展前景。

 知识考点　基因工程的定义及基本操作步骤

三、菌种保藏和复壮

(一) 常用的菌种保藏法

菌种保藏是一项重要的微生物学基础工作,其目的是尽量保持菌种的存活率,减少菌种变异,保持原种的优良性状,使其不衰退,不染杂菌。在保藏工作中,首先要挑选优良纯种,最好采用它们的休眠体(如芽孢、孢子等),其次要创造一个有利于休眠的环境条件(如低温、干燥、缺氧、缺乏营养物质、加保护剂等),以降低菌种代谢活动的速度,达到延长保存期的目的。常用的菌种保藏法如下所述。

1. 斜面低温保藏法　将生长适度的斜面培养物置于4℃的冰箱保藏。所用培养基的营养不得太丰富,含糖宜少。每保藏一定时期后需重新移种再行保藏。此法简便,但保藏期不长。芽孢菌、有孢子的真菌和放线菌可保存3~6个月,一般无芽孢的细菌仅1~3个月。

2. 液状石蜡封存保藏法　在已经适度生长的斜面培养物上,加入无菌的液状石蜡,装量要高出培养物表面1cm,然后直立保藏于4℃冰箱中或常温保藏。一般细菌、真菌和放线菌用此法可保存1年左右,本法不适用于以石蜡为碳源的微生物的保藏。

3. 砂土管保藏法　是保存抗生素生产菌种常用的方法。先将砂与土洗净、烘干、过筛后按土壤性质,将砂与土按(1~2):1 混合均匀,分装于小试管中,装量为试管容积的1/7左右,121.3℃高压灭菌3次,无菌试验合格后备用。芽孢菌、丝状真菌及放线菌经培养产生芽孢或孢子后,用无菌水制成菌悬液,混入砂土管内,真空干燥。置于有干燥器的容器内,4℃冰箱保存。保存期可达2~10年。

4. 冷冻干燥保藏法　用无菌的脱脂牛奶或血清等为保护剂,可使细胞在低温下不致受损。取已培养好的微生物混入保护剂,制成悬液,分装入安瓿。在-70~-30℃迅速冷冻,经冷冻干燥后真空熔封安瓿,4℃冰箱避光保存。广泛用于细菌、真菌、放线菌和病毒的保存,保存期为5~10年。

5. 超低温保藏法　以甘油、脱脂牛奶等为保护剂,制成菌悬液,保存于-70℃超低温冰箱或液氮(-196~-156℃)中,此法可保存数年。方法简便,但需特殊设备。

(二) 菌种的衰退和复壮

微生物尽管采用了合理的方法保藏,但长期保存仍会出现变异。出现不利性状的负向变异称衰退。目前防止菌种衰退的有效措施有:控制传代次数、创造良好的营养条件、采取适合的保藏方法,放线菌与丝状真菌用单核孢子传代较为稳定。菌种一旦出现衰退就必须进行复壮,以恢复其原来的优良性能。一般是通过纯种分离进行复壮,因为在衰退的微生物群体中,必有部分细胞仍然是典型的。通过分离纯化,可将原有性状的菌种选出,从而达到复壮的目的。

小　结

微生物和一切生物一样,都具有遗传性和变异性。遗传的物质基础是核酸,基因是具有特定功能的 DNA 片段,是产生一条多肽链或 tRNA 或 rRNA 所必需的全部核苷酸序列。微生物的 DNA 大部分集中在染色体上,少部分在染色体外。细菌的染色体外遗传物质的代表是质粒,具有能自我复制、转移、消除、不相容等特点,它所携带的基因不是细胞生长所必需的。

微生物的变异类型包括可遗传的基因型突变和不可遗传的表型改变。变异的现象表现在形态、结构、菌落、毒力、酶活性、耐药性等各个方面。

微生物的基因突变主要指点突变,即 DNA 上一对或少数几个碱基对的改变。突变可以自发产生,也可以诱发产生。医药上常用的突变型有营养缺陷型、高产突变型、抗性突变型和条件致死突变型等。

基因转移是指遗传物质从供体菌转移至受体菌的过程。基因转移的方式主要有转化、转导、接合等,它们都导致基因的重组,从而使受体菌获得新的性状。

菌种选育是应用微生物遗传与变异的基本理论,在已经发生自发突变、诱发突变或遗传重组后的微生物群体中,筛选出人们所需要的优良菌种。常用的方法有自然选育、诱变育种和杂交育种等。

基因工程又称基因拼接技术和 DNA 重组技术,是以分子遗传学为理论基础,以分子生物学和微生物学的现代方法为手段,将不同来源的基因按预先设计的蓝图,在体外构建杂种 DNA 分子,然后导入活细胞,以改变生物原有的遗传特性,获得新品种,生产新产品。基因工程在药学领域已有很大的发展。

菌种保藏的目的是保持菌种的存活,减少菌种变异,保持原种的优良性能,使它不衰退。常用方法有斜面低温保藏法、液状石蜡封存保藏法、沙土管保藏法、冷冻干燥保藏法和超低温保藏法等。

目标检测

一、名词解释
质粒　基因突变　转化　接合　转导　基因工程

二、填空题
1. 遗传性变异是_____发生改变的结果,其变异性状_____遗传给后代,非遗传性变异是_____发生改变的结果,其变异性状_____遗传给后代。
2. 证明核酸是遗传变异物质基础的三大经典实验是_____、_____和_____。
3. R 质粒带有_____,使细菌产生对某种药物的耐药性;Vi 质粒的作用是_____。
4. 基因突变具有_____、_____、_____和_____等几个特征。
5. 在转化的前提条件中,受体均要处于_____;转化因子的获得可通过_____和_____两种途径。
6. 菌种选育常用的途径有_____、_____和_____。

三、选择题
1. 细菌遗传性变异的物质基础是(　　)
   A. 细胞质　　　　B. 中介体
   C. 性菌毛　　　　D. 核蛋白体
   E. 核质与质粒
2. 卡介苗的制备是利用了细菌的(　　)
   A. 形态变异　　　B. 菌落变异
   C. 耐药性变异　　D. 毒力变异
   E. 结构变异
3. 关于质粒的叙述错误的是(　　)
   A. 是细菌染色体外的遗传物质
   B. 能在胞质中自行复制
   C. 可以丢失
   D. 是细菌生命活动所必需的结构
   E. 可与某些细菌的耐药性有关
4. 以噬菌体为载体,将供体菌遗传物质转移到受体菌中的过程,称为(　　)
   A. 接合　　　　　B. 转化

C. 转导 D. 溶原性转换

E. 质粒转移

5. 在细菌间直接传递 DNA 是通过( )

   A. 鞭毛 B. 普通菌毛

   C. 性菌毛 D. 中介体

   E. 核糖体

6. 革兰阴性菌的性菌毛( )

   A. 与细菌的运动有关

   B. 化学成分为多糖

   C. 与细菌间某些遗传物质的传递有关

   D. 是转导时必要的结构

   E. 是细菌吸附易感细胞的结构

7. 噬菌体是指( )

   A. 具有 DNA 和 RNA 核酸的微生物

   B. 无生命的游离体

   C. 一种具有简单细胞结构的微生物

   D. 寄生于细菌、真菌等微生物体内的病毒

   E. 能营自主独立生活的微生物

8. 细菌的转导和溶原性转换的共同特点是( )

   A. 供体菌与受体菌直接接触

   B. 不需供体菌

   C. 不需受体菌

   D. 需噬菌体

   E. 需质粒

9. Hfr 菌是( )

   A. 含有 R 质粒的细菌

   B. 溶原性细菌

   C. 整合有 F 质粒的细菌

   D. 整合有前噬菌体的细菌

   E. 不产生性菌毛的细菌

10. 转导( )

    A. 只可转移供体菌染色体上特定的基因

    B. 由性菌毛介导

    C. 由 R 质粒介导

    D. 由 F 质粒介导

    E. 由噬菌体介导

四、简答题

1. 质粒有哪些基本特性？重要的质粒类型有哪些？
2. 简述 5-溴尿嘧啶的诱变作用机制。
3. 原核微生物基因转移的方式主要有哪几种？各自的机制是什么？
4. 诱变育种的基本步骤是什么？
5. 基因工程的基本操作步骤是什么？

第2篇 微生物学与药学的关系

第8章 药物制剂的微生物学检查

> **学习目标**
>
> 1. 掌握药物的体外抗菌试验方法,了解药物的体内抗菌试验。
> 2. 掌握一般灭菌制剂的无菌检查方法和原理,熟悉特殊药品的无菌检查法。
> 3. 掌握非灭菌药物的微生物总数测定方法,熟悉药品的大肠埃希菌检查方法。
> 4. 了解一般药品的沙门菌、铜绿假单胞菌、金黄色葡萄球菌和大肠埃希菌的检查方法。

第1节 药物的抗菌试验

药物的抗菌试验是为了检查药物的抗菌能力,包括药物的抑菌试验和杀菌试验。一般先进行体外抗菌试验,若发现有抗菌作用,再进行体内抗菌试验。

一、药物的体外抗菌试验

药物体外抗菌活性的测定广泛应用于新药研究和指导临床用药,如抗菌药物筛选、药物的抗菌谱测定、药物敏感试验、药物血浓度测定等。体外抗菌试验在实验室内利用玻璃器皿进行,方法简便,不需要活的动物,需时短,用药量少,实验条件容易控制,也不受动物体内复杂因素的影响。但其结果和动物体内试验结果不完全平行,甚至有矛盾。所以,必须和体内抗菌试验结果一起进行综合判断,才能体现其意义。

(一) 体外抑菌试验

体外抑菌试验是最常用的抗菌试验,常用的方法有连续稀释法和琼脂扩散法两种。

1. 连续稀释法 用于测定药物的最小抑菌浓度(minimal inhibitory concentration, MIC)。MIC 是指药物能抑制细菌生长的最低浓度,以 μg/ml 或 U/ml 表示,数值越小,药物的抑菌作用越强。连续稀释法可在液体或固体培养基中进行。

(1) 液体培养基稀释法:在试管中用液体培养基进行 2 倍系列稀释药物,使其终浓度(μg/ml)为 512、256、128、64、32、16、8、4、2、1、0.5、0.25、0.125 等(表 8-1),然后在每一管中加定量的试验菌液($5×10^5$ CFU/ml),经 24~48 小时培养后肉眼观察结果,以能抑制试验菌生长的最低浓度为该药的 MIC,也可用分光光度计观察终点。

表 8-1 液体培养基稀释法药物敏感试验抗生素溶液稀释方案

管号	抗生素原浓度(μg/ml)	抗生素来源管号	取药体积(ml)	CAMHB 体积(ml)	抗生素最终浓度(μg/ml)	Log_2
1	5120(原液)	原液	1	9	512	9
2	512	1号管(最终浓度,下同)	1	1	256	8

续表

管号	抗生素原浓度(μg/ml)	抗生素来源管号	取药体积(ml)	CAMHB体积(ml)	抗生素最终浓度(μg/ml)	Log_2
3	512	1号管	1	3	128	7
4	512	1号管	1	7	64	6
5	64	4号管(最终浓度,下同)	1	1	32	5
6	64	4号管	1	3	16	4
7	64	4号管	1	7	8	3
8	8	7号管(最终浓度,下同)	1	1	4	2
9	8	7号管	1	3	2	1
10	8	7号管	1	7	1	0
11	1	10号管(最终浓度,下同)	1	1	0.5	−1
12	1	10号管	1	3	0.25	−2
13	1	10号管	1	7	0.125	−3

注:CAMHB 为调节阳离子浓度的水解酪蛋白(Mueller-Hinton, MH)培养基

判断抑菌还是杀菌,只要将未长菌的试管内培养液再移种于琼脂平板上,如重新长出试验菌,表明该浓度只是抑菌浓度。药物的抑菌或杀菌作用是在一定条件下相对而言的,这与用药时培养基的组成、pH 及所用的菌种、菌量等因素有关,所以必须严格控制试验菌、培养基等试验条件。

(2) 固体培养基稀释法

1) 平板法:用于测定多种细菌对同一药物的 MIC。按连续稀释法配制药物溶液,将不同浓度的药液按 1∶9(配制的药物溶液∶琼脂培养基)混入尚未凝固的琼脂培养基中,琼脂厚度为 3~4mm,制作成含有递减浓度药物的琼脂平板。再将定量的菌液(0.5 麦氏比浊度菌液稀释 10 倍)以点种法逐个点种于平板,并要进行阴性对照。培养后测得各种细菌对药物的 MIC。本法适用于各种药物的抗菌活性测定及新抗菌药物的筛选,不受药物颜色及浑浊度的影响,且手续简便。

2) 斜面法:将不同递减浓度的药液,混入未凝固的装有琼脂培养基的试管中制成斜面,然后接种定量的试验菌液,培养后可测知 MIC。本法适用于培养时间较长的试验菌(如结核杆菌)或避免孢子飞扬污染环境的霉菌。

2. 琼脂扩散法 原理是利用药物在琼脂培养基中扩散,并在一定浓度范围内抑制细菌生长。方法是在琼脂平板上,用涂布法或倾注法接种一定的试验菌,再加药于含菌平板上培养 18~24 小时。凡是具有抗菌作用的药物,在其有效浓度范围内无细菌生长,即出现抑菌圈,根据抑菌圈的直径或抑菌范围的大小来评价药物抗菌作用的强弱。此法精确度较差、干扰因素较多,如药物的扩散性、细菌接种的密度等都对结果有影响。此法通常用于定性试验或初步判断药物的抗菌作用的大小。方法主要有以下几种。

(1) 滤纸片法:是最常用的方法。可在 1 个平板上测定多种药物对同一试验菌的抗菌作用。通常用于新药的初筛试验,以初步判断新药是否具有抗菌作用。也常用于病原性细菌的药物敏感试验,以测定临床分离的某种细菌对各种药物的敏感程度,供医师选用药物时参考。取无菌滤纸片(直径为 6mm,120℃干燥灭菌 2 小时)蘸取一定浓度的抗菌药物放置于含菌平板表面,或将含药的干纸片贴在接种细菌的平板表面。含药干纸片,即预先配制各种适宜浓度的抗生素溶液,取 0.5ml 滴加在 100 张直径为 6mm 的圆形滤纸片上,使之均匀分布,经 37℃干燥,封好置于 4℃冰箱保存(若是 β-内酰胺类抗生素则置于 −20℃保存)。

国际标准采用 K-B 法(Kirby-Bauer 法),K-B 法需用水解酪蛋白(Mueller-Hinton,MH)培养基,被测细菌的浓度、纸片的质量、纸片含药量及其他试验条件均有严格标准。以卡尺精确量取抑菌圈的直径,根据抑菌圈的直径大小判断该菌对该药物是耐药(resistant,R)、中介(intermediate,I)还是敏感(susceptible,S)(表 8-2)。

表 8-2 金黄色葡萄球菌药物敏感试验评价结果

抗菌药物与细菌	纸片含药量(μg)	抑菌圈直径(mm)			相对应 MICR 值(μg/ml)	
		R	I	S	R	S
青霉素	10 单位	≤28	—	≥29	β-内酰胺酶	≤0.12
苯唑西林	1	≤10	11~12	≥13	—	≤2
万古霉素	30	—	—	≥15	—	≤4
庆大霉素	10	≤12	13~14	≥15	≥8	≤4
红霉素	15	≤13	14~22	≥23	≥8	≤0.5
环丙沙星	5	≤15	16~20	≥21	≥4	≤1
克林霉素	2	≤14	15~20	≥21	≥4	≤0.5
甲氧苄啶/磺胺甲噁唑	1.25/23.75	≤10	11~15	≥16	≥8/152	≤2/38

(2)挖沟法:常用于测试一种药物对几种细菌的抗菌作用。方法是在无菌平板上挖直沟(图 8-1),沟内加入药液,然后在沟两旁接种几种试验菌,经培养后观察细菌的生长情况,根据沟和细菌间抑菌距离的长短来判断药物对细菌的抗菌能力。

沟中滴入药液
(1)

1,2,3,4,5 为接种的各种病原菌
(2)

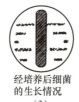
经培养后细菌的生长情况
(3)

图 8-1 挖沟法

(二)体外杀菌试验

1. 最小杀菌浓度(minimal bactericidal concentration,MBC)**的测定** 按液体培养基稀释法操作测出药物的 MIC,将未长菌的各管培养液分别移种到无菌平板上,培养后以无菌生长的最低药物浓度为该药物的 MBC,又称最小致死浓度(minimal lethal concentration,MLC)(图 8-2)。

2. 活菌计数法 将一定量的试验菌加入到一定浓度的药物中,培养一定时间后取样稀释,再取一定的稀释液混入未凝固的琼脂培养基中,立即倾注成平板,培养后计算菌落数。由于每个菌落通常由一个细菌繁殖而来,菌落数或菌落形成单位(colony forming unit,CFU)乘以稀释倍数,再除以稀释液用量,即得该药物与试验菌的混合液中每毫升内存活的细菌数或 CFU,计算出该药物对细菌的致死率;也可用微孔滤膜过滤药物与试验菌的混合液,洗净药液,将滤膜放在平板上培养后计菌落数。

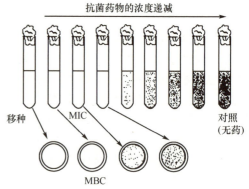

图 8-2 最小杀菌浓度的测定

(三)联合抗菌试验

在药学工作中,常需检查两种或两种以上抗菌药物在联合应用时的相互作用以及抗菌药物与不同 pH 或不同离子溶液的相互影响。例如,在制药工业中,为了得到抗菌增效的配方,常进行两种或两种以上的抗菌药物复方制剂的筛选;中成药配方中常有多种抗菌药材。联合用药更重要的是在临床上的应用,如用于尚未确定是由何种病原菌引起的急、重症感染;多种细菌引起的混合感染;长期用药可能产生耐药性的感染性疾病;联合用药可以减少剂量以避免达到毒性剂量等。

抗菌药物联合应用可出现4种结果:①协同作用,两种药物联合作用显著大于其单独作用的总和;②相加作用,两种药物联合应用时的活性等于两药单独抗菌活性之和;③无关作用,两种药物联合作用的活性等于其单独活性;④拮抗作用,两种药物联合作用显著低于其单独抗菌活性。

联合抗菌试验的常用方法有棋盘稀释法和琼脂扩散纸片法。

1. 棋盘稀释法 是由两种抗菌药物的不同稀释度加以组合,每一种药物浓度都有单独管和与另一种药物不同浓度的联合管,因其排列呈棋盘状而得名。它能精确地测定两种抗菌药物在适当浓度的比例下所产生的相互作用。

按液体培养基稀释法,先分别测定拟联合的药物 A 和药物 B 对试验菌的 MIC。根据所得的 MIC,确定药物稀释度,一般选择 6~8 个稀释度。每种药物最高浓度是其 MIC 的 2 倍,依次对倍稀释。两种药物的稀释分别在方阵的纵列和横列进行(假设 A 药的 MIC 为 32μg/ml,B 药的 MIC 为 8μg/ml,具体稀释见表 8-3),这样在每管中可得到不同浓度组合的两种药物的混合液。接种菌量为 5×10^5 CFU/ml,35℃培养 18~24 小时后观察结果,确定联合药敏管的 MIC。计算抑菌浓度指数(fractional inhibitory concentration,FIC),判断结果。

表 8-3 棋盘稀释法示意方案

药物B稀释↓						
	16/2	16/4	16/8	16/16	16/32	16/64
	8/2	8/4	8/8	8/16	8/32	8/64
	4/2	4/4	4/8	4/16	4/32	4/64
	2/2	2/4	2/8	2/16	2/32	2/64
	1/2	1/4	1/8	1/16	1/32	1/64
	0.5/2	0.5/4	0.5/8	0.5/16	0.2/32	0.5/64

←药物 A 稀释

FIC 指数=A 药联合时的 MIC/A 药单独时的 MIC+B 药联合时的 MIC/B 药单独时的 MIC。FIC<0.5 为协同作用;0.5~1 为相加作用;1~2 为无关作用;>2 为拮抗作用。

2. 琼脂扩散纸片法(单药纸片搭桥法) 将两种含药纸片贴于已涂布试验菌的 MH 琼脂平板表面,两纸片之间的距离以 3~4mm 为宜,35℃培养 24 小时后观察结果。由于两种抗菌药物的联合作用,对细菌可产生不同的抑菌结果,而显示各种形状的图形,可按不同图形报告甲、乙两药联合时对测试菌产生的协同、相加、无关或拮抗作用(图 8-3)。其含药纸片的周围出现抑菌带或无抑菌带,分别代表单独药物的敏感或耐药;两种纸片之间的变化代表两种药物的联合作用。

二、药物的体内抗菌试验

抗菌药物进入体内后,其作用的发挥受体内各种因素的影响。药物在体内与体液结合可降低药物的活性或被破坏;某些药物在体内可因降解而增强活性;有些细菌进入体内后,由于代谢活力的改变,对药物的敏感性可能降低等。因此,体外抗菌试验有效的药物,还需要经过体内抗菌试验证明有效后,才能应用于临床。

药物的体内抗菌试验即动物试验治疗(或保护力试验)。动物试验治疗的方法是先用致病菌使动物感染,造成感染动物模型,然后按不同剂量、不同给药方法(如腹腔注射、皮下注射、肌内注射或口服等)及间隔不同时间进行实验治疗。同时设立一组生理盐水代替药物作对照实验。根据实验组与对照组的动物死亡数或内脏的含菌数,评价药物的作用和效力。

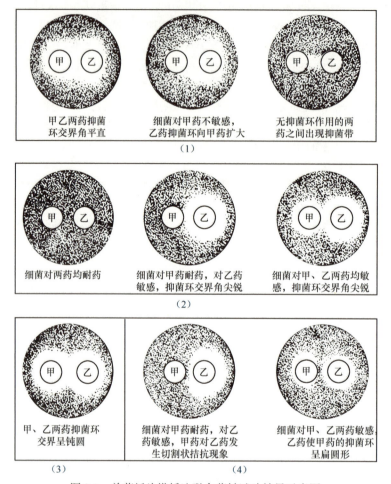

图 8-3 单药纸片搭桥法联合药敏试验结果示意图
(1) 协同作用;(2) 无关作用;(3) 相加作用;(4) 拮抗作用

三、影响抗菌试验的因素

1. 试验菌 常用细菌、霉菌和酵母菌。一般应包括标准菌株和临床分离的菌株。标准菌株必须是国家卫生和计划生育委员会生物制品检定所菌种保藏中心专门提供的标准菌株。临床分离的菌株是经过严格鉴定、纯化及合理保存的菌株。

2. 培养基 应按各试验菌的营养需要进行配制,严格控制各种原料、成分的质量及培养基的配制过程。培养基内不能含有使药物活性降低的成分或药物的对抗物。

3. 抗菌药物 其浓度、稀释方法等直接影响抗菌试验的效果,必须精确配制。固体药物须制成水溶液,难溶于水的药物要用助溶剂(如有机溶剂或酸碱)溶解,如氯霉素及红霉素需用少量乙醇溶解,再用稀释剂稀释到所需浓度。药物溶液的 pH 应尽量接近中性,以确保药物的稳定性和不影响细菌的生长。中草药或有些生药原粉的样品,应先进行提取,再浓缩至所需浓度;中药样品往往含有鞣质,且具有特殊色泽,影响结果的判断。含菌药物需用薄膜过滤法除菌。进行杀菌效力测定时,取样移种前可采用稀释法或加中和剂法终止抑菌效应。

4. 对照试验 为确保实验结果的科学性和准确性,严格设置各种对照试验。①对照的菌种,在无药情况下,应在培养基内正常生长;②已知药物对照,应使已知抗菌药物对标准敏感菌株出现抗菌效应,对耐药菌株不出现抗菌效应;③溶剂及稀释剂对照,所用的溶剂及稀释剂应无抗菌作用。

 知识考点 MIC;MBC;体外抗菌试验的方法及影响因素

第2节 灭菌制剂的无菌检查

各种注射剂、眼用及外伤用制剂、植入剂、可吸收的止血剂、手术用敷料、医疗器具等,必须保证不含活的微生物,否则注入人体将会引起严重的事故。因此,这类制剂在出厂前都必须进行无菌检验。药品、敷料等按《药典》、生物制品按《中国生物制品规程》上明确规定的方法进行无菌检查。

一、无菌检验的基本原则

1. 严格的无菌操作 无菌检验最重要的原则是严格遵守无菌操作,防止微生物污染。检验操作应在局部洁净度100级单向流空气区域内或隔离系统中进行,单向流空气区、工作台面及环境应定期按《医药工业洁净室(区)悬浮粒子、浮游菌和沉降菌的测试方法》的现行国家标准进行洁净度验证。隔离系统按相关的要求进行验证,其内部环境的洁净度须符合无菌检查的要求。将被检药物或物品分别接种于适合需氧菌、厌氧菌、真菌生长的培养基中,置于适宜条件下培养后观察有无细菌或真菌生长,以判断药品或物品是否合格。

2. 正确的样品采集 无菌检验是对整体中的部分样品进行随机抽检,来推断整体药品是否有菌(无菌或染菌)。因此,在一批药品的无菌检验中,取样数量越少,染菌的检出率越小;取样量越多,染菌的检出率越大,该批药品能通过无菌检验的概率越小。无菌检验时取样量和比例必须严格按照现行药典的规定执行。

二、无菌检验的基本方法

(一)一般药物及物品的无菌检验

一般药品的无菌检验,通常应用直接接种法。①液体被检品可直接接种于培养基内;②固体粉末或冻干剂,需用无菌生理盐水溶解,或制成均匀悬液再做检验;③无菌敷料,则以无菌操作拆开每个包装,于不同部位剪取100mg或1cm×3cm的样品,分别接种于适量培养基中;④供试品为放射性药品,接种量和培养基量均减半。

无菌检验用的培养基,包括需氧菌、厌氧菌和真菌的培养基,其配方和配制过程,需按药典规定进行操作,并经质量鉴定,合格后才能使用。被检液体或混悬液每管接种量和培养基用量见表8-4。各种培养基种类、数量以及培养的温度和时间见表8-5。

表8-4 液体、混悬物无菌检验取量与培养基用量

药量类型(ml)	每支取量(ml)	培养基用量(ml)
≤1	全量	15
2~5	半量	15
5~20	2	15
>20	5	40

表8-5 无菌检验用培养基的种类、数量、温度及时间

培养基类型	培养温度(℃)	培养时间(天)	培养基数量(支)	
			测试管	对照管
需氧培养基	30~37	5	2	2
厌氧培养基	30~37	5	2	2
真菌培养基	20~28	7	2	2

试验中除严格无菌操作外,还要同时进行稀释剂和相应溶剂的阴性对照试验以及供试菌的阳性对照试验。阴性对照应不长菌,说明稀释剂和相应溶剂本身是无菌的;阳性对照试验必须长菌,说明使用的菌种是可以在该试验条件下正常生长的。药典规定,以金黄色葡萄球菌 CMCC(B)26003 或藤黄八叠球菌 CMCC(B)28001、生孢梭菌 CMCC(B)64941、白色念珠菌 CMCC(F)98001 分别作为需氧菌、厌氧菌和真菌的供试菌种。

(二) 油剂药物的无菌检验

因油剂药物与培养基不混溶,漂浮于培养基表面而影响菌的生长。因此这类药物做无菌检验时,应在培养基中加入表面活性剂(如吐温-80),使药物均匀分布于培养基中,以利于微生物的检出。如果药物黏稠度过大,先用无菌植物油或无菌液状石蜡进行一定倍数的稀释,然后取样接种到含吐温-80 的培养基中。所用培养基的种类、装量、支数及培养时间等见表 8-4 和表 8-5。

(三) 抗菌药物及含防腐剂药物的无菌检验

抗菌药物指药物本身为抗菌剂(如抗生素、磺胺药等)或在药物制剂中含有部分抗菌剂(如防腐剂)的药物。这两类药物在进行无菌检验前必须采用某些方法使抗菌活性或防腐剂去除或失效,才能不影响对被检药物的无菌检验结果。常用的方法有以下几种。

1. 灭活法 在培养基中加入合适的灭活剂。要求灭活剂本身以及与抗菌药物相互作用后的产物对细菌及真菌没有毒性,其灭活作用必须迅速而完全。

2. 微孔滤膜过滤法 滤膜过滤法应优先采用封闭式薄膜过滤器,也可使用一般薄膜过滤器,经灭菌后备用。滤膜孔径应不大于 $0.45\mu m$,直径约为 50mm。在无菌条件下,将药物通过滤膜,使药液中的细菌、真菌留在滤膜上,然后用无菌生理盐水多次洗涤滤膜,洗去抗菌物质或防腐剂,每张滤膜每次冲洗量一般为 100ml,且总冲洗量不得超过 1000ml,以免滤膜上的微生物受损。再按无菌操作法取下滤膜,剪成若干片,分别接种于各种培养基中培养检查。

3. 离子交换树脂法 该方法主要用于一些能在水溶液中呈离子状态的抗生素(如庆大霉素、妥布霉素、阿米卡星等)的检验。利用离子交换以除去此类抗生素,而菌体等仍然留在溶液中,以达到除去抗菌活性的目的。应用前还需对离子交换树脂进行预处理和灭菌。交换后溶液定量接种在需氧菌、厌氧菌、真菌生长的培养基中培养检查。

4. 稀释法 将药物在培养基中稀释到没有抗菌活性(最小抑菌浓度以下)再进行无菌检验。应用前要先测定被检药物的最小抑菌浓度,然后根据取样量,计算出稀释到低于最小抑菌浓度所需的培养基量。本法常用于新抗生素、酚类、醇类等药物的无菌检验。

三、无菌检验的结果判断

阳性对照管应生长良好,阴性对照管不得有菌生长。否则,试验无效。

(1) 若供试品管均澄清,或虽显浑浊但经确证无菌生长,判供试品符合规定。

(2) 若供试品管中任何一管显浑浊并确证有菌生长,判供试品不符合规定,除非能充分证明试验结果无效,即生长的微生物非供试品所含。当符合下列至少一个条件时,方可判试验结果无效:①无菌检查试验所用的设备及环境的微生物监控结果不符合无菌检查法的要求;②回顾无菌试验过程,发现有可能引起微生物污染的因素;③供试品管中生长的微生物经鉴定后,确认是因无菌试验中所使用的物品和(或)无菌操作技术不当引起的。

试验若经确认无效,应重试。重试时,重新取同量供试品,依法检查,若无菌生长,判供试品符合规定;若有菌生长,判供试品不符合规定。

知识链接 无 菌 室

药物的无菌检查一般在无菌室内进行。无菌室一般是在微生物实验室内专辟一个小房间。面积 4~5m² 即可,高 2.5m 左右。无菌室外设一缓冲间,缓冲间的门和无菌室的门不要朝向同一方向,以免气流带进杂菌。无菌室和缓冲间都必须密闭。室内装备的换气设备必须有空气过滤装置。无菌室内的地面、墙壁必须平整,工作台的台面应该处于水平状态。无菌室和缓冲间都装有紫外灯,无菌室的紫外灯距离工作台面 1m。工作人员进入无菌室应穿无菌服。当前无菌室多存在于微生物工厂,一般实验室则使用超净工作台。

 知识考点 无菌检查的原则;不同药物无菌检查的方法;无菌检查结果的判断方法

第3节 药物的微生物限度检查

药物的微生物限度检查,是指非规定灭菌制剂及其原料、辅料受到微生物污染程度的一种检查方法,包括染菌量及控制菌的检查。口服药及外用药物的微生物学检验主要是微生物限量检验与致病菌的检验。限量检验是指在单位重量或体积内,微生物的数量和种类必须在规定的数量和种类范围内。检验项目包括:细菌总数测定、霉菌总数测定、酵母菌总数测定、控制菌(包括大肠埃希菌、大肠菌群、铜绿假单胞菌、金黄色葡萄球菌、沙门菌、梭菌、白假丝酵母菌)及活螨的检验。

一、微生物限度检查的基本原则

(1)为使检验结果具有代表性,药物取样应有一定的数量。一般每个批号的药物,至少随机抽样 2 瓶(盒)以上。每次检验时,从样品中取出药品的总量,不得少于 10g 或 10ml,蜜丸至少分别取 4 丸以上共 10g,贵重药或微量包装药采样可酌减。

(2)药物在检验前应保持原包装状态,不得开启,以免污染。药物应置阴凉干燥处,防止微生物繁殖而影响检验结果。

(3)检验操作应在严格的无菌条件下进行。被检药物一旦稀释后,应在 1~2 小时内操作完毕,以防止微生物继续繁殖或死亡。

(4)为排除药物中所含防腐剂或抑菌成分对试验结果的干扰,应在被检药物的稀释液中,加入定量(50~100 个)的已知阳性对照菌,然后按检验方法进行操作。此阳性对照应有细菌生长,若不生长则需对药物进行再处理(固体药物应先进行洗涤,离心沉淀),再次进行检验。为防止交叉污染,阳性对照试验场所与药物检验的场所应分开。

(5)细菌总数、霉菌总数、酵母菌总数及控制菌四项均符合该品种微生物限度检查项目规定的,应判供试品合格;其中任何一项不符合者,则判供试品不合格。

二、细菌总数的测定

细菌总数的测定是检查药物在单位重量或体积(g 或 ml)内所含的活的细菌数量,用以判断药物被细菌污染的程度。细菌总数的测定采用的是营养琼脂倾注平皿计数法。取一定量的被检药物,稀释成不同比例的药液,然后分别吸取不同稀释度的药液各 1ml,置于每一无菌平皿中,再于每一平皿中倾注定量的营养琼脂培养基,均匀混合后培养,计算培养基上的菌落数。将菌落数的平均数乘以稀释倍数,即得每克或每毫升被检药物中的细菌总数。如果超过规定的限量则认为不合格。例如,口服给药制剂细菌数 1g 不得超过 1000CFU,1ml 不得超过 100CFU;耳、鼻及呼吸道吸入给药制剂 1g、1ml 或 10cm² 不得超过 100CFU;阴道、尿道给药制剂 1g、1ml 或 10cm²

不得超过100CFU；直肠给药制剂1g不得超过1000CFU，1ml不得超过100CFU。为了防止菌落连成片状而影响计数，可在培养基中加入0.001%的2,3,5氯化三苯四氮唑（TTC），在此培养基上形成的菌落呈粉红色，便于计数。

三、霉菌（酵母菌）总数的测定

霉菌（酵母菌）总数测定是检验药物在单位重量或体积（g或ml）中，所含活的霉菌（酵母菌）的数量，以判断被检药物被霉菌污染的程度。测定方法与细菌总数的测定方法基本相同，但培养基是采用适合霉菌（酵母菌）生长的玫瑰红钠琼脂培养基（酵母浸出粉胨葡萄糖琼脂培养基）。经20～28℃培养72小时，选取菌落为5～50个的平板计数，将菌落数的平均值乘以稀释倍数，即可得每克或每毫升被检药物中的霉菌（酵母菌）总数。霉菌（酵母菌）总数如果超过有关规定的限量，则可认为该批被检药物不合格。例如，口服给药制剂霉菌（酵母菌）数1g或1ml不得超过100CFU；耳、鼻及呼吸道吸入给药制剂1g、1ml或10cm^{2}不得超过10CFU；阴道、尿道给药制剂1g、1ml或10cm^{2}应小于10CFU；直肠给药制剂1g或1ml不得超过100CFU。有些霉菌如毛霉、根霉等在平皿内可蔓延生长掩盖其他菌落，使计数困难，所以在霉菌培养过程中须连续观察，在菌落长出后立即进行计数。为了避免细菌的干扰，可在培养基中加入适当的抗细菌抗生素，如新霉素、青霉素、链霉素等以控制细菌的生长。

四、控制菌的检验

按照制剂类型的不同，要求不得在药品中检出某些特定病原菌。根据国家卫生和计划生育委员会编制的《药品卫生检验方法》中的规定，口服药物中不得含有大肠埃希菌、沙门菌；外用药物中不得含有铜绿假单胞菌、金黄色葡萄球菌和破伤风杆菌；口服药及外用药物均不得检出活螨。不同的剂型按不同的要求，选择其中的一种或两种病原细菌进行检验。

（一）大肠埃希菌的检查

大肠埃希菌是人和动物肠道中寄生的正常菌群，凡在被检药物中检出大肠埃希菌，说明该药物已被粪便污染。患者服用后，有被粪便中可能存在的其他肠道病原菌和寄生虫卵感染的危险。因此，大肠埃希菌被列为重要的卫生指标菌，按规定口服药物不得检出大肠埃希菌。大肠埃希菌的检验程序叙述如下。

1. 增菌培养 目的是使被检药物中的被检菌增殖，提高检出率，减少漏检。大肠埃希菌为革兰阴性菌，增菌培养常选用胆盐乳糖培养基，其中的胆盐有抑制革兰阳性细菌生长的作用。取供试液10ml（相当于供试品1g、1ml、10cm^2），37℃培养18～24小时，若增菌液呈现混浊，表明有菌生长；若未见明显混浊，可延长增菌培养时间至48小时。

2. 分离培养 增菌培养后，被检菌大量繁殖，但也有其他一些杂菌同时增殖，因此在增菌培养后需要进行分离培养。分离培养主要应用平板划线分离法。通常用麦康凯琼脂平板（MacC）和曙红亚甲蓝琼脂平板（EMB）来分离大肠埃希菌和肠道病原菌。麦康凯培养基中含有乳糖、胆盐和中性红等，大肠埃希菌的菌落形态如表8-6所示。伊红亚甲蓝培养基中含有乳糖、伊红、亚甲蓝等成分，大肠埃希菌分解乳糖产酸，其菌落形态如表8-6所示。伊红、亚甲蓝两种染料还具有抑制革兰阳性菌生长的作用。肠杆菌科中的病原菌通常在这两种鉴别培养基上不分解乳糖，形成粉红色或无色菌落，故可将大肠埃希菌和其他肠道病原菌区别开。若分离平板上无菌落或无疑似菌落生长，可得出未检出报告。若平板上生长的菌落与表8-6所列的菌落形态特征相符或疑似，应进行分离、纯化、染色镜检和适宜的鉴定试验，确认是否为大肠埃希菌。

表 8-6　大肠埃希菌菌落形态特征

培养基	菌落形态
麦康凯琼脂	鲜桃红色或微红色,菌落中心呈深桃红色,圆形、扁平,边缘整齐,表面光滑,湿润
曙红亚甲蓝琼脂	紫黑色、浅紫色、蓝紫色或粉红色,菌落中心呈深紫色或无明显暗色中心,圆形,稍凸起,边缘整齐,表面光滑,湿润,常有金属光泽

3. 纯培养　将上述培养基上疑似大肠埃希菌的菌落,接种于营养琼脂斜面上,经培养后即得纯种细菌。将纯培养物进行革兰染色、镜检,观察染色性及形态。若为革兰阴性短杆菌,应再进一步做生化反应试验。

4. 生化反应　大肠埃希菌的检验,主要是与产气杆菌进行鉴别,产气杆菌广泛存在于自然界,无卫生学意义。大肠埃希菌与产气杆菌两者在形态、染色性、菌落、对糖的分解能力等方面十分相似,因此必须通过生化反应来鉴别。挑取可疑菌落做 IMViC 试验,包括靛基质试验(I)、甲基红试验(M)、VP 试验(Vi)和枸橼酸盐利用试验(C)四个试验项目。大肠埃希菌这四项试验的结果应为(++--),而产气杆菌则为(--++)。

5. 结果报告　完全符合以下结果:①革兰阴性无芽孢杆菌;②乳糖发酵产酸产气,或产酸不产气;③IMViC 试验反应为(++--)。应判定为检出大肠埃希菌。

(二) 沙门菌的检查

沙门菌广泛分布于自然界,是人畜共患病的肠道病原菌。此菌可通过人类、畜、禽的粪便直接或间接污染药品、生产环境及生产的各个环节,特别是以动物、脏器为原料的药品污染概率较高。受到污染的药品,不仅直接影响服用者的安全,并可造成沙门菌的传播和流行。所以规定以动物来源的药物、生物脏器制品除不得检出大肠埃希菌外,同时不得检出沙门菌。沙门菌的检验程序叙述如下。

1. 增菌培养　取供试品 10g 或 10ml,直接或处理后接种至适量(不少于 200ml)营养肉汤培养基中,混匀后培养 18~24 小时。取培养物 1ml,接种于 10ml 四硫磷酸钠亮绿培养基中培养 18~24 小时。

2. 分离培养和初步鉴别　用接种环取上述培养液,分别划线接种于胆盐硫乳琼脂(或沙门、志贺菌属琼脂)培养基和麦康凯琼脂(或曙红亚甲蓝琼脂)培养基的平板上,培养 18~24 小时(必要时延长至 40~48 小时)。如平板上无菌落生长或生长的菌落不同于表 8-7 所列的特征,则判供试品未检出沙门菌。

表 8-7　沙门菌在肠道选择鉴别培养基上的菌落特征

培养基	菌落形态
胆盐硫乳琼脂(DHL)	无色至浅橙色,半透明,菌落中心带黑色或全部黑色或无黑色
沙门、志贺菌属琼脂	无色至淡红色,半透明或不透明,菌落中心有时带黑褐色
麦康凯琼脂(MacC)	无色至浅橙色,透明或半透明,菌落中心有时为暗色
曙红亚甲蓝琼脂(EMB)	无色至浅橙色,透明或半透明,光滑湿润的圆形菌落

如供试品平板生长的菌落特征有与表 8-7 所列菌落形态特征相符或疑似者,用接种针挑选 2~3 个菌落分别接种于三糖铁(TSI)琼脂培养基高层斜面上进行斜面和高层穿刺接种,培养 18~24 小时,如斜面未见红色、底层未见黄色,或斜面黄色、底层无黑色,判供试品未检出沙门菌。否则,应取三糖铁斜面培养物进行适宜的鉴定试验,确认是否为沙门菌。

3. 染色镜检　应为革兰阴性无芽孢短杆菌。

4. 生化反应

（1）靛基质试验：取斜面培养物，接种于蛋白胨水培养基中，培养 48 小时，加入靛基质试液，液面呈玫瑰红色为阳性，否则为阴性。沙门菌应为阴性反应。

（2）脲酶试验：取培养物接种于尿素琼脂斜面培养基，产生脲酶的细菌能分解培养基中的尿素产氨，使培养基 pH 上升，酚红指示剂呈红色为阳性；不变色为阴性。沙门菌为阴性。

（3）氰化钾试验：氰化钾能抑制某些细菌的细胞色素氧化酶和辅基系统，因而抑制细菌呼吸而致死。取疑似菌株的培养物分别接种于对照培养基及氰化钾培养基内，培养 24～48 小时，对照管应有菌生长，试验管有菌生长者为阳性，无菌生长者为阴性。沙门菌氰化钾试验应为阴性。

（4）赖氨酸脱羧酶试验：阳性反应呈紫色或紫红色，阴性呈黄色。因赖氨酸脱羧生产胺类和二氧化碳，使 pH 上升，混合指示剂呈紫色或紫红色。沙门菌此试验阳性。

（5）动力试验：取疑似菌穿刺接种于半固体营养琼脂培养基中，培养 24 小时，细菌沿穿刺线扩散生长为阳性，否则为阴性。阴性培养物，应在室温保留 2～3 天后，再判断。沙门菌有鞭毛、能运动为阳性。

5. 血清凝集试验　用沙门菌 A～F "O" 多价血清与可疑菌进行玻片凝集反应，并以生理盐水做对照。如出现凝集为阳性反应；如不出现凝集，则为阴性反应。阴性反应者应将菌液于 100℃ 水浴 30 分钟后再做凝集反应。

6. 结果报告　疑似菌株培养物生化试验及血清学试验结果按表 8-8 情况报告结果或提出进一步鉴定意见。

表 8-8　沙门菌检查结果判定

序号	血清凝集试验（A～F "O" 血清）			生化反应	结果判定
	凝集反应	100℃ 30 分钟凝集反应	生理盐水对照		
1	+		−	符合	检出沙门菌
2		+		符合	检出沙门菌
3	−	−		不符合	未检出沙门菌

（三）铜绿假单胞菌的检查

铜绿假单胞菌为革兰阴性无芽孢杆菌，可产生绿色水溶性色素，使菌落及培养基表面呈灰绿色，故又称绿脓杆菌。该菌为条件致病菌，在外伤、大面积烧伤和眼科疾病时，常因继发性铜绿假单胞菌感染使患者病情加重，引起伤口化脓、败血症、眼角膜溃疡，甚至失明等，并且铜绿假单胞菌对许多抗生素和治疗剂具有天然的耐药性。因此，一般外用药品和眼科制剂规定不得检出铜绿假单胞菌。铜绿假单胞菌的检验程序叙述如下。

1. 增菌培养　取供试液 10ml（相当于供试品 1g、1ml、10cm^2），直接或处理后接种至适量（不少于 100ml）的胆盐乳糖培养基中，培养 18～24 小时。

2. 分离培养　取增菌液表层菌膜，划线接种于十六烷基三甲铵琼脂培养基平板上分离培养 18～24 小时。在此培养基上铜绿假单胞菌菌落为扁平、无定形、表面湿润、灰白色、边缘不整齐，且常呈融合状态的菌落，菌落周围常有水溶性蓝绿色素扩散，使培养基显蓝绿色。如平板上无菌落生长或生长的菌落与上述菌落形态不符，判供试品未检出铜绿假单胞菌。如平板生长的菌落与上述菌落形态特征相符或疑似，应挑选 2～3 个菌落分别接种于营养琼脂培养基斜面上，培养 18～24 小时后做进一步的检验。

3. 染色镜检　为革兰阴性无芽孢杆菌。

4. 生化反应

（1）氧化酶试验：将菌苔涂抹在洁净滤纸片上，滴加新配制的1%二盐酸二甲基对苯二胺试液，在30秒内若培养物呈粉红色并逐渐变为紫红色，即为氧化酶试验阳性；不变色为阴性。阴性者可做出未检出铜绿假单胞菌的报告。否则，应进行绿脓菌素试验。

（2）绿脓菌素试验：铜绿假单胞菌能产生绿脓菌素，绿脓菌素是重要的鉴定指标。在斜面培养物中加氯仿液，绿脓菌素溶于氯仿而呈蓝绿色，用毛细管将其移至盐酸溶液中，摇匀后静置片刻，观察。若盐酸溶液呈现出粉红色，即为阳性；无粉红色出现为阴性。同时用未接种的斜面培养基同法做阴性对照，阴性对照试验应为阴性。对阴性反应的培养物，应继续做以下试验。

（3）硝酸盐还原产气试验：铜绿假单胞菌能还原硝酸盐成亚硝酸盐，遇萘胺和氨基苯磺酸生成偶氮化合物，显红色；亚硝酸盐继续分解产生氮气使导管出现气泡为阳性。

（4）42℃生长试验：将菌接种于营养琼脂培养基斜面上，立即置41℃±1℃水浴中培养24～48小时，有菌苔生长者为阳性，否则为阴性。铜绿假单胞菌为阳性。

（5）明胶液化试验：将菌穿刺接种于明胶培养基内，培养24小时，取出置冰箱内10～30分钟。如培养基仍呈溶液状，为阳性。铜绿假单胞菌均为阳性。

5. 结果报告 被检样品培养物，经证实为革兰阴性杆菌、氧化酶试验阳性，若绿脓菌素试验阳性，即可报告检出铜绿假单胞菌；若绿脓菌素试验阴性，则硝酸盐还原产气试验、42℃生长试验及明胶液化试验均为阳性时，才可报告检出铜绿假单胞菌。

（四）金黄色葡萄球菌的检查

金黄色葡萄球菌分布广泛，常可污染药品和食品。本菌是葡萄球菌中致病力最强的一种，能引起局部及全身化脓性炎症，严重时可导致败血症。某些菌株可产生耐热肠毒素，能引起急性肠胃炎（食物中毒）。外用药品和一般眼科制剂规定不得检出金黄色葡萄球菌。金黄色葡萄球菌的检验程序叙述如下。

1. 增菌培养 取供试液10ml（相当于供试品1g、1ml、10cm^2）直接或处理后接种于适量（不少于100ml）的亚碲酸钠（钾）肉汤（或营养肉汤）培养基中，培养18～24小时，必要时可以延长至48小时。亚碲酸钠可抑制革兰阴性杆菌的生长。

2. 分离培养 取上述培养物，划线接种于卵黄氯化钠琼脂平板或甘露醇氯化钠琼脂平板上，培养24～72小时。若平板上无菌落生长或生长的菌落特征不同于表8-9所列的特征，则判供试品未检出金黄色葡萄球菌。高浓度氯化钠能抑制其他细菌生长。

表8-9 金黄色葡萄球菌在选择培养基上的菌落特征

培养基	菌落形态特征
卵黄氯化钠琼脂	金黄色，圆形凸起，边缘整齐，外周有磷脂酰胆碱分解的乳浊圈，菌落直径为1～2mm
甘露醇氯化钠琼脂	金黄色，圆形凸起，边缘整齐，外周有黄色环，菌落直径为0.7～1mm

如有疑似菌落，应挑选2～3个菌落，分别接种于营养琼脂培养基斜面上，培养18～24小时。取营养琼脂培养物进行革兰染色，应为革兰阳性球菌。同时接种于营养肉汤培养基中，培养18～24小时，做血浆凝固酶试验。

3. 血浆凝固酶试验 金黄色葡萄球菌是致病菌，产生血浆凝固酶可使兔和人血浆凝固。该试验是鉴别金黄色葡萄球菌有无致病性的重要指标。

取灭菌小试管3支，各加入血浆和无菌水混合液（1∶1）0.5ml，再分别加入疑似菌株的营养肉汤培养物（或由营养琼脂培养基斜面培养物制备的浓菌悬液）0.5ml、金黄色葡萄球菌营养肉汤培养物（或由营养琼脂培养基斜面培养物制备的浓菌悬液）0.5ml、营养肉汤或0.9%无菌氯化钠溶液

0.5ml,即为试验管、阳性对照管和阴性对照管。将3管同时培养,3小时后开始观察直至24小时。阴性对照管的血浆应流动自如,阳性对照管血浆应凝固,若试验管血浆凝固为血浆凝固酶试验阳性,否则为阴性。如阳性对照管或阴性对照管不符合规定时,应另制备血浆,重新试验。

若上述疑似菌为非革兰阳性球菌、血浆凝固酶试验阴性,则判供试品未检出金黄色葡萄球菌。

4. 结果报告　供试品中分离培养物为革兰阳性球菌,血浆凝固酶试验阳性,报告检出金黄色葡萄球菌。不符合上述试验结果,报告未检出金黄色葡萄球菌。

五、活螨的检验

螨(mites)属于节肢动物门,蛛形纲,蜱螨目。分布广,种类多,喜栖于阴暗潮湿处,有些螨类可寄生于动物、植物或人体。粮食、食品、药品储藏不妥,也可能污染螨类。螨可蛀蚀损坏药品,使之变质失效。螨可直接或间接(传染疾病)危害人体健康。螨进入人体后可引起皮炎或呼吸道、消化道、泌尿道疾病,因此用于口服、创伤、黏膜和腔道的药物均不得检出活螨。螨体形很小,一般直径为0.1~0.7mm。肉眼观察似面粉粒大小。显微镜下观察,可看到螨体形呈椭圆形或圆形。头、胸、腹合并成的躯体为囊状,虫体前端头部有取食的口器,有足4对(幼螨3对),体表有刚毛。

常用的活螨检查有以下三种方法。

1. 直接观察法　用肉眼直接观察被检药物上有无白点移动,再用放大镜或解剖镜观察。观察时可将其置于1:4的甘油水中,使螨不易跑掉,便于观察和鉴别。

2. 漂浮法　将被检药物放入浮聚瓶内,加饱和食盐水至浮聚瓶的2/3处,搅匀后取液面物镜检,或继续加饱和食盐水至浮聚瓶口,用玻片黏着水面的漂浮物,反转后进行镜检。应同时观察活螨及螨卵。

3. 分离法　利用螨避光、怕热的习性。将药物放在特制的分离器中或附有适宜筛网的玻璃漏斗内,在离药物6cm的上方安置一只60~100W的灯泡,照射1~2小时。在漏斗下口处放置一个装有甘油水的容器,收集爬出的螨。然后在显微镜下观察,根据其形态特征、足肢游动情况判断是否为活螨。

> 　**知识链接**　　　　　　　　**生物安全柜**
>
> 生物安全柜可分为一级、二级和三级三大类,以满足不同的生物研究和防疫要求。
>
> 一级生物安全柜可保护工作人员和环境,而不保护样品。一级生物安全柜本身无风机,依赖外接通风管中的风机带动气流,由于不能对试验品或产品提供保护,目前已较少使用。
>
> 二级生物安全柜是目前应用最为广泛的柜型。与一级生物安全柜不同的是,未经过滤的进气流会在到达工作区域前被进风格栅俘获,因此试验品不会受到外界空气的污染。二级生物安全柜的一个独特之处在于经过HEPA过滤器过滤的垂直层流气流从安全柜顶部吹下,被称作"下沉气流"。
>
> 三级生物安全柜是为四级实验室生物安全等级而设计的,是目前世界上最高安全防护等级的安全柜。柜体完全气密,100%全排方式,所有气体不参与循环,工作人员通过连接在柜体的手套进行操作,俗称手套箱(glove box),试验品通过双门的传递箱进出安全柜以确保不受污染,适用于高风险的生物试验。

知识考点　微生物限度检查的原则;细菌、霉菌(酵母菌)的检查方法;大肠埃希菌的检查方法

小　结

药物的抗菌试验包括体外试验和体内试验。体外试验常用琼脂扩散法和系列稀释法。琼脂扩散法的加菌和加药方式多种多样,原理相同,均是观察药物在琼脂培养基上形成抑菌圈或

抑菌范围的大小。系列稀释法是将药物稀释成系列浓度,加入相同的菌液,观察细菌的生长情况,从而判断药物的 MIC 或 MBC。

灭菌制剂的无菌检查包括直接接种法和薄膜过滤法。前者适用于非抗菌药物的检查,后者适用于抗菌药物或大容量药物的检查。试验时均需设置阳性对照。

药物的微生物限度检查是检查非规定灭菌制剂及其原料、辅料受到微生物污染的程度,包括染菌量和控制菌的检查,是药品质量控制的重要环节。

目标检测

一、名词解释
最小抑菌浓度　最小杀菌浓度

二、填空题
1. 体外抑菌试验连续稀释法用于测定_____,固体培养基稀释法用于测定_____,斜面法适用于_____。
2. K-B 法所用的培养基为_____,结果以_____直径,判断该菌对该药物为_____。
3. 抗菌药物联合应用可出现的 4 种结果为_____、_____、_____和_____。
4. 药物制剂的微生物学检查细菌培养温度为_____;霉菌、酵母菌培养温度为_____。
5. 药物微生物的限度检查中,细菌、霉菌和酵母菌计数菌数报告规则,选取细菌、酵母菌平均菌落数为_____、霉菌平均菌落数为_____的稀释级,作为报告的依据。
6. 药物控制菌检查中,设立阴性菌对照组的目的是_____。大肠埃希菌、大肠菌群、沙门菌检查法的阴性对照菌采用_____;铜绿假单胞菌、金黄色葡萄球菌的阴性对照菌采用_____。
7. IMViC 试验大肠埃希菌的结果应为_____,产气杆菌为_____。
8. 细菌、霉菌和酵母菌计数方法的验证试验至少应进行_____次独立的平行试验,并分别计算各试验菌每次试验的_____。
9. 细菌、霉菌和酵母菌计数平皿法,营养琼脂培养基用于_____计数;玫瑰红钠琼脂培养基用于_____计数;酵母浸出粉胨葡萄糖琼脂培养基用于_____计数。
10. 药物的无菌检查和微生物限度检查方法的验证,试验菌种的要求_____;无菌检查加菌量_____;微生物限度检查加菌量_____。

三、选择题
1. 关于药物体外抑菌试验液体培养基稀释法,下列错误的是(　　)
   A. 在试管中用液体培养基进行 2 倍系列稀释药物
   B. 药物浓度(μg/ml)递减
   C. 每一管中加定量的试验菌液($5×10^5$ CFU/ml)
   D. 24～48 小时培养后眼观察结果,以能抑制试验菌生长的最低浓度为该药的 MIC
   E. MIC 数值越大,药物的抑菌作用越强
2. 联合抗菌试验结果下列叙述错误的是(　　)
   A. FIC<0.5 为联合作用
   B. FIC<0.5 为协同作用
   C. 0.5～1 为相加作用
   D. 1～2 为无关作用
   E. >2 为拮抗作用
3. 大肠菌群检查的确证试验为(　　)
   A. 靛基质试验　　　B. H_2S 试验
   C. 乳糖发酵试验　　D. 葡萄糖发酵试验
   E. 甲基红试验
4. 下述大肠埃希菌的特征错误的是(　　)
   A. 革兰阴性无芽孢杆菌
   B. 在曙红亚甲蓝琼脂或麦康凯琼脂平板呈无色菌落
   C. 乳糖发酵产酸产气
   D. MUG 阳性
   E. IMViC 试验反应为(++--)
5. 下述沙门菌的特征错误的是(　　)
   A. 在肠道选择鉴别培养基上菌落为无色或呈培养基浅色,中心带黑色
   B. 三糖铁(TSI)琼斜面脂培养基上,斜面红色,底层黄色且有气泡,硫化氢阳性
   C. 革兰阴性无芽孢杆菌
   D. 动力试验阴性
   E. 血清凝集试验(A～F"O"血清 100℃ 30 分钟)阳性
6. 下述铜绿假单胞菌的特征错误的是(　　)
   A. 在溴化十六烷基三甲铵琼脂平板上呈灰白色、周边扩散的菌落,周围时有蓝绿色素
   B. 革兰阴性无芽孢杆菌

C. 氧化酶试验阳性
D. 绿脓菌素试验阳性
E. 42℃生长试验和明胶液化试验均为阴性

7. 除下列哪项外均是药物无菌检查方法验证试验菌种（　　）
   A. 金黄色葡萄球菌　　B. 生孢梭菌
   C. 大肠埃希菌　　　　D. 白色念珠菌
   E. 藤黄八叠球菌

8. 报告供试品中检出金黄色葡萄球菌的依据是（　　）
   A. 革兰阳性球菌
   B. 亚碲酸钠肉汤增菌培养，培养基浑浊
   C. 营养肉汤增菌培养，培养基浑浊
   D. 分离接种于或甘露醇高盐琼脂平板，有菌落形成
   E. 血浆凝固酶试验阳性

四、简答题

1. 灭菌制剂无菌检验的一般原则有哪些？
2. 欲知一新合成药物（水溶性）对金黄色葡萄球菌是否有抑菌作用，如何进行试验？如何进一步测得该药的最低杀菌浓度？
3. 如何进行药物的无菌检查？阳性对照有何意义？如果阳性对照不长菌，应该采取何种措施再进行无菌检查？
4. 简述细菌、霉菌和酵母菌计数检查法。
5. 简述药物大肠埃希菌检验的程序及诊断要点。

第 9 章 微生物在制药工业中的应用

> **学习目标**
> 1. 掌握抗生素的概念、特点、分类、单位表示和效价的微生物学测定法。
> 2. 了解抗生素产生菌的筛选方法及生产过程。
> 3. 了解微生物在医药工业其他方面的重要应用。

微生物在制药工业中应用广泛,医药工业生产的药物很多是利用微生物生产的,如抗生素、维生素、氨基酸、甾体激素、酶及酶抑制剂、微生物菌体制剂等都是利用微生物发酵制成。微生物药物(microbial medicines)是指微生物在其生命活动过程中产生、在低微浓度下能选择性地影响(抑制、杀灭、协调、激活)他种生物功能的一类天然有机化合物及衍生物,包括初级代谢产物、次级代谢产物和结构药物。具体地说,包括抗生素、维生素、核苷酸、酶、甾体激素等微生物初级或次级代谢所产生的药物;谷氨酸等需氧发酵的初级代谢产物以及必须利用微生物转化反应共同来完成的各类新青霉素、新头孢菌素等半合成药物。目前基因工程技术迅速发展,利用"工程菌"作为制药工业的发酵产生菌可生产出更多低成本、高质量的基因工程药物,使得微生物在制药工业中的应用前景更加广阔。

第 1 节 抗 生 素

一、抗生素的概念

抗生素(antibiotics)是指包括青霉素、链霉素等在内的一类化学物质的总称,自 1929 年 Fleming 首先发现青霉素由青霉菌产生以来,又从微生物次级代谢产物中发现了一大批已应用于临床的抗生素。抗生素的起初含义是指那些由微生物(包括细菌、真菌、放线菌属等)产生的、能抑制其他微生物生长的化学物质。最初发现的一些抗生素主要是对细菌有杀灭作用,所以一度称为抗菌素。随着抗生素研究工作的深入开展,抗生素的应用范围已远远超出了抗菌范围。目前已发现不少抗生素除具有抗微生物作用外,还有其他多种生理活性,如抗肿瘤、免疫调节、降低胆固醇的作用。所以,就不能把抗生素仅仅看做是抗菌药物。因此现代抗生素的定义应当为:抗生素是生物(包括微生物、植物和动物)在其生命活动过程中所产生的(或由其他方法获得的),能在低微浓度下有选择地抑制或影响他种生物功能的有机物质。完全来源于微生物次级代谢产物的抗生素称天然抗生素,经化学修饰后的产物只能称为半合成抗生素,以天然抗生素的结构为模型而完全采用化学合成方法制造的产物则称为全合成抗生素。

二、抗生素的分类

抗生素种类繁多,性质复杂,用途又是多方面的,目前尚无较完善的系统分类方法。习惯常用以下一些分类方法。

(一) 根据抗生素的生物来源分类

1. 细菌产生的抗生素　如多黏菌素(polymyxin)和短杆菌肽(tyrothricin)等。

2. 放线菌产生的抗生素　如链霉素(streptomycin)、卡那霉素(kanamycin)、四环素(tetracycline)等。

3. 真菌产生的抗生素　如青霉素(penicillin)和头孢菌素(cephalosporin)等。

4. 植物和动物产生的抗生素　如地衣和藻类植物产生的地衣酸(vulpinicacid)、从被子植物蒜中制得的蒜素(alhcin)、从动物脏器中制得的鱼素(ekmalin)等。

此外,某些结构简单的抗生素可完全人工合成,如氯霉素、环丝氨酸等。

(二) 根据抗生素的化学结构分类

1. β-内酰胺类抗生素　如青霉素、头孢菌素等。

2. 氨基糖苷类抗生素　如链霉素、庆大霉素、卡那霉素等。

3. 大环内酯类抗生素　如红霉素(erythromycin)、麦迪霉素(medimycin)等。

4. 四环素类抗生素　如金霉素(aurrmnycin)、土霉素(terramycin)等。

5. 多肽类抗生素　如多黏菌素、杆菌肽(bacitracin)等。

(三) 根据抗生素的作用机制分类

1. 抑制细胞壁合成的抗生素　如青霉素、环丝氨酸等。

2. 影响细胞膜功能的抗生素　如多黏菌素、多烯类抗生素等。

3. 抑制核酸合成的抗生素　如博来霉素、丝裂霉素C及柔红霉素等。

4. 抑制蛋白质合成的抗生素　如链霉素、四环素、氯霉素等。

5. 抑制生物能作用的抗生素　如抑制电子转移的抗霉素、抑制氧化磷酸化作用的短杆菌肽等。

(四) 根据抗生素的作用分类

1. 广谱抗生素　如氨苄西林,它既能抑制革兰阳性菌,又能抑制革兰阴性菌。

2. 抗革兰阳性菌的抗生素　如青霉素等。

3. 抗革兰阴性菌的抗生素　如链霉素等。

4. 抗真菌抗生素　如制霉菌素等。

5. 抗病毒抗生素　如四环类抗生素对立克次体及较大病毒有一定作用。

6. 抗肿瘤抗生素　如阿霉素和丝裂霉素等。

 知识考点　抗生素的分类

 社会视角

世人公认抗生素是20世纪最伟大的医学发现,它的问世使人类寿命延长了至少10年。青霉素首先被发现,当时称它为"魔蛋",是非常有效的抗菌药物,使用量也小,但现在上百万单位的青霉素使用效果也不是很好,主要是耐药性的问题。与欧美发达国家抗生素使用量占所有药品的10%水平相比较,我国的使用量则为30%~50%,可见抗生素的不规范使用在我国已相当普遍,是不容忽视的社会问题。

三、医用抗生素的特点

1. 差异毒力较大　差异毒力也称选择性毒力,即对微生物或癌细胞有强大的抑制或杀灭作用,而对人体和动物体只有轻微损害或完全没有损害。差异毒力由抗生素的作用机制决定,如青霉素类抗生素能抑制革兰阳性菌细胞壁的合成,而人与哺乳动物的细胞无细胞壁,故不会受青霉素作用的影响,因此青霉素可用于临床。抗生素的差异毒力越强,越有利于临床应用。

2. 抗菌活性强　抗菌活性是指药物抑制或杀灭微生物的能力。极微量的抗生素就会有显著的抗菌活性,这是抗生素与其他化学杀菌剂的重要区别。抗菌活性的强弱常以最低抑菌浓度(MIC)来衡量。MIC指抗生素能抑制微生物生长的最低浓度,以 μg/ml 表示。MIC值越小,表示抗生素的作用越强。

3. 有不同的抗菌谱 由于各种抗生素对微生物的作用方式不同,因而每种抗生素都具有特有的抗菌谱。所谓抗菌谱即指某种抗生素所能抑制或杀灭微生物的范围和所需剂量。抗菌范围广者称广谱抗生素,即对多种病原菌(细菌、霉菌)有抑制和杀灭作用;抗菌范围狭者称窄谱抗生素,如青霉素主要抑制革兰阳性菌,多黏菌素只能抑制革兰阴性菌。而抗肿瘤抗生素的抗瘤范围则称为抗瘤谱。这也是根据其抗菌活性筛选的,然后再检验它们杀肿瘤细胞的能力。

4. 不良反应少且轻微。

此外,良好的抗生素不易使病菌产生耐药性。

四、抗生素产生菌的分离和筛选

绝大多数抗生素是由微生物产生的。因而,在生产一种新抗生素以前必须要有产生菌。产生菌的分离和筛选过程大致如下。

1. 土壤微生物的分离 采土时,去除表土,取离地表 5~10cm 深的土壤 30~50g,装入无菌容器,之后取土壤样品 5~10g,用无菌水稀释至 $10^{-4} \sim 10^{-3}$,然后涂布于琼脂平板上,待长出放线菌落之后,挑取单个菌落移种于斜面培养基上,培养后即获得纯种菌株。

2. 筛选 从已分离的菌株中选取抗生素产生菌的过程称为筛选。筛选分初筛与复筛。筛选时选择合适的筛选方法。筛选过程中尽量选用没有毒性而对某些致病菌具有代表性的微生物作为试验菌,如用金黄色葡萄球菌代表革兰阳性菌,用大肠埃希菌代表革兰阴性菌,用白假丝酵母菌代表酵母状真菌等。初筛可在摇瓶中完成,也可采用琼脂块法,一般采用后者,即用无菌滤纸片蘸取各放线菌的摇瓶发酵液(细菌悬浮液),并置于有试验菌的平板上,观察有无抑菌圈的产生,初筛得到的高产菌株,再进行摇瓶复筛。

3. 早期鉴别 经过筛选得到的阳性菌株需经过早期鉴别才能排除已发现过的抗生素,找出新抗生素的产生菌。鉴别方法从抗生素产生菌方面进行形态、培养、生化功能等试验。从抗生素方面进行纸层析、纸电泳、薄层层析及各种光滑分析法等试验,与已知菌、已知抗生素进行比较鉴别。

4. 分离精制 经过分离、筛选及早期鉴别,从认为可能是抗生素的产生菌酵液中提取抗生素,加以精制、纯化。

5. 药理试验和临床试用 分离精制所得抗生素必须依照《药品临床前研究质量管理规范》(good laboratory practice for nonclinical studies, GLP)先进行一系列的临床前试验研究,如动物毒性试验(急性、亚急性、慢性)、动物治疗保护性试验、临床前药效试验和药理试验(抗生素在体内的吸收、分布、排泄)等,经系列试验认为确有前途的新抗生素经有关部门审查合格后方可进行临床试验。在各期临床试验、人体生物利用度或生物等效性研究中,均须严格依照《药品临床试验管理规范》(good laboratory practice for clinical studies, GCP)进行方案设计、组织实施、监视、审核、记录、分析、总结和报告的标准。

五、抗生素的制备

抗生素的制备分为发酵和提取两个阶段。发酵是指抗生素产生菌在一定培养条件下生长繁殖,合成抗生素的过程。制备是用理化方法,对发酵液中的抗生素进行提取和精制的过程。抗生素生产的一般流程如下:菌种→孢子制备→种子制备→发酵→发酵液预处理→提取及精制→成品检验→成品包装。

1. 菌种 发酵的菌种都是从自然界分离、纯化及选育后获得的,这些菌种通常保存在砂土管或冷冻干燥管中。由于菌种在整个发酵过程中起着十分重要的作用,为了提高菌种的生产能力和产品质量,必须经常进行菌种选育工作,用人工方法加以纯化和育种,才能保持菌种的优良性状不变。菌种制备的整个过程要保持严格的无菌状态。

2. 孢子制备 就是将保藏在砂土罐或冷冻干燥管中处于休眠状态的菌种进行培养,制备大量孢子供下一步制备种子使用。需氧发酵制备孢子一般是在摇瓶内进行,通过振荡,外界空气与培养液进行自然交换获得微生物所需的氧气。所用的培养基因发酵产生菌的菌种不同而异,但要含有生长因素和微量元素,且碳源或氮源不宜过多,从而保证生产出大量的孢子。

3. 种子制备 是使有限数量的孢子发芽繁殖,获得足够的菌丝体以供发酵之用。种子制备于种子罐内进行。通过种子制备,可以缩短发酵罐内菌丝繁殖生长的时间,增加抗生素合成的时间。一般通过种子罐1～3次,待获得质量合格的种子再移种到发酵罐中,分别称为二级发酵、三级发酵和四级发酵。

4. 发酵 是微生物合成大量产物的过程,是抗生素合成的关键阶段,目的是在人工培养条件下使菌丝体产生大量的抗生素。发酵于发酵罐内进行(图9-1)。

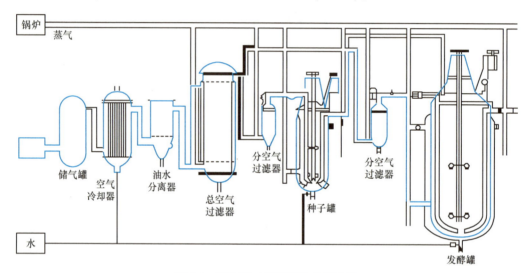

图9-1 抗生素二级发酵设备管路图

在整个发酵过程中应注意以下因素。

(1) 无菌操作:在抗生素发酵中污染杂菌和噬菌体的主要原因是种子和空气过滤系统污染、各部件渗漏及操作不慎等,因而在移种、取样等过程中应进行严格的无菌操作,并且在发酵的不同阶段应取样进行杂菌检查。

(2) 营养需要:发酵培养基应供给微生物生长繁殖及生物合成所需的营养,其原材料应尽可能价廉,且来源广泛。发酵过程中有时还需根据实际情况添加一些营养物质,称为中间补料。

(3) pH:在培养基内加入可供微生物利用,而又能使培养基的pH保持恒定的化合物,如硫酸铵、硝酸钠等。此外,在发酵过程中还可以适当加入酸或碱以保持pH的恒定。

(4) 温度:抗生素产生菌的生长和抗生素合成需在各种酶的催化下进行,酶的催化需要有合适的温度,因此在发酵中应维持合适的温度。可通过罐的夹套或蛇管导入冷水(或热水)以控制罐温。

(5) 前体(precursor):是抗生素分子的前身或其组成的一部分,直接参与抗生素的生物合成,而自身无显著变化。在一定条件下,加入前体可控制抗生素的合成方向,并增加产量,如在青霉素的生产中常加入苯乙酸或苯乙酰胺作为前体;红霉素生产中添加丙酸、丙醇或丙酸盐作为前体。但前体一般对产生菌有一定的毒性,故应分次少量加入。

（6）通气、搅拌及消沫：微生物在发酵过程中利用溶解氧，因此必须不断经空气过滤系统输入无菌空气，同时在发酵罐内设置搅拌和挡板可以增加通气效果。但是，通气和搅拌往往会造成大量泡沫，泡沫使液面升高，造成逃液和渗漏，并且易产生染菌。因此，发酵中必须消沫。可以应用安装消沫桨消沫，也可应用消沫剂（天然油脂类、聚醚类等）来消沫。

（7）发酵终点判断：发酵过程中通过定期取样分析，测定抗生素含量、发酵液的pH、含糖量和含氮量、菌丝含量及形态观察等，据此判断合适的放罐时间。近年来，国外也有把排气中的CO_2含量和发酵液黏度作为常规分析项目。放罐应在抗生素产量的高峰期，过早或过迟都会影响抗生素的产量。

5. 发酵液预处理　多数发酵产品如抗生素存在于发酵液内，有的存在于菌丝内。发酵液预处理包括除去发酵液内的杂质离子（Ca^{2+}、Mg^{2+}、Fe^{3+}等）及蛋白质，并利用板框压滤机，使菌丝与滤液分开，便于进一步提取。

6. 提取与精制　提取方法是根据产品的理化性质决定的。目前常用的提取方法有吸附法、溶媒萃取法、离子交换法和沉淀法。精制方法与一般有机化合物的精制相似，上述提取方法均可应用于精制，也可用多级吸附洗脱法、薄层层析法等方法精制。抗生素的稳定性一般较差，故在提取、精制过程中应避免用常压蒸馏、升华、过酸、过碱等手段，而是利用减压蒸馏等比较温和的方法。

7. 成品检验　经过发酵与提取得到的成品，应根据《中华人民共和国药典》进行检测，检测的项目根据产品的性质而定，如抗生素一般要进行效价测定、毒性试验、无菌试验、热原质试验、水分测定等。

8. 成品分装　生产的成品一般是大包装的原料药，以供制剂厂进行小包装或制剂加工，也有一些工厂在无菌条件下用自动分装机械进行小瓶分装。

六、抗生素的微生物学检测

在《中华人民共和国药典》中，收载了许多有关抗生素产品质量的检测项目。与微生物检测有关的有无菌检查法（见第8章）和效价测定法。

（一）抗生素的效价和单位

效价（potency）是指抗生素有效成分的含量，即在同一条件下比较抗生素的检品和标准品的抗菌活性，从而得出检品的效价，常用百分数表示

$$效价 = \frac{检品的抗菌活性}{标准品的抗菌活性} \times 100\%$$

单位是衡量抗生素有效成分的具体尺度，是效价的表示方法。各种抗生素单位的表示可以各不相同。

1. 重量单位　以抗生素生物活性部分的重量作为单位。$1\mu g = 1U$，$1mg = 1000U$。这种表示方法，对同一种抗生素的不同盐类而言，只要它们的单位相同，即使盐类重量不同，它们的抗生素有效含量也是相同的，如链霉素硫酸盐、土霉素盐酸盐、卡那霉素和红霉素的游离碱，以及新生霉素的游离酸均以重量单位表示。

2. 类似重量单位　是以特定的抗生素类纯晶的重量$1\mu g$作为$1U$，如纯金霉素盐酸盐及四环素盐酸盐（包括无活性的盐酸根在内）$1\mu g$为$1U$。

3. 重量折算单位　以原始活性单位相当的实际重量为1单位加以折算，如青霉素的单位，最初是以在50ml肉汤培养基内能完全抑制金黄色葡萄球菌生长的最小青霉素量为1U青霉素纯化后，这个量相当于青霉素钠盐纯晶$0.5988\mu g$，因而定$0.5988\mu g$为$1U$，则$1mg = 1670U$。

4. 特定单位 以特定的抗生素样品的某一重量作为1U,如特定的一批杆菌肽 1mg＝55U,制霉菌素 1mg＝3000U 等。标准品是指与商品同质的、纯度较高的抗生素,每毫克含有一定量的单位,可用作效价测定的标准。每种抗生素都有它自己的标准品。国际单位(international unit, IU)是指经国际协议,每毫克含一定单位的标准品称为国际标准品,其单位即为国际单位(IU)。抗生素的国际标准品是在联合国世界卫生组织(WHO)的生物检定专家委员会的主持下,委托指定的机构,主要是英国国立生物标准检定所(National Institute for Biological Standards and Control)组织标定、保管和分发。由于国际标准品供应有限,各国通常由国家监制一批同样的标准品,与国际标准品比较,标定其效价单位后,分发各地使用,作为国家标准品。我国的国家标准品由国家药品生物制品检定所标定和分发。

5. 标示量 指抗生素制剂标签上所标示的抗生素含量。标示量原则上以重量表示(指重量单位),但少数成分不清的抗生素(如制霉菌素)或照顾用药习惯(如青霉素),仍沿用单位表示。

(二) 抗生素效价的微生物学测定

抗生素效价的测定方法有物理方法、化学方法和微生物学方法。由于微生物学方法可以反映该抗生素的抗菌活性,与临床使用有着平行关系,且样品用量少、灵敏度高,现大多采用此法测定。

微生物学测定方法有稀释法、比浊法和琼脂扩散法。其中扩散法中的管碟法最为常用。管碟法(cylinder plate method)的原理是利用抗生素在培养基内的扩散渗透作用,比较标准品和待检品两者对试验菌产生的抑菌圈大小,以决定待检抗生素溶液的效价。常用二剂量法计算效价。

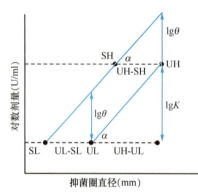

图 9-2 二剂量法效价计算示意图

二剂量法是利用抗生素浓度的对数值与抑菌圈直径成直线关系的原理,将抗生素的标准品和待检品各稀释为一定比例的两种剂量,即高剂量和低剂量(2∶1 或 4∶1)在同一平板中进行比较,根据它们所产生的抑菌圈直径大小,按照公式可计算出待检品的效价。

效价计算公式推导(图9-2)如下:

设:$\lg\theta=\lg$ 效价,$\alpha=$直线角度,K 为高剂量与低剂量之比,UH＝供试品高剂量的抑菌圈直径,UL＝供试品低剂量的抑菌圈直径,SH＝标准品高剂量的抑菌圈直径,SL＝标准品低剂量的抑菌圈直径。

$$V=(UH+UL)-(SH+SL)$$
$$W=(SH+UH)-(SL+UL)$$

由图知
$$\lg\theta=\tan\alpha\cdot(UH-SH) \quad\cdots\cdots ①$$
$$\lg\theta=\tan\alpha\cdot(UL-SL) \quad\cdots\cdots ②$$

①+②
$$2\lg\theta=\tan\alpha\cdot[(UH-SH)+(UL-SL)]$$
$$=\tan\alpha\cdot[(UH+UL)-(SH+SL)]$$
$$=\tan\alpha\cdot V$$
$$\lg\theta=1/2\tan\alpha\cdot V \quad\cdots\cdots ③$$

而
$$\lg K=\tan\alpha\cdot(UH-UL) \quad\cdots\cdots ④$$
$$\lg K=\tan\alpha\cdot(SH-SL) \quad\cdots\cdots ⑤$$

④+⑤
$$2\lg K=\tan\alpha\cdot[(UH-UL)+(SH-SL)]$$
$$=\tan\alpha\cdot[(UH+SH)-(SH+SL)]$$
$$=\tan\alpha\cdot W$$

所以 $\tan\alpha = 2W \cdot \lg K$，代入③得 $\lg\theta = (V/W) \cdot \lg K$

即效价计算公式为 $\theta = \operatorname{antilg}(IV/W)$

I：高低剂量之比的对数，即 lg2 或 lg4。目前二剂量法中常为 lg2。

注意：公式中的 θ 为相对效价，即待检品效价（Pr）与标准品效价（Ar）之比，所以待检品的效价代入下列公式即可求出。

$$Pr = \theta \times Ar$$

此外，有时为了节省效价测定的计算时间，并便于核对，二剂量法也可利用放线图，查出抗生素的效价。放线图系根据效价计算公式 $\theta = \operatorname{antilg}(IV/W)$ 推导而制得的，只要求得 W、V 值后，查放线图即可得 θ 值。放线图见图 9-3。

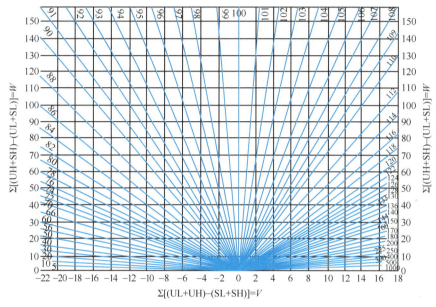

图 9-3　二剂量法效价计算放线图（$H:L=2:1$）

第 2 节　维　生　素

维生素是一类重要的药物，与抗生素、激素一起合称三素。在医疗方面有着众多的用途。维生素类药物可经化学合成、动植物提取或微生物发酵等方法制成。目前工业上应用发酵法生产的有维生素 C、维生素 B_2 和维生素 B_{12}。现分述如下。

一、维　生　素　C

维生素 C（vitamin C）又称抗坏血酸，广泛存在于植物和动物体内。

经典的生产方式由 Reichsteint 和 Grussner 提出。该工艺采用化学合成与生物转化并用的半合成法。化学合成中由 D-山梨醇转化为 L-山梨糖的反应采用弱氧化醋杆菌（acetobactersaboxydans）发酵完成，其他步骤仍是采用化学合成方法。莱氏法生产的维生素 C 质量好，原料葡萄糖便宜易得，缺点是生产工序繁多，所用溶剂（丙酮、苯等）易对人体造成伤害，且污染环境。

20 世纪 70 年代，我国中国科学院尹光琳教授等发明二步发酵法新工艺。采用微生物法使 L-山梨醇转化生成 2-酮基-L-古龙酸（2-KLG），然后再酸化生成维生素 C 的方法（图 9-4）。该方法与合成法比较具有工艺简单、设备投资小、成本低、节约大量有毒化工原料和减少"三废"等优点。

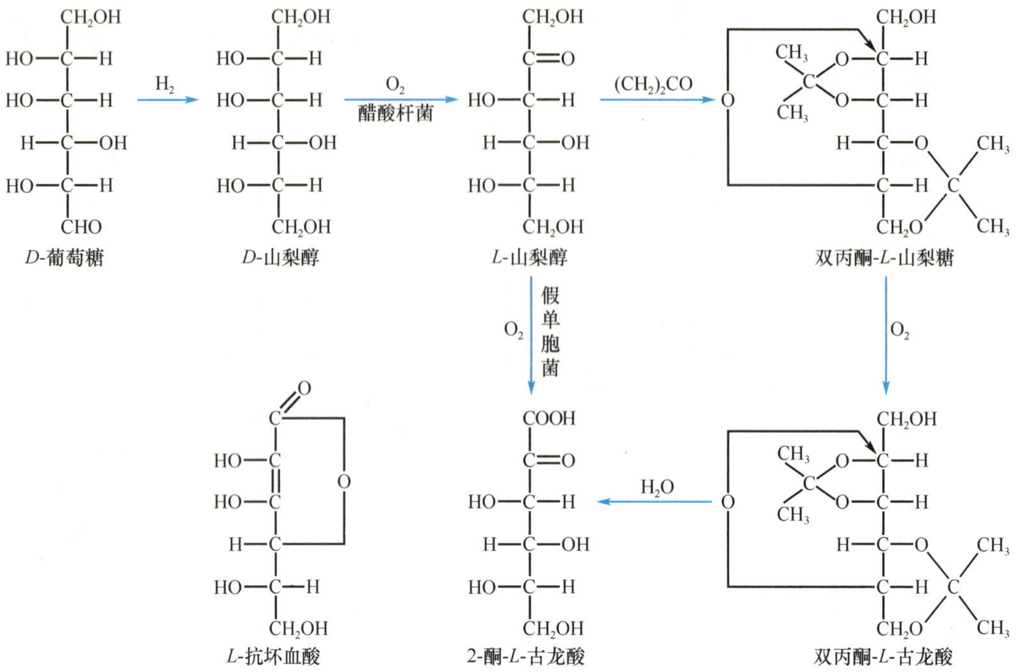

图 9-4　维生素 C 生物合成过程

近年来,由于基因工程的迅速发展,科学家们已成功地运用基因工程的手段构建了一种重组菌株,这一菌株可直接将葡萄糖发酵生成 2-酮基-L-古龙酸,使维生素 C 的生产工艺路线大大改进和简化(图 9-5)。

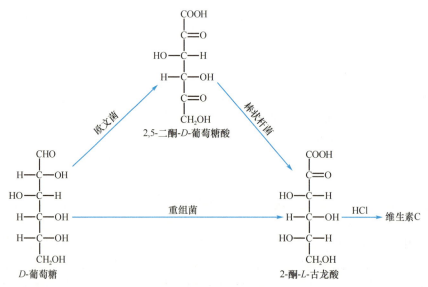

图 9-5　2-酮基-L-古龙酸生物合成途径

二、维生素 B_2

维生素 B_2(vitamin B_2)又称核黄素(riboflavinum),能生物合成维生素 B_2 的微生物有某些细菌、酵母菌和真菌。工业生产中目前最常用的为真菌子囊菌亚门中的棉病囊霉(*Ashbia gossypii*)和阿舒假囊酵母(*Eremothecium ashbyii*),采用二级发酵,发酵周期为 150~160 小时,维生素产量可达 4000~8000μg/ml。值得注意的是,维生素 B_2 主要存在于菌丝中,少部分存在于发酵液中,因此在提取时需将菌丝中的维生素 B_2 用 121℃ 蒸汽抽提 1 小时,然后将提取液和发酵液合并在一起浓缩,再离心分离即可。

三、维生素 B_{12}

维生素 B_{12} 又称钴胺酸,可从肝中提取,也可用化学合成法合成,但这两种方法的生产成本太高,不适于工业生产,因而目前主要用微生物来生产。能产生维生素 B_{12} 的微生物有细菌和放线菌,霉菌和酵母菌不具备生物合成维生素 B_{12} 的能力。最初生产维生素 B_{12} 主要是从链霉素、庆大霉素的发酵液中进行回收,但产量很低,现在已用短棒菌苗等来直接进行发酵生产。现在发现诺卡菌属和分枝杆菌属的某些菌种,在以烷烃作碳源的培养基中能合成较多数量的维生素 B_{12},还发现以甲烷或甲醇作碳源的细菌合成维生素 B_{12} 的能力也很强。

前沿聚焦

> 维生素 B_{12} 属名副其实的"微型产品",长期以来,产量居后,但论身价绝对是维生素家族中的"大哥大",被誉为"万年青"产品,市场需求日趋旺盛。除医用外,营养食品、保健品生产中亦不可或缺。据研究,维生素 B_{12} 还是禽畜生长发育必需的生物催化剂,可用作饲料添加剂以取代危险的"肉骨粉"。

第 3 节 氨 基 酸

氨基酸(amino acid)是含有氨基和羧基的一类有机化合物的通称,是生物功能大分子蛋白质的基本单位,是人体合成蛋白质、酶和免疫物质等的基础原料,参与人体的代谢和各种生理活动,故氨基酸对调节机体功能具有重要的作用,在食品、医药、饲料、化妆品等工业中用途广泛。天然氨基酸现已发现 300 多种,其中人体所需的氨基酸有 22 种,分非必需氨基酸和必需氨基酸(人体无法合成)。氨基酸的制造从 1820 年水解蛋白质开始,1850 年用化学法合成了氨基酸,直至 1957 年日本用发酵法生产谷氨酸获得成功,推动了其他氨基酸的研究开发。至今氨基酸生产方法有抽提法、化学合成法及生物法(包括直接发酵和酶转化),但绝大多数氨基酸是以发酵法或酶法生产的(表 9-1)。

表 9-1 主要氨基酸的生产方法

名称	生产方法	名称	生产方法
L-缬氨酸	发酵法、合成法	甘氨酸	合成法
L-亮氨酸	抽提法、发酵法	D,L-丙氨酸	合成法
L-异亮氨酸	发酵法	L-丙氨酸	发酵法、酶法
L-苏氨酸	发酵法	L-丝氨酸	发酵法
D,L-蛋氨酸	合成法	L-谷氨酸	发酵法

续表

名称	生产方法	名称	生产方法
L-蛋氨酸	合成法、酶法	L-谷氨酰胺	发酵法
L-苯丙氨酸	合成法、酶法	L-脯氨酸	发酵法
L-赖氨酸	发酵法、酶法	L-羟脯氨酸	抽提法
L-精氨酸	发酵法、酶法	L-鸟氨酸	发酵法
L-天门冬氨酸	发酵法	L-瓜氨酸	发酵法
L-半胱氨酸	抽提法	L-酪氨酸	抽提法

以产量生产最大的谷氨酸为例,产生菌主要是棒状杆菌属(Corynebacterium sp.)、短杆菌属(Brevibacterium)和黄杆菌属(Flavobacterium sp.),谷氨酸的生物合成途径大致为葡萄糖经糖酵解(EMP)和戊糖磷酸途径(HMP)两种途径生成丙酮酸,再氧化成乙酰辅酶A,然后进入三羧酸循环,生成α-酮戊二酸,再经谷氨酸脱氢酶的作用,在NH_4^+的存在下生成L-谷氨酸(图9-6)。

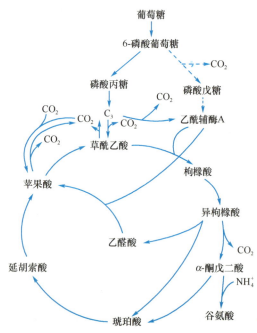

图9-6 谷氨酸棒状杆菌合成谷氨酸示意图

谷氨酸的发酵过程中,生物素是唯一重要的生长因子,一般需控制在亚适量条件下才能得到高产量的谷氨酸。生物素过量有利于菌体生长,转入乳酸发酵,而不利于谷氨酸的积累,此为完全氧化型。当生物素在亚适量时(3~5μg/L),则异柠檬酸、琥珀酸的氧化及草酰乙酸和苹果酸变为丙酮酸的脱羧作用均呈停滞状态,同时由于过剩NH_4^+的存在,使柠檬酸变为谷氨酸的反应大量进行,而积累大量谷氨酸,此为谷氨酸的生成型。生物素过少,细菌不生长,谷氨酸的产量降低。生物素的用量因菌株、碳氮源浓度的不同而有所变化。另外,细胞膜组成中饱和脂肪酸和不饱和脂肪酸的比例与细胞膜的渗透性有关,生物素的量减少可影响细胞脂肪酸的正常合成与分布,而使膜中脂肪酸的比例改变,从而增加谷氨酸的透过,减少了细胞内谷氨酸的积累,从而消除反馈抑制,使谷氨酸的生物合成继续进行。除生物素外,在谷氨酸发酵时尚需注意供氧、NH_4^+、磷酸盐浓度及pH等因素,前三个因素主要是对代谢途径的控制作用。供氧充足时生成谷氨酸,供氧不足时则转入乳酸发酵。NH_4^+适量时生成谷氨酸,过量时生成谷氨酰胺,缺乏时则生成α-酮戊二酸。pH中性或微碱性时生成谷氨酸,酸性时生成乙酰谷氨酰胺。当磷酸盐浓度高时进入缬氨酸发酵。在谷氨酸发酵的后期,当营养物质耗尽而酸度不再增加时即可放罐,发酵终止后可采用等电点法或离子交换树脂法进行提取。我国谷氨酸生产虽然在产量等各方面都有了较大的提高,但和国外相比还有一定的差距,其生产成本高,市场竞争力低。

第4节 核酸类物质

核酸类物质发酵是1956年继谷氨酸发酵研究成功后又一新兴的微生物工业。核酸类物质包括嘌呤核苷酸及其衍生物、嘧啶核苷酸及其衍生物。现已用发酵法或酶解法进行研究和生产的有肌苷和肌苷酸、鸟苷和鸟苷酸、腺苷和腺苷酸、三磷腺苷(ATP)和辅酶 A 等,这些核酸类物质应用于食品工业领域中可作为风味强化剂,有些又是重要的药物。例如,肌苷和辅酶 A 可治疗心脏病、白血病、血小板下降及肝病,ATP 可治疗代谢紊乱,辅助治疗心脏病、肝病,制成能量合剂等。此外,许多碱基、核苷和核苷酸都是昂贵的生化试剂,在核酸和蛋白质的研究中起着重要作用。核酸类物质的一般生产方法有酶解法、半合成法和直接发酵法。

一、酶解法

利用糖质原料、亚硫酸纸浆废液或其他原料发酵生产酵母,再从酵母中提取核糖核酸(RNA),以青霉菌属或链霉菌属产生的核酸酶酶解,制成各种核苷酸。

二、合成法

合成法即微生物发酵和化学合成法并用的方法,如由发酵法先制成 5-氨基-4-甲酰胺咪唑核苷(AICAR),再用化学合成的方法制成鸟苷酸。

三、直接发酵法

直接发酵法是根据产生菌的特点,采用营养缺陷型突变株或营养缺陷型突变株兼结构类似物抗性菌株,通过控制适当的发酵条件,打破菌体对核酸类物质的代谢调控,使之发酵生产大量的某一种核苷或核苷酸,如用产氨短杆菌(brevibacterium ammoniaenes)直接发酵生产肌苷酸。在 IMP 合成途径中,关键酶有 PRPP 转酰氨酶(E_1)、IMP 脱氢酶(E_2)和 SAMP 合成酶(E_3)。PRPP 转酰氨酶可被终产物 AMP 和 GMP 的过量积累所抑制。因此,无论是 AMP 还是 GMP 的过量积累均会导致由 PRPP 开始的合成途径的第一步反应的抑制。GMP 的积累抑制 IMP 脱氢酶,而不影响 AMP 的生物合成;反之,AMP 的积累抑制 SAMP 合成酶(E_3),而不影响 GMP 的生物合成,因肌苷酸代谢缺陷型变种,丧失合成 AMP 和 GMP 的能力,从而解除 AMP 和 GMP 的协同反馈抑制作用,造成大量肌苷酸的积累(图 9-7)。

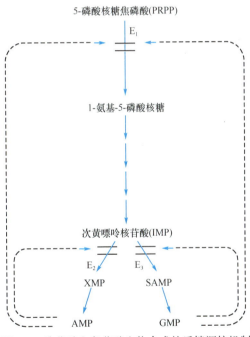

图 9-7 腺苷酸和鸟苷酸生物合成的反馈调控机制

第 5 节 酶制剂和酶抑制剂

酶是一种具有生物催化作用的活性蛋白质,对整个生命体系来说是一种极为重要的物质,一切生物的代谢活动都是在酶的作用下进行的。从 1878 年"酶"名称最初提起到现在人们已鉴定出 3000 种以上的酶,工业制品就有上百种。酶的制品称为酶制剂,工业酶制剂最初是从动物和植物中提取的,如胰酶、木瓜蛋白酶等。19 世纪末日本开始采用固态发酵技术生产微生物酶制剂——真菌 α-淀粉酶;20 世纪 40 年代,微生物 α-淀粉酶的液体深层发酵技术实现了工业化生产,这标志着以发酵技术大规模生产微生物酶制剂的现代化酶制剂的起源。目前已经能够大规模工业化生产的商品酶制剂,大部分是通过微生物发酵生产的。医药上常用的酶制剂见表9-2。

表9-2 酶在医疗上的应用

酶制剂	来源	酶反应	治疗效果
链激酶	乙型溶血链球菌	胞质素原活化剂胞质素原胞质素	治疗血栓病
透明质酸酶	化脓性链球菌、产气荚膜杆菌	水解透明质酸	治疗心肌梗死及一些辅助治疗
天冬酰胺酶	大肠埃希菌	L-天冬酰胺+$H_2O \longrightarrow L$-天冬氨酸+NH_3	抗白血病
青霉素酶	枯草杆菌、蜡状芽孢杆菌、大肠埃希菌等	水解青霉素的β-内酰胺环的酰胺键,使青霉素失活	清除青霉素过敏
α-淀粉酶	黑曲霉	淀粉液化	助消化
蛋白酶	枯草杆菌、灰色链霉菌	蛋白质水解	助消化
脂肪酶	黑曲霉、根霉	脂肪水解	助消化
尿酸氧化酶	产朊假丝酵母、短杆菌	尿酸+O_2+$2H_2O \longrightarrow$ 尿囊素 CO_2+H_2O	治疗风痛、尿道结石
溶菌酶	卵白	溶菌作用	眼药用灭菌剂

生命现象最突出的表现是机体内各种代谢反应的高度有序性,这种有序性受机体内多种因素的调节和控制,而作为分子水平的酶调控则依靠酶抑制剂。凡是能使酶活性降低甚至丧失但又不使酶蛋白变性的物质称为酶抑制剂。近代药物作用机制研究证明,许多已知药物是来源于微生物的酶抑制剂。例如,蛋白酶抑制剂可用于肿瘤、艾滋病及骨质疏松症的预防和治疗;糖代谢酶抑制剂有望治疗肥胖症、动脉粥样硬化;脂质代谢相关的酶则可降低血液中胆固醇的水平。

第6节 甾体化合物

甾体化合物是一类含有环戊烷多氢菲核的化合物。它广泛存在于动物、植物和微生物中,比较重要的甾体化合物有胆甾醇、胆酸、肾上腺皮质激素、孕激素、性激素、植物皂素等,甾体化合物尤其是甾体激素对机体起着非常重要的调节作用,因此在医疗上应用非常广泛,如可应用于治疗过敏性皮炎、类风湿关节炎和作为计划生育药等。以前的甾体化合物都是从天然物质中提取得到原料,然后再经过化学方法改造而得到。由于原料来源局限、提取和合成过程复杂、吸收率较低等缺点,远远不能满足医疗上的需要。后来人们采用微生物(酶)反应,由于某些微生物的转化,就可使甾体化合物的结构发生改变,从而得到不同类型的甾体化合物。所谓甾体化合物的微生物转化是用微生物的方法对底物分子的某一部位进行改造(如羟基化、脱氢等),从而能获得其他新的甾体化合物,该方法具有专一性强、产量高和反应条件温和等优点,所以在甾体激素的工业生产中被广泛应用。微生物转化甾体化合物的反应类型很多,在生产中最常用的有羟化反应、脱氢反应、环氧化反应与侧链降解反应。

> **知识链接**
>
> 甾体皮质激素在临床上的应用仅次于抗生素,作为世界第二大类药物,如氢化可的松,除了作为生产许多甾体皮质激素药物的前体外,其本身也具有抗感染、抗过敏、抗毒及影响糖代谢等作用,主要用于肾上腺皮质功能减退的替代性治疗,并可治疗葡萄糖、血糖过多症。

一、羟化反应

微生物对甾体母核不同位置的羟基化以 C-9α、C-11β、C-16、C-17 等的羟基化最为重要,如生产可的松需要利用黑根霉(*Rhizopus nigricans*)进行 C-11α 羟基化反应(图9-8),而生产氢化可的松则可利用新月弯孢霉(*Curvularia lunata*)、蓝色犁头霉(*Absidia caerulea*)进行 C-11β 羟基化反应(图9-9)。

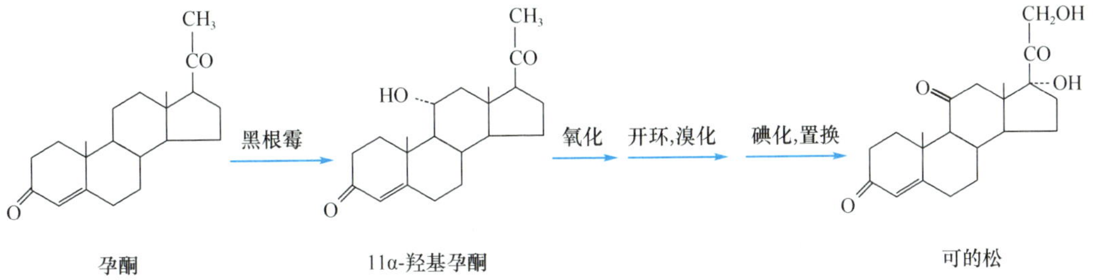

图 9-8　11-α 羟基化反应

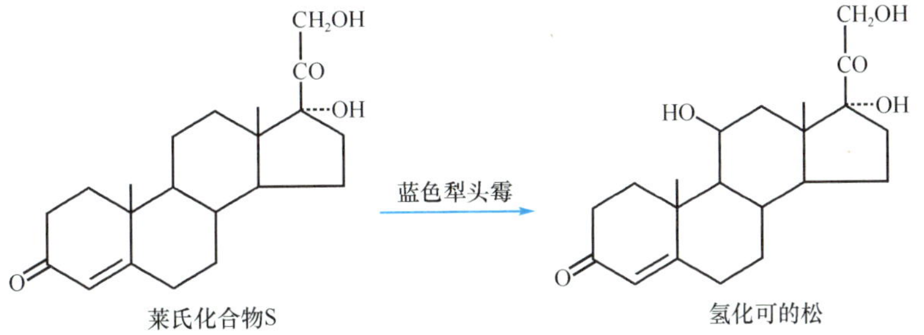

图 9-9　11-β 羟基化反应

二、脱氢反应

微生物对甾核母核的脱氢反应主要在 A 环上的 C-1 和 C-2 位生成双键。这是生产泼尼松和去氢氢化可的松(泼尼松龙)同系物最有价值的反应(图9-10),引起这一反应的微生物主要是棒状杆菌(*Corynebacterium*)和分枝杆菌(*Mycobacterium*)。形成双键后化合物的活性可提高数倍。

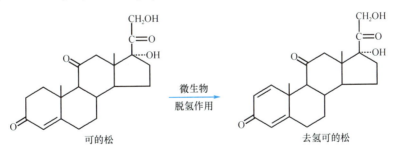

图 9-10　脱氢反应

三、侧链切断和 A 环芳香化反应

利用诺卡菌(*Nocardia* CSD-10),将与胆甾醇结构相似的 19-羟-5-烯胆甾-3β-醋酸酯转化成雌酮(图9-11)。雌酮除作为雌性激素外,还是许多避孕药的中间体。某些假单胞杆菌、分枝杆菌、棒状杆菌等也能利用胆甾醇合成雌酮。

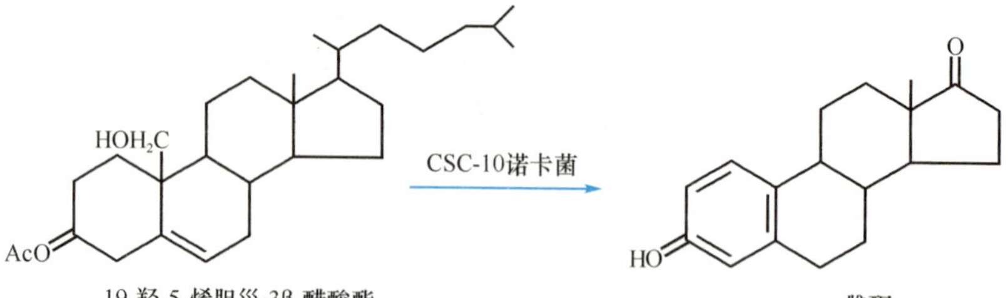

19-羟-5-烯胆甾-3β-醋酸酯 —CSC-10诺卡菌→ 雌酮

图 9-11　侧链切断和 A 环芳香化反应

第 7 节　微生态制剂

微生态制剂也称为活菌制剂,是根据现代微生态学的基本原理,利用对人体无害甚至有益的正常微生物菌群中的活菌,经过人工培养等方法制成的微生物制剂。目前用于微生态制剂的细菌主要有乳杆菌、双歧杆菌、肠球菌、大肠埃希菌、蜡样芽孢杆菌等。其中,双歧杆菌类活菌制剂是目前国内外应用最广的活菌制剂,在临床上主要用于婴幼儿保健、调整肠道菌群失调、治疗肠功能紊乱、慢性腹泻及抗癌防衰老等。"三株口服液"即是双歧杆菌、乳酸菌和粪链球菌经一系列发酵而成的活菌制剂。国内外对活菌制剂的应用范围逐渐扩大,已从原来的治病过渡到防病健身上来,许多活菌已成为食品添加剂,应用于食品保健方面。

此外,还有其他一些微生物产物可作为药物,其中主要有生物碱、微生物多糖,如主要用于作为子宫收缩剂的麦角碱是由紫麦角菌(*Claviceps purpura*)所产生,目前除采用将紫麦角菌人工接种于黑麦上以制备大量的麦角碱外,还可利用深层培养的方法进行生产。微生物多糖——螺旋藻是一种分布在世界各海区及陆地淡水湖、盐水湖中的藻类,呈蓝绿色,含有大量的蛋白质。螺旋藻属于浮游自养型原核生物,由于藻体含有藻蓝素,呈蓝绿色。螺旋藻中含有极为丰富的营养成分和多种生物活性物质,有 17 种氨基酸,其中包括 8 种人体必需的氨基酸。因此,把螺旋藻添加到食品、饲料或饵料中,可以起到蛋白质的互补作用,大大改善了谷物蛋白质的营养质量。另外,某些真菌多糖具有显著的免疫促进作用以及抗肿瘤和抗病毒能力,因而在医药行业备受重视。

总之,来源于微生物的产物种类极其繁多,以上仅是常用于医药领域的部分微生物产物,它对人类的医疗卫生和保健事业起着极为重要的作用。微生物资源极为丰富,有待进一步去认识和研究。现代分子生物学的发展和基因工程技术的推广应用,将会使应用微生物来生产药物的领域更加扩大,其前景诱人。

小　结

抗生素是生物在生命活动过程中产生的,在低浓度下能选择性地抑制微生物及其他生物活性的化学物质。抗生素的来源已不限于微生物,作用的范围也不限于抗菌和抗肿瘤。医疗用抗生素的特点是有较大的差异毒力,抑菌力强,有不同的抗菌谱和难以使病原菌产生耐药性等。

新抗生素的寻找包括土壤放线菌的分离、筛选、早期鉴别、发酵培养、提取精制、药理和临床试验。抗生素生产可分为发酵和提取两个阶级。抗生素的生物活性即效价可用微生物检定法测定,最常用的是二剂量法。

除抗生素以外，与医药有关的微生物工业包括氨基酸、维生素、酶制剂、核酸类物质、甾体化合物的微生物转化等，都是微生物生命活动过程中产生的合成代谢产物或由微生物本身（菌体制剂）制成的。因此，微生物在药物制剂生产上具有重要作用。

目标检测

一、名词解释

差异毒力　初级代谢产物　次级代谢产物　前体　微生物转化

二、填空题

1. 发酵工业上常用的微生物有_____、_____、_____和_____四大类群。
2. 微生物发酵培养方法主要有_____、_____和_____。
3. 经发酵与提取得到的抗生素成品一般要进行_____、_____、_____、_____和_____。
4. 常用微生物药品的灭菌方法有_____、_____、_____和_____。

三、选择题

1. 有关谷氨酸发酵过程的叙述正确的是（　　）
   A. 溶解氧充足时，发酵液中有乳酸的积累
   B. 发酵液中碳源和氮源比例的变化不影响谷氨酸的产量
   C. 菌体中谷氨酸的排出，有利于谷氨酸的合成和产量的提高
   D. 发酵液 pH 呈碱性时，有利于谷氨酸棒状杆菌生成乙酰谷氨酰胺
   E. 当磷酸盐浓度低时进入到缬氨酸发酵
2. 关于菌种的选育不正确的是（　　）
   A. 自然选育的菌种不经过人工处理
   B. 诱变育种原理的基础是基因突变
   C. 通过有性杂交可形成工程细胞
   D. 可构建基因工程菌
   E. 以上都不是
3. 营养缺陷型菌株是指（　　）
   A. 有营养不良症的菌株
   B. 在完全培养基上也不能生长良好的菌株
   C. 培养基中营养成分缺少时获得的菌株
   D. 丧失了合成某种营养成分能力的菌株
   E. 以上均不是
4. 酵母菌培养液中常含有一定浓度的葡萄糖，但当葡萄糖浓度过高时，反而会抑制微生物的生长，原因是（　　）
   A. 碳源供应太充足
   B. 细胞会发生质壁分离
   C. 改变了酵母菌的 pH
   D. 葡萄糖不是酵母菌的原料
   E. 使培养温度升高
5. 常作为生产菌种和科研材料的细菌群体，应该是代谢旺盛、个体形态和生理特性比较稳定的。所以应选择在它的（　　）
   A. 迟滞期　　　B. 对数期
   C. 稳定期　　　D. 衰亡期
   E. 以上均可以

四、简答题

1. 微生物发酵生产抗生素的一般流程是什么？
2. 举例说明可用微生物生产的药物类型。
3. 发酵过程中为什么会产生泡沫？对发酵有什么危害？发酵过程中怎样防止和消除泡沫？

第10章 制药工业中的微生物控制

> **学习目标**
> 1. 了解制药工业微生物污染的来源及监测方法。
> 2. 熟悉制药工业中常用消毒、灭菌法,了解变质药物对人体的危害。
> 3. 了解制药工业中灭菌法的验证。

药品作为一种特殊商品,其医学用途涉及预防、诊断和治疗,药品质量的好坏与人的健康密切相关。我国于1998年修订了《药品生产质量管理规范》(GMP),它是药品生产和质量管理的基本准则,其中很多内容与微生物的控制有关。在制药工业中,微生物控制的意义是不言而喻的,要实现终产品的合格,不仅要控制终产品的质量,还要控制生产过程中的每一个环节。微生物控制是药品质量保证的一项重要内容,贯穿于整个生产过程。

第1节 制药工业中的微生物污染

微生物分布广泛,繁殖迅速,土壤、水、空气中的微生物很多,而且许多药物本身就是良好的培养基。在生产过程中人员和设备等多种因素都可能使药品被微生物污染,这些都会导致药品生产失败、成品不合格。图10-1说明了药品生产中微生物污染的各种可能因素和环节。药品的质量保证是一个系统工程,任何一个环节的疏忽都有可能影响产品的质量。对最后不能或不需要灭菌的产品,生产过程中控制微生物的措施很容易理解;但对于最后灭菌的产品,以为中间可以放松一些,其实这是很危险的,因为许多微生物的代谢产物对人体是有害的,会引起过敏、发热等反应。因此,对原料、辅料、包装材料、生产场所、生产过程的微生物控制是药品质量保证的基础。微生物监控对控制药品微生物污染、提高药品质量有着重要的作用,是药品生产的重要环节。

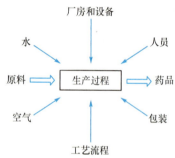

图10-1 药物生产过程中可能产生微生物污染的环节

一、制药工业中微生物的来源

(一) 空气

虽然空气中不具备微生物生长的基本条件,但由于各种原因,大气中漂浮着许多尘埃和微生物等悬浮物质,它们在很多情况下是微生物生存和传播的媒介。因此在药物制剂生产过程中,如果不采取适当的措施,微生物就有可能进入药品,使产品发生污染。我国GMP针对药品生产工艺环境的要求,对药品生产洁净室(区)的空气洁净度划分为四个级别,如表10-1所示。

药品生产过程中的不同区域对空气洁净度有不同的要求:①一般生产区,无洁净度要求的工作区,如成品检漏、灯检等。②控制区,洁净度要求30万~10万级的工作区,如原料的称量、精制、压片、包装等。③洁净区,要求为1万级的工作区,如灭菌、安瓿的存放、封口等。④无菌区,要求为100级的工作区,如水针、粉针、输液、冻干制剂的灌封岗位等。

表 10-1　GMP 洁净度标准

洁净度级别	尘粒最大允许数、立方米		微生物最大允许数	
	粒径≥0.5μm	粒径≥5μm	浮游菌/m³	沉降菌/皿
100 级	3 500	0	5	1
10 000 级	350 000	2 000	100	3
100 000 级	3 500 000	20 000	500	10
300 000 级	10 500 000	60 000	1 000	15

注：洁净级别指每立方米空气中含≥0.5μm 粒子数最多不超过的个数。100 级是指每立方米空气中含≥0.5μm 粒子的个数不超过 3500，换算到每立方英尺中不超过 100，依此类推；菌落数是指将直径为 90mm 的双碟露置半小时经培养后的菌落数。

 知识考点　空气洁净度的分级；不同区域的要求

（二）水

水是制药过程中不可缺少的成分，不仅用于洗涤、冷却，还直接用于配制药品。水也是药物中微生物污染的重要来源，其数量和种类主要取决于水的来源、处理方法及供水系统（如储存罐、供水管、水龙头等）的状况等因素。

（三）厂房和设备

1. 厂房与环境　对制药企业来说，选择厂址或改造厂房设施时，要考虑周围环境的卫生状况，即没有污染源及虫兽集中区。在设计和建设厂房时，生产、生活和辅助区的总体布局要合理，不得互相妨碍。厂方尽可能做好绿化工作，因为绿化不仅滞尘，还能减少空气中微生物的数量。

厂房不论是外表面还是内表面，均应易于清洁，避免积尘而造成微生物污染；尽量减少出口，减少内外空气的自由交换；车间内布局也应使人员、原料及废物走向分开，避免交叉污染。洁净室（区）的内表面应平整光滑、无裂缝、接口严密、无颗粒物脱落，并能耐受清洗和消毒，墙壁和地面的交界处宜做成弧形或采取其他措施，以减少灰尘聚积。

GMP 还要求生产厂家在厂房设计时，生产区和储存区应有与生产规模相适应的面积和空间，以安置设备，存放物料、中间产品、待检品和成品，最大限度地减少交叉污染。

2. 设备　制药工业中许多设备与药品直接接触，可能成为微生物传播的媒介。微生物控制的失败，往往是由于设计人员对设备、仪器装置中微生物的分布及残存的可能性没有给予足够的重视所致。用作加工制造或包装药品设备的每一个部件都可能成为细菌驻留繁殖的场所，可能通过接触或经空气污染药品。

设备的设计、选型、安装等应符合生产要求，易于清洗、消毒或灭菌；与药品直接接触的设备应光滑、平整、耐腐蚀及易清洗消毒。

（四）原料和包装材料

天然来源的原料，最易受微生物的污染。如动物来源的明胶、胰；植物来源的淀粉、中药材等，因此《药典》等法规文件均规定，这些原料在制药以前必须除去大肠埃希菌和沙氏菌等一些致病菌。化学合成原料如碳酸镁、碳酸钙、滑石等在生产和储存时也易受到微生物污染，所以保存过程中保持低温、干燥可以抑制微生物的生长。有些制剂如片剂、胶囊等一般不进行成品消毒灭菌，如果原料污染，其产品质量一定会受到影响。

包装材料，尤其是直接接触药品的容器是药品微生物污染的又一重要因素。包装材料包括容器、包装纸、运输纸箱等,其中检出的菌丛取决于它的组成和生产储存,如玻璃容器特别是那些在纸箱内运输的,常检出青霉菌、曲霉等微生物;硬纸板常发现有青霉、曲霉及微球菌等。

(五) 人员与生产工艺

药品的整个生产过程由人设计、控制和参与,人是药品生产中最大的污染源。原因包括两个方面:一是因为人体带有多种微生物,在生产的各个阶段都有可能直接或间接地污染药品;二是人为因素,厂房设计不周、生产工艺的设计疏忽、生产人员的操作不当等均可引起药品的微生物污染。

二、微生物污染的监测

针对微生物的来源和可能,对药品原料、包装材料、生产场所、生产操作等过程中微生物的监控是保证药品质量的重要手段。《药典》对药品出厂时的微生物限度做了详细的规定,但药品的生产是一个连续的过程,任何环节的污染都有可能影响下一个环节,进而影响终产品的质量。因此,需要对生产过程中各个环节进行监测,以保证微生物的数量在可控范围,从而保证终产品的质量。随着药品生产管理规范的深入实施,微生物污染的监测是质量控制和工艺验证的基础,已成为质量控制部门工作内容的一部分。

(一) 常用监测方法

药品生产中,微生物污染监测的主要内容是对药品的原料、添加辅料、包装材料、生产设备、生产环境等的细菌进行定性和定量检测,通常采用动态检测的方法,即在实际生产中进行检测,可以真实地反映情况。空气及表面菌落数的测定操作方法与无菌检查和微生物限度检查法相似,空气中微生物限度检查常用平皿菌落计数法;对于设备和建筑物表面的微生物检验,可用琼脂接触器在表面消毒后检测;药品中的微生物控制可按《药典》中的规定进行检测。

(二) 监测应遵循的原则

1. 随机抽样 抽样方法、抽样量和检验量应符合规定。

2. 注意无菌操作 动态监测取样时应严格无菌操作,不能影响室内空气流动状态,避免产品受到污染。样品不宜储存过久,注意储存条件,否则污染状况会发生变化。样品检测时应在无菌条件下进行,以避免检测结果有误。

3. 阳性对照、阴性对照 以确定操作和检测方法的可靠性。

4. 结果判断 《药典》和行业标准中都有规定。这个结果是相对的,反映当时取样时间和条件下的结果。

应该强调的是,微生物监测不是用于药品合格与否的定量标准,只是评价一定时间内环境的微生物状况、生产质量保证的可靠程度。

(三) 关于药品生产和药品生产环境中的有关标准

药品根据染菌程度的要求分为两大类:灭菌制剂和普通制剂。1972 年 WHO 对药品制剂的染菌程度限度推荐了一个参考方案,有以下四级。

1. 注射用制剂 无菌。

2. 眼及用于正常体腔、严重烧伤和溃疡面的制剂 不得有活菌。

3. 用于局部和受伤皮肤及供耳、鼻、喉的制剂 活菌不得超过 10^2 个/g(ml),同时不得含有肠杆菌科、铜绿假单孢菌和金黄色葡萄球菌。

4. 其他制剂 活菌不得超过 10^3 个/g(ml),活真菌和酵母菌不得超过 10^2 个/g(ml),不得含有肠杆菌科、铜绿假单孢菌和金黄色葡萄球菌。

对于药品生产中涉及微生物控制的有关标准,GMP 中已有规定,核心内容是在整个生产过程中严格管理人员、工艺、物料和设备,以确保药品质量。

药品生产管理规范是一个指导性文件,仅规定了目标,而没有给出实现这些目标的具体途径,这就允许不同生产厂家用自身的方法达到规定的标准,毫无疑问,微生物控制是其中的一项重要内容。

> **知识链接**　　　　　　　　**药物中微生物的限定标准**
> 规定灭菌药物:指规定用无菌法制备或制备后经灭菌处理的不含活的微生物的药物;非规定灭菌药物:指允许含有不同种类和数量的活的微生物,但其种类和数量必须限制在一定范围。

三、微生物引起的药物变质与防护

污染了微生物的药品,一方面可引起服用者的感染,危害人体健康;另一方面污染了微生物可以使药品的理化性质发生改变,使药物变质,从而影响药品的质量与疗效或对机体产生毒害作用。因此,在药品的质量管理中,必须按照国家药品标准,严格地进行微生物检查,以确保药物制剂达到卫生标准。

(一) 药物被微生物污染后的外观表现和判断

药物变质一般需要很高的污染程度,也就是说微生物面广量大的繁殖才出现显著的易被觉察的损坏现象。液体制剂如果很快产生泥土味,是微生物生长的早期指标,然后是产生令人讨厌的味道和气味,再就是变色,五颜六色,视微生物所产色素而定;增稠剂和悬浮剂解聚使黏稠度下降;糖浆剂可形成聚合性的黏丝;变质的乳剂有团块或砂粒感;微生物代谢的结果使药物 pH 改变,药物变酸或产生的气体引起塑料包装鼓胀等。不同的药物制剂,如出现以下情况之一,即可判断该药已经被微生物污染:①规定灭菌药物(如注射剂、输液剂、眼科手术制剂及其他灭菌制剂)中发现有活的微生物存在;②非规定灭菌药物中的微生物超出一定限度;③药物中发现有病原微生物或某些不得检出的特定菌种存在;④有微生物代谢物,如热原质的存在;⑤产品发生可被觉察的物理或化学变化。

(二) 变质药物对人体的危害

微生物对药物制剂的污染,除了有效成分被微生物降解、药物理化性质的改变而引起药物失效外,药物中的微生物及其代谢产物对人体亦可造成更大的危害(引起药源性疾病)。

1. 引起感染　无菌制剂(如注射剂)不合格或使用时被污染,可引起感染或败血症,如铜绿假单胞菌污染的滴眼剂可引起严重的眼部感染或使病情加重,甚至失明;被污染的软膏和乳剂能引起皮肤患者和烧伤患者的感染;消毒不彻底的冲洗液能引起尿路感染等。

2. 产生毒性　药物中含有易受微生物侵染的组分,如许多表面活性剂、湿润剂、混悬剂、甜味剂、香味剂、有效的化疗药物等,他们均是微生物容易作用的底物,因此易被降解利用而产生一些有毒的代谢产物,而且微生物在生长繁殖过程中本身也可产生毒性。如大型输液中由于存在热原质可引起发热反应和休克,有些药品原来只残存少量微生物,但在储存和运输过程中微生物大量繁殖并形成有毒代谢产物。

3. 降低疗效或增加不良反应　药物理化性质改变后,可导致药效降低或毒副反应增加。如青霉素可被产酶细菌降解后,失去药理作用同时大大增加过敏性。

(三) 防止药物微生物污染的措施

1. 加强药品生产管理　为了在药品生产的全过程中把各种污染的可能性降至最低程度,目前我国和世界上一些较先进的国家都已开始实施药品 GMP 制度,是药品全面质量管理的重要组成部分。

2. 进行微生物学检验 在生产过程中,应按规定不断进行各项微生物学指标检验。如对灭菌制剂进行无菌检查,对非无菌制剂进行细菌和真菌的活菌数测定以及病原菌的限制性检查,对注射剂做热原质测定等。通过各项测定来评价药物被微生物污染与损害的程度,控制药品的卫生质量。

3. 合理使用防腐剂 添加合适的防腐剂以抑制药品中微生物的生长繁殖,同时减少微生物对药物的损坏作用。一种理想的防腐剂应有良好的抗菌活性,对人没有毒性或刺激性,具有良好的稳定性,不受处方其他成分的影响。实际上现有的防腐剂均不是很理想,常用的防腐剂有尼泊金、苯甲酸、山梨酸、季铵盐、氯己定等。

此外,还应有合格的包装材料和合理的储存方法。若因储存不当,也可被微生物污染,导致药物变质失效。因此,应根据不同的药物和剂型,采取合理的储存方法,如干燥、冷藏、防潮、避光,减少污染的机会。

第2节 制药工业中的消毒与灭菌

针对生产过程中可能导致微生物污染的各种途径,根据不同药品在生产工艺上、终产品微生物控制上的标准,选择合适的消毒与灭菌方法以保证药品的质量。

一、空气中微生物的控制

药物制剂生产环境的空气应要求洁净,特别是生产注射剂、眼科用药等无菌制剂时,空气中微生物的含量,必须非常低,要求每立方米空气中不得超过10个细菌,即所谓的"无菌操作区"。为减少空气中微生物的数量,可采用保持室内清洁、控制人员的流动、操作动作轻微等措施。除此,对要求较高的场所,还可采用过滤、化学消毒剂和紫外线照射三种。

(一)过滤

过滤是常用的除菌方法,可通过空气净化系统达到 GMP 中对不同生产岗位空气洁净度的要求。在洁净技术中通常使用三级组合过滤,即粗效滤过、中效滤过和高效滤过。粗效滤过器是空调净化系统中的第一级空气滤过器,可滤去 $10\mu m$ 以上的大尘粒和各种异物,而且滤器可以定期清洗、再生使用;中效滤过器可滤去 $1\mu m$ 以上的尘粒,也可以清洗更换;高效滤过器可除去 $0.3\sim 1\mu m$ 的尘粒,但价格昂贵,不能再生。通过粗、中效滤过器的组合,可以保护末端滤过器,减轻高效滤过器的负担,一般可用于10万级或30万级的洁净室;以粗、中、高效滤过器相组合,一般用于100级到1万级洁净室。过滤器材一般为玻璃纤维或合成纤维,具有强度大、不易脱落粒子等优点,但在使用过程中应注意控制湿度,否则微生物易沿潮湿膜蔓延而导致过滤失效。空气过滤装置应定期检查,确保气流是从清洁区向不洁区方向移动。

(二)化学消毒剂

空气消毒常用臭氧发生器产生臭氧、甲醛熏蒸($1\sim 2mg/L$,即每升空气含甲醛 $1\sim 2mg$);用 0.075% 季铵化合物喷雾也是常用方法,但无人在场时才可使用。因化学消毒剂有刺激性,故使用受到限制。

(三)紫外线照射

采用波长为 $240\sim 280nm$ 的紫外线照射来减少空气中微生物的数量,房间静态空气消毒时剂量一般为 $0.1\sim 0.4W/m^2$;无菌车间工作时可用低臭氧紫外灯管反向上层照射;通风管内流通空气可采用大于 $100W/m^2$ 的大剂量通过式照射除菌。

二、水中微生物的控制

水是药品生产中的重要原辅材料,水的质量直接影响药品的质量。《药典》2000 版中根据制药用水的使用范围不同,将水分为纯化水、注射用水和灭菌注射用水,制药用水的原水通常为自来水或深井水。

纯化水:原水经蒸馏法、离子交换法、反渗透法或其他适宜的方法制得供药用的水,不含任何附剂,可作为配制普通药物制剂用的溶剂或试验用水,不得用于注射剂的配制。

注射用水:为纯化水经蒸馏所得,应符合细菌内毒素试验要求,必须在防止内毒素产生的设计条件下生产、储藏及分装,可作为配制注射剂用的溶剂。

灭菌注射用水:为注射用水按注射剂生产工艺制备所得,主要用于注射用灭菌粉末的溶剂或注射液的稀释剂。水的消毒灭菌方法常用的有热力灭菌法、过滤法和化学消毒法。

(一) 热力灭菌法

热力灭菌法是最常用的方法。对制药用水系统而言,热力消毒灭菌常用的有巴斯德消毒法(低温消毒)和蒸汽灭菌两种方式。前者主要用于纯化水系统中的活性炭过滤器和使用回路的消毒,即用 80℃ 以上(80~85℃)的热水循环 1~2 小时,可有效减少内源性微生物污染。

蒸汽灭菌主要用于注射用水系统,即用纯蒸汽对注射用水系统(包括储罐、泵、过滤器、使用回路等)进行灭菌。饱和蒸汽压力达 0.1MPa、温度 120℃ 可杀死芽孢,该方法效果可靠、设施配套,可以实现连续操作。

(二) 过滤法

过滤法包括超滤和反渗透,可以除去细菌和芽孢。

(三) 化学消毒法

用氯气、次氯酸钠等消毒剂,可杀死或抑制细菌繁殖,一般仅用于原水和粗洗用水的消毒。

三、设备的消毒灭菌

对于制药设备的设计、安装,在 GMP 中有相应的原则规定,应便于拆卸、清洗和消毒,设备每次用完应尽快清洗,去除上面驻留的细菌及残留的药物,杜绝细菌赖以生存繁殖的基础,并且每次用前还需再消毒清洗。

生产所使用的设备和容器的制造材料有不锈钢、塑料、橡胶或硅胶等,因而消毒方法应有所区别。大型容器类如配料罐,一般可用高压水冲洗后,再用热水、蒸汽、含氯消毒剂处理;而发酵釜、传输管道、过滤除菌的过滤器、供水系统等密闭型设备可用压力蒸汽灭菌;用于配制或储存干粉的设备,高温干热灭菌是较常用的方法;一些设备的小配件,如连接器、搅拌器、勺或小桶等可用压力蒸汽或干热进行灭菌;反渗透等可根据质材不同采用压力蒸汽或甲醛、戊二醛化学消毒;塑料制品耐酸碱而不耐热,用过氧乙酸、过氧化氢、戊二醛等化学消毒剂擦拭或浸泡;聚乙烯、聚氟乙烯等塑料制品如输液软包装可以用 100℃ 压力蒸汽灭菌;硅胶或橡胶制品如密封管、硅胶管等物品,耐热耐酸碱,可用压力蒸汽或化学消毒剂灭菌。工作台表面一般可用消毒剂擦拭或紫外线照射消毒。

四、原料药的消毒灭菌

原材料可能将大量微生物带入药物制剂中,在加工过程也可能造成原有的微生物增殖或污染新的微生物,因而需对原材料进行消毒、灭菌。原料药的来源复杂多样,应采取不同的措施,既可消除微生物污染,又不影响药物的稳定性和纯度。如植物药材可用晾晒、烘烤的方法充分干燥以减少微生物的繁殖;化学合成药物一般性质稳定,耐热性好,对于熔点高的晶体药物,干热灭菌较为常用。对于熔点较低的可采用湿热灭菌法。原料药是植物提取物的,如流浸膏,可视提取条件而定,若是常规或高温提取的,可用压力蒸汽、流通蒸汽灭菌;若是低温提取的,可优先考虑使用过滤除菌法。疫苗、菌苗等生化药品的特点是均为蛋白质,对热、辐射敏感,常用低温间歇灭菌法、过滤除菌等方法。

五、药品制剂的消毒灭菌

药品制剂主要包括固体制剂(片剂、胶囊剂和颗粒剂等)、液体制剂(输液剂和针剂等)及半固体制剂(软膏等)。药品制剂的消毒灭菌极少采用化学消毒剂法,否则残留的消毒剂对药物而言是一种污染,因此热力灭菌是常用的方法。紫外线灭菌虽然没有残留物,但因穿透力弱也较少用。近年来,辐射灭菌效果可靠,应用越来越广泛。

对于片剂、胶囊等固体口服制剂,只要符合《药典》中微生物限度检查的规定即可,原则上不进行灭菌,主要是加强生产过程中的验证和控制。如果超过或接近规定的上限,可选用无残留的消毒灭菌法;颗粒剂等含水量少的固体口服制剂,可采用干热灭菌的方法,但温度不宜太高,以免药物变质或辅料炭化。

对于输液剂和针剂等液体制剂,多数对热稳定,湿热灭菌中的压力蒸汽灭菌法是常用也是最可靠的方法。隧道干热灭菌(包括火焰灭菌器、高速热风法等)常用于针剂(安瓿制剂)的灭菌,可以连续操作。对热不稳定的药物如磷酸果糖等药品可采用过滤除菌的方法,通常采用孔径为 $0.45\mu m$ 的滤膜。此外,因多数药物对辐射稳定,如全营养输液,可使用 γ 射线辐射灭菌。实验表明,当辐射剂量为 8.3kGy 时,溶液中的氨基酸、葡萄糖、脂质等成分无变化,性质稳定。

软膏等半固体制剂中,如凡士林等单一成分的软膏基质对热稳定,如果其中的药物对热也稳定,可使用辐射或干热灭菌法,如眼用软膏基质的灭菌多采用干热灭菌法。

第3节 制药工业中常用灭菌法的验证

验证是对一个项目和工艺的预期评估,以保证设计的项目和工艺在规定的操作和控制条件下得到质量稳定、一致的产品,消毒灭菌的验证是药品生产验证的重要内容。以下主要介绍干热和湿热灭菌的验证。

湿热灭菌是制药工业上广泛应用的一种灭菌手段,可用于药品、溶液、培养基、敷料等的灭菌,在此以高压蒸汽灭菌为例介绍其验证;干热灭菌一般用于耐高热的安瓿、纤维制品、金属容器等无菌容器和生产用器械的灭菌,通常使用的灭菌器有对流灭菌柜、连续火焰灭菌器、隧道灭菌器等,通常在如下条件下灭菌:160~170℃ 2 小时以上;170~180℃ 1 小时以上;去除热原质要求 250℃ 以上不少于 30 分钟。隧道灭菌器的无菌区向灭菌区和非无菌区须保持一定的正压。

一、仪器和材料

仪器:高灵敏度热电偶(在验证前、后均要用法定方法校准,以保证验证过程中测试的准确性)、数据记录仪。

生物指示剂:应选择对该灭菌工艺具有抵抗力的细菌芽孢,因而不同的灭菌方法须使用不同的生物指示剂,一般选择在被灭菌产品中有代表性、非致病、对灭菌方法有稳定耐受性且回收方便的指示剂,休眠状态的芽孢较合适。用枯草芽孢杆菌孢子及大肠埃希菌内毒素测试去热原能力。湿热灭菌使用嗜热脂肪芽孢杆菌的孢子或生孢梭菌孢子；干热灭菌使用枯草芽孢杆菌孢子。

二、灭菌周期

对于热不稳定的产品需要严格控制灭菌时间，同时又要保证生物负荷存活率少于10^{-6}；对于热稳定的产品，可以采用过度杀灭的灭菌时间，可以省略产品耐受性和生物负荷的验证。

三、验证要点

1. 无负荷热分布测试 即空腔体测试，在灭菌器内具有代表性的空间各点放置15支左右的热电偶，热电偶探头不能接触灭菌器(柜)内壁。灭菌周期中定时记录温度，如果空负荷腔体内温度差大于2.5℃，说明热分布不合格，设备可能有故障，须予以调整直至合格，即温度差小于1℃，重复3次均合格后才能进行满负荷研究。

2. 满负荷热分布及热穿透测试 这两者是同时测试的，因为热穿透与物品种类、包装材料及灭菌腔内温度分布有关。热电偶应放置在容器或被灭菌物品最冷点，但不应接触灭菌器的内表面。从理论上讲，不同尺寸的物品都要进行热穿透试验，但实际工作中只选择代表性的物品进行测试。

3. 生物能力认定 通常与满负荷同时进行，接种生物指示剂的物品应放在每个空间点的最冷区，旁置热电偶。细菌芽孢的浓度一般为10^6，并设阴性对照。

此外，消毒灭菌法的验证还包括环氧乙烷灭菌的验证、辐射灭菌的验证及过滤除菌的验证等。验证是证明某个工艺是否始终如一地按规定要求在做，因此要充分搜集证据，对所研究的工艺提供合理的保证。一般来说，定性地确定某产品是否存在微生物方法的灵敏度和可靠性是有限的，如以《美国药典》2000版灭菌检验为例，10次中只有9次能检测到10%的污染水平。因此就验证目的而言，成品检验报告的意义不大，其重要意义是水和空气系统、灭菌设备和材料方面的数据、管理人员和操作人员对生产控制的实施。

验证已经成为生产质量保证的一个不可分割的部分，是企业运作的一部分，需要所有人员的参与，包括生产、质量控制人员。所有的工艺验证必须有书面的验证大纲，说明验证的目的、概况、验证要素、操作规则、测试方法及合格条件、分析方法和结论，并明确进行验证的人员和职责。验证大纲要得到质量控制部门的批准，每个验证步骤须重复3次，以保证验证结果的准确性和可重现性。验证工作完成后应写出验证报告，由验证工作人员审核、批准。

可以预见，质量控制部门的工作中心将转向质量保证，从成品检验转到生产验证上来。

小 结

制药工业中微生物污染的来源主要有水、空气、人员、原材料、厂房和设备等方面，它们是造成药物变质的重要因素。药物变质后，其中的微生物及代谢产物会对人体造成危害，因此在生产的各个环节要采取相应措施，使产品符合国家《药典》的标准。药品根据染菌程度要求可分为两大类：灭菌制剂和普通制剂。

根据药品在生产工艺上、终产品微生物控制上的标准，选择合适的消毒与灭菌方法。本章简要介绍了干热灭菌法和湿热灭菌法的验证。

目标检测

一、填空题

1. 药品质量的微生物学标准规定：灭菌制剂应_____，普通制剂应_____，注射剂应做_____。

2. 变质药物的危害性包括_____、_____和_____。
3. 原料药消毒灭菌应遵循的原则：一是要_____，二是要不影响药物的_____。
4. 一种理想的防腐剂应有_____、_____、_____和_____。
5. 制药用水进行热力灭菌常用的方法有_____和_____。
6. 隧道干热灭菌适用于_____，而对热不稳定的药物则可采用_____。
7. 空气中微生物的控制方法主要有_____、_____和_____。

二、简答题

1. 制药工业中有哪些环节可能造成药物的微生物污染？
2. 药物被微生物及其产品污染后会产生哪些危害？如何控制微生物的污染？
3. 制药工业中如何控制空气和水中的微生物？
4. 简要介绍干热灭菌和湿热灭菌的验证。

第3篇　免疫学基础

现代免疫学认为,免疫(immunity)是指机体识别和排除抗原性异物,以维持自身内环境稳定与平衡的一种生理功能。免疫是一把双刃剑,在正常情况下对机体有利,在异常情况下会对机体造成损害。

免疫学(immunology)是研究机体免疫系统组织结构、生理功能的一门学科,它与微生物学、遗传学、生物化学和分子生物学等学科相互渗透。现代免疫学主要由基础免疫学、临床免疫学和免疫技术三个内容构成,现已发展成为生命科学的前沿学科之一。

免疫的功能主要体现在以下三个方面。

1. 免疫防御(immunological defence)　指机体在正常情况下能对病原微生物、毒素等抗原性异物实施有效抵御和清除,即为抗感染免疫。若该功能过于强烈或持续时间过长,机体可发生超敏反应,导致组织损伤和功能异常;若该功能过低或缺失,则可引起持续性感染或免疫缺陷病的发生。

2. 免疫自稳(immune homeostasis)　指免疫系统内存在着极为复杂而有效的调节网络,可通过免疫机制不断清除机体内损伤、衰老、死亡的细胞或抗原抗体复合物,以实现自身内环境的相对稳定性和平衡性。若机体免疫自稳功能失调,可导致自身免疫性疾病的发生。

3. 免疫监视(immune surveillance)　指免疫系统能识别体内突变或畸变的细胞,并通过免疫应答对其清除。若机体免疫监视功能失调,可导致肿瘤发生或持久的病毒性感染。

免疫的三大功能表现见表Ⅲ-1。

表Ⅲ-1　免疫功能的生理和病理表现

免疫功能	功能正常(对机体有利)	功能异常(对机体有害)
免疫防御	清除病原微生物,抗感染	超敏反应或免疫缺陷病
免疫自稳	清除损伤、衰老、死亡的细胞	自身免疫性疾病
免疫监视	清除突变、肿瘤细胞	肿瘤或持续病毒性感染

　知识考点　免疫的概念及功能

第11章　非特异性免疫

> **学习目标**
>
> 1. 掌握非特异性免疫的组成。
> 2. 熟悉补体系统的组成、理化性质、激活方式和生物学作用。
> 3. 了解机体中发挥非特异性免疫的分子。

　知识考点　非特异性免疫的概念和特点

健康的机体可通过非特异性免疫和特异性免疫两种方式来保护自己防御病原微生物和有害物质的侵袭。两种机制在机体的抗感染过程中相辅相成,互为补充,协同执行机体的免疫功能。

非特异性免疫(non-specific immunity)又称先天性免疫或固有性免疫,是生物在长期的种系进化过程中形成的,个体出生时就具备,对机体的保护反应迅速但不持久,无特异性,无记忆性,作为机体抵御病原体入侵的第一道防线发挥广泛的免疫作用。

特异性免疫(specific immunity)又称获得性免疫或适应性免疫,是机体出生后与各种抗原性物质接触而被诱导或激活产生,对机体的保护反应较慢但持续时间长,有高度特异性,有记忆性,作为机体抵御病原体入侵的有效手段,在彻底清除病原体上起关键作用。

知识考点　非特异性免疫的组成

非特异性免疫主要由机体的屏障结构、非特异性免疫细胞和非特异性体液免疫分子构成。

第1节　机体的屏障结构

一、皮肤黏膜屏障

覆盖在人体体表的皮肤以及与外界相通腔道内的黏膜,构成的皮肤黏膜屏障将全身组织和器官封闭在内,主要在以下三个方面发挥作用。

(一)机械阻挡和清除作用

健康完整的皮肤和黏膜能机械地阻挡病原微生物的入侵。黏膜细胞分泌液的冲洗、呼吸道黏膜表面纤毛的定向摆动、肠蠕动等,均有助于阻挡和排除入侵黏膜表面的病原体。一旦皮肤破损,或黏膜功能障碍,则易造成感染。

(二)分泌抑菌或杀菌化学物质的屏障作用

皮肤和黏膜的腺体能够分泌多种杀菌物质,如汗腺分泌的乳酸、皮脂腺分泌的不饱和脂肪酸,存在于唾液、泪液和其他黏膜分泌液中的溶菌酶、抗菌肽等均具有不同程度的抑菌或杀菌作用。胃液中的胃酸可杀死大多数细菌,是消化道抗感染的重要天然屏障。

(三)正常菌群的拮抗作用

在皮肤和黏膜表面寄居的正常菌群通过占位、竞争营养和分泌代谢产物等方式对病原菌起到拮抗作用。例如,大肠埃希菌分泌的细菌素能抑制金黄色葡萄球菌、志贺菌、白假丝酵母菌等在肠道中的定居和繁殖;口腔中的某些细菌产生过氧化氢能杀死白喉棒状杆菌、脑膜炎奈瑟菌等。

二、血-脑屏障

血-脑屏障指血液-脑组织和血液-脑脊液之间的屏障,主要由软脑膜、脉络丛、脑血管和星状胶质细胞等组成。这些组织结构紧密,能阻挡血液中的病原微生物和大分子物质进入脑组织或脑脊髓,以保护中枢神经系统。婴幼儿因血-脑屏障尚未发育完善,因而易发生脑膜炎、流行性乙型脑炎等传染病。

三、胎盘屏障

胎盘屏障由母体子宫内膜、基脱膜、胎儿绒毛膜和部分羊膜组成。当母体受到病原体的感染后,胎盘屏障可阻挡病原体进入胎儿体内,保护胎儿免受感染。但在妊娠前3个月,胎盘屏障尚未发育完善,当母体感染风疹病毒等某些病原体时,病原体可通过胎盘侵犯胎儿,引起胎儿畸形、流产或死胎等。

第2节 非特异性免疫细胞

一、吞 噬 细 胞

当病原体突破机体屏障结构进入体内,全身各处的吞噬细胞(phagocyte)迅速做出反应,发挥其强大的抗感染功能。

(一)吞噬细胞的种类

吞噬细胞主要包括单核-巨噬细胞系统(mononuclear phagocyte system,MPS)和中性粒细胞(neutrophil)。

1. 单核-巨噬细胞 指外周血液中的单核细胞和组织中的巨噬细胞。单核细胞占外周血液中白细胞总数的 1%~3%,单核细胞在血液中停留数小时后便穿过毛细血管移行至全身各组织器官中,发育为巨噬细胞,根据其存在的组织器官赋予不同的名称,如骨组织中的破骨细胞、中枢神经系统的小胶质细胞等。单核-巨噬细胞总是位于可接触抗原的位置,具有极强的吞噬和杀伤能力。巨噬细胞不仅参与非特异性免疫,还参与特异性免疫。

2. 中性粒细胞 属于小吞噬细胞,数量占到外周血液中白细胞总数的70%,寿命短暂,但更新迅速。它们巡游于血液中,对许多趋化性介质十分敏感,一旦有病原体入侵便迅速反应,最先到达炎症部位,被称为炎症反应的"急先锋"。但中性粒细胞如果在2~3天内未被招募到炎症组织,即发生凋亡,被肝或脾巨噬细胞清除。

因此,无论病原体从何处而入,都会遭遇"边防哨兵"单核-巨噬细胞或"巡逻兵"中性粒细胞的捕捉和攻击。

 知识考点 吞噬细胞的种类

(二)吞噬细胞的吞噬过程

1. 募集与迁移 病原体入侵后,吞噬细胞与病原体的接触可以是偶然相遇,也可以是在趋化因子的作用下吞噬细胞迅速穿越毛细血管抵达炎症发生部位的定向移动。趋化因子主要是一些细菌成分及其代谢产物、炎症组织的分解产物、补体活化片段等。

2. 识别与吞入 吞噬细胞通过多种表面受体,识别并结合相应病原体。识别后吞噬细胞发生变形,伸出伪足将病原体包绕内化,在细胞内形成吞噬体。若病原体同时与抗体或补体结合,则更易于吞噬细胞的吞噬,称为调理作用。

3. 杀菌与消化 吞噬体与吞噬细胞内的溶酶体融合形成吞噬溶酶体。溶酶体中的多种杀菌物质通过氧依赖系统和非氧依赖系统将病原体杀灭、降解和清除(图11-1)。

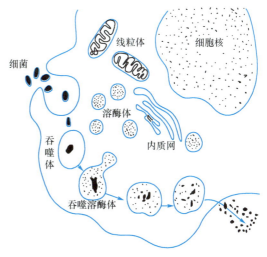

图11-1 吞噬细胞的吞噬过程示意图

(三) 吞噬结果

吞噬结果因吞入的病原体、机体免疫状态等的不同而不同。对于胞外菌的感染，吞噬细胞强大的吞噬杀伤作用可将其完全降解、消化并排出体外，此称为完全吞噬。而有些胞内寄生菌如结核杆菌、麻风杆菌等虽被吞噬细胞吞噬，但常不能被杀死，这些病原菌反而可在吞噬细胞体内存活、增殖，甚至随吞噬细胞的游走而到达机体的其他部位，并造成感染，此称为不完全吞噬（图11-2）。对于不完全吞噬需要特异性免疫的作用才能最终清除病原体。在吞噬的过程中，由于吞噬细胞释放大量的溶酶体，对自身的组织细胞也有一定的病理损伤作用。

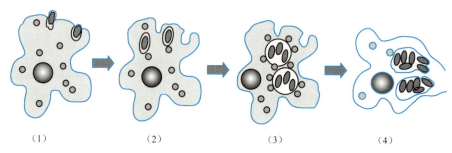

（1）　　　　（2）　　　　（3）　　　　（4）

图 11-2　不完全吞噬示意图

（1）吞噬；（2）形成吞噬体；（3）溶酶体被溶解，细菌增殖；（4）细胞被裂解，细菌释放

 知识考点　吞噬的结果

二、自然杀伤细胞

自然杀伤细胞（nature killer cell，NK 细胞）中含有大的细胞颗粒，该细胞的活化无需抗原致敏，可直接杀伤某些肿瘤细胞和病毒感染细胞，是执行免疫监视功能的重要效应细胞。自然杀伤细胞表面能表达多种膜受体、CD 分子和黏附分子，如杀伤细胞活化受体、杀伤细胞抑制受体、$CD3^-$、$CD16^+$、$CD56^+$、$CD94^+$等。活化的自然杀伤细胞主要通过释放穿孔素、颗粒酶选择性地杀伤感染细胞，还可通过 ADCC 效应杀伤溶解靶细胞、释放细胞因子参与免疫应答的调节等。

三、γδT 细胞

γδT 细胞主要分布于皮肤、呼吸道、消化道和泌尿生殖道等黏膜和上皮组织，在人体肠道黏膜细胞间占 10%~37%。γδT 细胞对抗原的识别无 MHC 限制性，激活后可杀伤胞内寄生菌、病毒感染的靶细胞和肿瘤细胞。此外，活化 γδT 细胞可通过分泌多种细胞因子发挥免疫调节作用和介导炎症反应。

四、B1 细胞

B1 细胞主要分布于胸腔、腹腔和肠壁固有层，细胞表面能表达 CD5 和 IgM。该细胞的抗原识别谱较窄，主要识别细菌的荚膜多糖和脂多糖。在抗原刺激下无需 Th 细胞辅助，迅速产生低亲和力的 IgM，不发生类别转换，无记忆性。B1 细胞在早期抗感染免疫和维持自身稳定中发挥积极作用。

其他非特异性免疫细胞如树突状细胞、肥大细胞等，也可以通过释放细胞因子或活性介质参与到非特异性免疫应答的调节中。

第3节 非特异性体液免疫分子

一、补　体

补体(complement,C)是存在于人和动物血清中的一组与免疫相关的具有酶活性的球蛋白,能辅助抗体介导溶菌溶细胞作用。补体不是单一成分,目前已知是由30多种血清蛋白、膜结合蛋白和补体受体组成的多分子系统,故又称补体系统。活化的补体系统具有多种生物学效应,如溶解细菌和细胞作用、调理吞噬作用、介导炎症反应、清除免疫复合物和引导免疫病理损伤反应等。

(一)补体系统的组成与理化性质

 知识考点　补体系统的组成及理化性质

补体系统的组成依据其生物学功能的不同,可分为补体固有成分、补体调节蛋白和补体受体三大类。补体固有成分指存在于体液参与补体激活过程的补体成分,按其发现的先后顺序分别命名为C1(C1q、C1r、C1s)、C2、C3……C9,以及D因子、P因子和B因子等。补体调节蛋白能调节补体激活过程的反应强度,如C1抑制物、促衰变因子等。补体受体分布在细胞膜上,能与相应补体活化片段结合,介导补体生物学效应,如CR1、CR5等。

补体活化后的裂解片段以该成分符号后加小写英文字母来表示,如C3a、C3b等,a代表小片段,b代表大片段。

补体主要由肝细胞、巨噬细胞、小肠上皮细胞和脾细胞等产生,化学成分均为糖蛋白,多数为β球蛋白,少数为α或γ球蛋白。补体在正常机体血清中的含量相对稳定,约占血浆球蛋白总量的10%,但其各组分的含量差异较大,其中C3含量最高,C4含量次之。分子质量最大的是C1q,最小的是C9。

> **知识链接**　**人体血清中C3和C4含量的临床意义**
>
> 编码人补体成分C3和C4的基因分别位于第19号染色体和第6号染色体上,C3在正常人体血清中含量一般为0.9~1.8g/L,C4含量为0.1~0.4g/L。若检测到C3或C4在血清中的含量值出现异常变动,则提示某种疾病发生的可能性。临床上,C3异常增高可见于急性炎症、急性肾炎和肝癌等;C4异常增高常见于急性肾炎、多发性骨髓瘤等。而在急性链球菌感染的肾小球肾炎、反复性感染和肝硬化等中可检测到C3的异常降低;在免疫复合物引起的肾炎、系统性红斑狼疮等中则可监测到异常降低的C4。

补体成分的性质极不稳定,通常56℃30分钟即被灭活。在0~10℃放置,其活性只能保持3~4天,故补体应保存在-20℃以下。此外,其他理化因素如紫外线照射、强酸强碱、机械震荡和乙醇等均可使之失活。

(二)补体系统的激活

在生理情况下,补体固有成分以无活性的前体酶原形式存在于体液中,只有在激活物质的作用下才能依次被活化而发挥生物学效应。补体激活主要有两条途径:经典激活途径和旁路途径。

 知识考点　经典激活途径

1. 经典激活途径　激活物质通常是抗原抗体复合物,参与的补体成分为C1~C9,激活过程可人为地分为以下三个阶段。

(1) 识别阶段:由C1识别抗原抗体复合物,活化形成C1酯酶的阶段。C1是由一个C1q分子、两个C1r和两个C1s分子借Ca^{2+}连接形成的大分子复合物,见图11-3。C1q识别抗原抗体复合物上的补体结合位点并与之结合,发生构象改变,进而活化C1r和C1s,形成具有酶活性的C1(即C1酯酶),其作用底物为C4和C2。

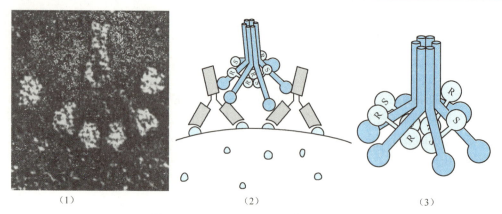

图 11-3 C1(C1q、C1r、C1s)结构模式图
(1) 电镜下 C1q 分子形态;(2) C1 识别免疫复合物模式图;(3) C1 分子模式图

(2) 活化阶段:C3 转化酶和 C5 转化酶形成阶段。在 Mg^{2+} 存在的情况下,C1 首先裂解 C4 为 C4a 和 C4b 两个片段,C4a 游离于液相,C4b 迅速与邻近的细胞或抗原抗体复合物结合,形成固相 C4b。C2 也是 C1 的作用底物,但在液相中不能被酶解,只有 C2 与固相 C4b 结合后才可被 C1 裂解为 C2a 和 C2b 两个片段。小分子的 C2a 释放于液相,C2b 与 C4b 形成 C4b2b 复合物,即 C3 转化酶,该酶可裂解 C3 为 C3a 和 C3b 两个片段。C3a 进入液相,C3b 与细胞膜上的 C4b2b 结合形成 C4b2b3b 复合物,即 C5 转化酶。

(3) 攻膜阶段:此阶段表现为形成攻膜复合体(membrane attack complex,MAC),导致靶细胞溶解。C5 在 C5 转化酶即 C4b2b3b 作用下裂解成 C5a 和 C5b 两个片段。C5a 游离于液相,C5b 与 C6、C7 形成 C5b67 三分子复合物,并结合到邻近的细胞膜表面。C8 分子对 C5b67 复合物中的 C7 有高度亲和性,遂形成 C5b678 复合物,并牢固地结合在细胞膜上,此时细胞膜开始出现轻微损伤。C5b678 能催化 C9 分子聚合,共同组成大分子攻膜复合体 C5b6789。MAC 可导致电解质从细胞内逸出,大量水分进入,细胞膨胀裂解,如图 11-4 所示。

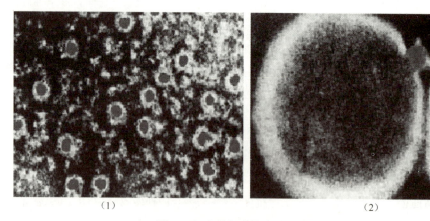

图 11-4 攻膜复合体造成细胞膜损伤
(1) 攻膜复合体正面;(2) 攻膜复合体侧面

2. 旁路激活途径 活物是某些细菌或真菌的表面结构,如脂多糖、肽聚糖、酵母多糖等,这些激活物为补体成分提供了接触的表面,参与旁路激活途径的补体成分有 B 因子、D 因子、P 因

子(备解素),直接激活 C3 分子,进而级联激活 C5~C9,完成活化过程。

在正常生理情况下,血清中的 C3 可受如丝氨酸、组氨酸等蛋白水解酶的作用,缓慢而持续地产生少量的 C3b 和 C3a 片段。通常这些 C3b 会被 I 因子(C3b 灭活因子)迅速灭活,当有激活物质如细菌或真菌表面结构存在时,C3b 可免受破坏,并在 Mg^{2+} 存在情况下,B 因子与 C3b 结合成 C3bB 复合体。该复合体在活化的 D 因子作用下,结合状态的 B 因子裂解成 Ba 和 Bb 两个片段,形成 C3bBb,即 C3 转化酶。由于 C3bBb 复合物的半衰期短,不稳定,易被灭活。血清中的 P 因子与其结合后可形成稳定的 C3 转化酶,即 C3bBbP,该酶能裂解 C3 产生大量的 C3b,C3b 与 C3bBbP 进一步形成多分子复合物 C3bnBbP,即 C5 转化酶,C5 转化酶裂解 C5 为 C5b 和 C5a 两个片段。随后以与经典激活途径同样的作用方式形成膜攻击复合物,最终使细胞溶解。

由此可见,经典激活途径和旁路激活途径分别在细菌或其他病原体侵入机体的不同时期发挥作用。病原体入侵机体后首先会激活旁路激活途径,各成分相继激活;待抗体产生之后经典途径才被激活,但最终均形成能够发挥效应的共同末端结构——攻膜复合物(图 11-5)。

 知识考点　补体经典激活途径和旁路激活途径的异同

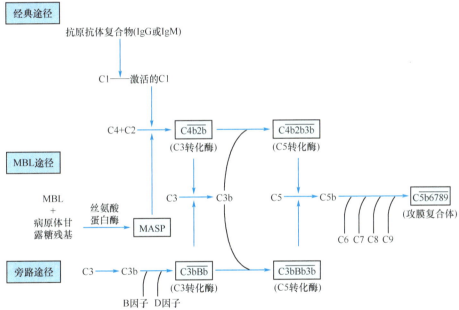

图 11-5　补体经典途径和旁路途径激活过程及共同末端效应示意图

3. 两条激活途径的比较　补体激活的经典途径和旁路途径的异同见表 11-1。

表 11-1　补体两条激活途径的比较

比较点	经典激活途径	旁路激活途径
激活物质	抗原抗体复合物(IgG、IgM)	细菌或真菌表面结构(细菌肽聚糖、脂多糖和酵母多糖等)
参与补体成分	C1、C4、C2、C3、C5~C9	C3、C5~C9、P 因子、B 因子、D 因子
所需离子	Ca^{2+}、Mg^{2+}	Mg^{2+}
C3 转化酶	C4b2b	C3bBbP
C5 转化酶	C4b2b3b	C3bnBbP
主要生物学作用	参与特异性免疫,感染后期发挥作用	参与非特异性免疫,感染早期发挥作用

4. 补体的其他激活途径　在感染早期,体内巨噬细胞和中性粒细胞可产生 TNF、IL-1 和 IL-6,从而导致机体发生急性期反应(acute phase response),诱导肝细胞合成并分泌急性期蛋白,其中参与补体激活的有甘露糖结合凝集素(MBL)和 C 反应蛋白。

MBL 是一种糖蛋白,在正常血清中含量极低,但在感染的急性期其含量会显著升高。MBL 可与丝氨酸蛋白酶原结合形成复合体,此复合体与细菌或其他病原体表面的甘露糖残基结合后发生结构改变,具有与活化的 C1q 同样的生物学活性,可水解 C4 和 C2 分子,继而形成与经典激活途径相同的 C3 转化酶,进一步激活后续成分发生相同的末端效应。

(三) 补体的生物学功能

补体具有多种生物学效应,可参与到机体的非特异性免疫和特异性免疫中。补体系统被激活后形成攻膜复合体可以介导溶细胞效应,同时激活过程中产生的多种裂解片段通过与细胞膜表面的相应受体结合可发挥多种生物学作用。

1. 溶解细菌和细胞作用　补体被激活后,在靶细胞表面形成攻膜复合体而产生溶解靶细胞作用,这是机体抵抗病原体感染的重要防御机制,若缺乏补体机体易受病原体的感染。研究表明,补体对革兰阴性菌的溶解作用较强,但对革兰阳性菌的溶解作用则较弱。其原因可能与革兰阳性菌细胞壁结构复杂或细胞壁缺乏 LPS 有关。在某些病理情况下,补体系统可引起机体自身细胞的溶解,导致组织损伤。如针对细胞表面自身抗原的抗体可以固定补体形成 MAC,引起自身细胞的溶解。

2. 调理和免疫黏附作用　补体裂解的片段如 C3b、C4b 等可与抗原抗体复合物或细菌等结合,促进吞噬细胞的吞噬作用,称为补体的调理作用。细菌或抗原抗体复合物激活补体之后,可通过补体裂解片段 C3b、C4b 等的介导黏附于红细胞、血小板或某些淋巴细胞上,形成较大的聚合物,该聚合物容易被体内游走或固定的吞噬细胞吞噬清除,是为补体的免疫黏附作用。

3. 中和与溶解病毒作用　研究表明,在病毒与相应抗体结合形成的复合物中加入补体,可显著增强机体对病毒的中和作用。其原因可能与补体能直接溶解有包膜的病毒,阻止病毒对易感细胞的吸附和穿入,或干扰病毒在细胞中增殖等有关。

4. 炎症介质作用

(1) 激肽样作用:C2a 具有激肽样作用,故称其为补体激肽。在遗传性血管神经性水肿的形成过程中,C2a 能使患者小血管扩张、通透性增强,引起炎症性充血,且其作用不能被抗组胺类药物抑制。

(2) 过敏毒素作用:补体裂解释放的 C3a、C4a、C5a 片段具有过敏毒素作用,可使表面具有相应受体的肥大细胞、嗜碱粒细胞等脱颗粒,释放组胺等生物活性介质,引起毛细血管扩张、通透性增加、平滑肌痉挛等,其过敏毒素作用可被抗组胺药物阻断。

(3) 趋化作用:C3a、C5a 有趋化作用,能吸引中性粒细胞和单核-巨噬细胞向炎症部位聚集,发挥吞噬作用,增强炎症反应(表 11-2)。

表 11-2　补体系统的生物学作用

补体成分或裂解片段	生物活性	作用机制
C5~C9(MAC)	溶菌溶细胞作用	MAC 嵌入细胞膜的磷脂双层结构中,使细胞膜穿孔、细胞内容物渗漏
C3b、C4b	调理作用	与细菌或细胞结合促使吞噬细胞的吞噬
C3b、C4b	免疫黏附作用	与抗原抗体复合物结合后,黏附于红细胞或血小板,使复合物易于吞噬
C1、C4	中和病毒作用	增强抗体的中和作用,或直接中和某些 RNA 肿瘤病毒

续表

补体成分或裂解片段	生物活性	作用机制
C2a	激肽样作用	增强血管通透性
C3a、C4a、C5a	过敏毒素作用	与肥大细胞或嗜碱粒细胞结合后释放组胺等生物活性介质,使毛细血管扩张
C3a、C5a	趋化作用	引导中性粒细胞和单核-巨噬细胞向炎症部位聚集

> **知识链接**　　　　　　　　　　**补体系统的遗传缺陷**
>
> 　　在补体系统的组成中,几乎每种成分都会发生遗传缺陷。大多数补体遗传缺陷属常染色体隐性遗传,少数为常染色体显性遗传,P因子缺陷则属X连锁隐性遗传。补体缺陷者常伴发免疫性疾病和反复的细菌感染,如C1、C2、C4缺陷者易发生系统性红斑狼疮;C3、H因子和I因子的缺陷增加了患者对化脓性细菌的易感性;C5、C6、C7、C8和P因子缺陷者则易发生严重的奈瑟菌感染;C1抑制物缺陷可引起遗传性血管神经性水肿的发生。
> 　　遗传性补体缺陷的群体发病率为万分之一,其中C2缺陷为最常见的补体缺陷。

二、溶菌酶

　　溶菌酶广泛分布于血液、唾液、泪液和其他分泌液中,是一种不耐热的碱性蛋白质,具有裂解革兰阳性菌细胞壁肽聚糖的作用。革兰阴性菌由于其肽聚糖外有外膜包绕,故对溶菌酶不敏感,但在补体与抗体存在的条件下可溶解某些革兰阴性菌。

三、防御素

　　防御素是一组富含精氨酸、耐受蛋白酶的小分子多肽,对细菌、真菌、原虫和有包膜病毒具有广谱的直接杀伤活性。人体内有 α-防御素和 β-防御素两种。

四、细胞因子

　　病原体感染机体后,可刺激机体的免疫细胞和非免疫细胞产生多种细胞因子,如肿瘤坏死因子(TNF)、白细胞介素(IL)、干扰素(IFN)等。这些细胞因子发挥各种非特异性免疫效应,包括致炎、致热、引发急性期反应、趋化炎症细胞、激活免疫细胞、抑制病毒复制和细胞毒作用等。

第4节　非特异性免疫的生物学意义

　　近年来,对非特异性免疫和特异性免疫发生机制的研究有了更深入的了解,两种免疫相互促进,相互调节,形成机体免疫的统一体。研究表明,参与非特异性免疫的细胞和分子在特异性免疫过程中同样能产生积极效应,对整个免疫应答的发生、发展和结局都有一定的影响力。

(一) 参与特异性免疫应答的启动

　　巨噬细胞在吞噬和杀伤病原体的同时,可降解抗原为抗原肽,且以抗原肽-MHC分子复合物的形式表达在细胞表面,启动特异性免疫应答。

（二）指导特异性免疫应答的类型

非特异性免疫细胞通过识别不同的抗原性异物表面结构，产生不同种类的细胞因子。这些细胞因子可指导特异性免疫细胞的分化方向，从而启动不同类型的特异性免疫应答。

（三）影响特异性免疫应答的强度

补体的裂解片段可增强 B 细胞的免疫应答强度，巨噬细胞表面分子的表达可降低 T 细胞活化的阈值等。

（四）维持 B 细胞的免疫记忆性

树突状细胞、补体或补体受体能够长时间保留抗原信息，持续刺激 B 细胞，诱导和维持 B 细胞的免疫记忆性。

（五）非特异性免疫应答协助特异性免疫应答发挥免疫效应

非特异性免疫细胞和免疫分子通过调理作用、ADCC 效应等机制参与抗体的产生和清除抗原的过程。

小 结

（1）免疫是机体识别和排除抗原性异物，以维持自身内环境稳定与平衡的一种生理功能，该功能主要表现为免疫防御、免疫稳定和免疫监视。免疫功能正常对机体有利，免疫功能异常对机体有害。

（2）机体发挥免疫功能主要有两种机制：非特异性免疫和特异性免疫。非特异性免疫是生物在长期的种系进化过程中形成的，是与生俱来的，对机体的保护反应迅速但不持久，无特异性，无记忆性，作为机体抵御病原体入侵的第一道防线在感染早期发挥作用。

（3）非特异性免疫主要由机体的屏障结构、非特异性免疫细胞和非特异性体液免疫分子构成。屏障结构包括皮肤黏膜屏障、血-脑屏障和胎盘屏障，非特异性免疫细胞包括吞噬细胞、自然杀伤细胞、γδT 细胞和 B1 细胞等，非特异性体液免疫分子包括补体、溶菌酶等，皮肤黏膜屏障、吞噬细胞、补体等在非特异性免疫中作用突出。补体是人和动物血清中存在的具有酶活性的蛋白分子，通过经典途径和旁路途径激活发挥溶菌、溶细胞等非特异性免疫作用。

目标检测

一、名词解释

免疫　免疫防御　免疫稳定　免疫监视　非特异性免疫　完全吞噬　不完全吞噬　补体　攻膜复合体

二、填空题

1. 免疫的功能表现为_____、_____和_____。
2. 机体非特异性免疫的组成包括_____、_____和_____。
3. 机体的屏障结构主要有_____、_____和_____。
4. 吞噬细胞主要包括_____和_____。
5. 吞噬结果有两种，一种为_____，另一种为_____。
6. 补体激活的主要途径有_____和_____。
7. 补体经典激活途径的激活物为_____，激活过程分为_____、_____和_____三个阶段。其中 C3 转化酶为_____，C5 转化酶为_____，膜攻击复合体为_____。
8. 补体活化后的生物学活性有_____、_____、_____和_____等。
9. 补体早期抗感染作用以_____途径为主，而晚期则以_____途径为主。
10. 补体系统由_____、_____和_____三部分组成，补体成分对热不稳定，通常加热_____℃_____分钟即被灭活。

三、选择题

1. 免疫的概念是（　　）
   A. 机体抗感染的防御功能
   B. 机体清除损伤和衰老细胞的功能
   C. 机体排除抗原性异物的功能
   D. 机体识别和排除抗原性物质的功能
   E. 机体识别、杀灭与清除自身突变细胞的功能
2. 免疫对机体来说（　　）
   A. 总是有害　　　　B. 总是有利
   C. 总是有害无利　　D. 总是有利无害
   E. 正常条件下有利，异常条件下有害
3. 免疫监视功能低下的机体易发生（　　）
   A. 超敏反应　　　　B. 肿瘤
   C. 移植物排斥反应　D. 自身免疫病
   E. 免疫耐受
4. 机体免疫系统识别和清除突变细胞的作用称为（　　）
   A. 免疫调节　　　　B. 免疫防御
   C. 免疫耐受　　　　D. 免疫自稳
   E. 免疫监视
5. 下列哪项不属于机体非特异免疫范畴（　　）
   A. 皮肤与黏膜　　　B. 正常菌群拮抗作用
   C. 补体　　　　　　D. 抗体
   E. 溶菌酶
6. 两条补体激活途径的共同点是（　　）
   A. 参与的补体成分相同
   B. 所需离子相同
   C. C3 转化酶的组成相同
   D. 激活物质相同
   E. 攻膜复合体的形成及其溶解细胞效应相同
7. 既参与补体经典激活途径又参与补体旁路激活途径的补体成分为（　　）
   A. C3　　　　　　　B. C2
   C. C4　　　　　　　D. C1q
   E. C1r
8. 补体经典激活途径的活化顺序是（　　）
   A. C123456789　　B. C142356789
   C. C124356789　　D. C132456789
   E. C143256789
9. 补体主要存在于（　　）
   A. 血清　　　　　　B. 细胞表面
   C. 组织液　　　　　D. 淋巴液
   E. 唾液
10. 能激活补体经典途径的物质为（　　）
    A. IgG　　　　　　B. IgM
    C. Ag　　　　　　 D. IC（免疫复合物）
    E. 细菌脂多糖

四、简答题

1. 简述非特异性免疫的组成因素和特点。
2. 比较补体激活的经典途径和旁路途径的异同。

第 12 章　特异性免疫

> **学习目标**
>
> 1. 掌握抗原的定义及基本特性、抗原决定簇与抗原特异性的定义及相互关系,掌握医学上重要的抗原。
> 2. 掌握免疫球蛋白的基本结构和生物学功能,了解五类免疫球蛋白的特性,了解多克隆抗体和单克隆抗体的制备。
> 3. 掌握免疫应答的概念、类型和免疫应答过程,比较初次应答和再次应答的特点。
> 4. 了解细胞因子的种类和生物学作用。
> 5. 了解免疫系统的组成,掌握各种免疫器官及其功能;掌握 T 细胞、B 细胞主要表面标志,掌握 T 细胞、B 细胞、NK 细胞、单核-巨噬细胞的功能。

特异性免疫(specific immunity)又称后天获得性免疫,是个体在生活过程中接触了相应抗原而获得的免疫力,或者被动获得抗体而得到的免疫力。其特点有:①个体出生后受抗原物质刺激产生;②作用具有特异性,如机体病原体刺激后产生的免疫力只对该病原体有作用,对其他病原体无作用;③不能遗传给后代。

本章内容将介绍引起特异性免疫应答的启动因素——抗原;免疫应答的物质基础——免疫系统,包括免疫器官、免疫细胞和免疫分子等;特异性免疫应答过程,包括体液免疫和细胞免疫。

 知识考点　特异性免疫的概念

第 1 节　抗　原

一、抗原的概念

抗原(antigen,Ag)是一类能刺激机体的免疫系统启动特异性免疫应答,并能与相应的免疫应答产物(抗体和效应淋巴细胞)在体内或体外特异性结合发生免疫反应的物质。

抗原具有两种性能:①免疫原性,即能刺激机体的免疫系统产生抗体和效应淋巴细胞的性能;②免疫反应性,即能与相应的抗体和效应淋巴细胞特异性结合的性能。具有这两种性能的物质称为完全抗原,大多数蛋白质类抗原属完全抗原。只有免疫反应性而没有免疫原性的物质称为半抗原或不完全抗原,一般是简单的有机小分子化合物,如多糖、类脂、某些药物等。但当半抗原与蛋白质载体结合后可获得免疫原性成为完全抗原。

 知识考点　抗原的定义及性能

二、抗原的基本特性

(一)异物性

免疫系统具有识别"自己"与"非己"的能力。在正常情况下,自身的物质或细胞通常不能刺激自身的免疫系统发生免疫应答。异物性是抗原物质的本质和首要条件,异物性体现在以下方面。

1. 化学结构与自身正常成分不同的物质　生物之间的亲缘关系或种属关系越远,组织结构差异越大，其免疫原性就越强。①异种生物之间，如马血清对驴是弱抗原，对羊则是强抗原；灵长类（猴或猩猩）组织成分对人是弱抗原，而病原微生物对人则为强抗原。②同种异体（型）之间，如由于遗传基因不同的同种异体移植物引起的排斥反应。③自身组织成分因外伤、感染、药物或电离辐射等作用下发生改变，也可被机体视为异物引起免疫应答。

2. 胚胎期未与免疫细胞接触过的物质 如自身精子、脑组织、眼晶状体蛋白等。这些自身隐蔽组织在正常情况下与血流和免疫系统在解剖位置上处于相对隔绝状态，如因外伤逸出，与免疫细胞接触后，也被视为异物，引起免疫应答。

> **知识链接** 　　胚胎期嵌合体及在胚胎期人工诱导的免疫耐受
>
> Owen 于 1945 年观察到异卵双生的小牛胚胎血管互相融合，出生后将一头小牛的皮肤移植给其孪生小牛，不发生排斥反应。在 Owen 的基础上，Medawar 等将 CBA 品系胚胎期小鼠的骨髓输给胚胎期 A 品系的小鼠，A 系小鼠出生 8 周后，移植 CBA 系小鼠的皮肤，移植的皮肤能长期存活，不发生排斥反应。

（二）一定的理化性状

1. 大分子物质 抗原的相对分子质量一般在 10 000 以上，且分子质量越大，免疫原性越强。分子质量大的物质，含的化学基团（抗原决定簇）多，化学结构相对稳定，降解及排除较慢，可持续刺激机体免疫系统。

2. 化学组成与结构 抗原物质须有较复杂的分子结构。例如，明胶相对分子质量高达 100 000，因其仅由直链氨基酸组成，缺乏苯环氨基酸，稳定性差，故免疫原性很弱，若在明胶分子中连接 2% 酪氨酸后，免疫原性明显增强。此外，大分子上活性基团的位置与间距若易被相应的淋巴细胞识别，具有易接近性，则免疫原性增强［图 12-1（1）、（3）］；反之，则免疫原性减弱［图 12-1（2）］。

多数蛋白质为良好的抗原，复杂的多肽、多糖也具一定的免疫原性，核酸分子一般无免疫原性，若与蛋白质结合成为核蛋白则具有免疫原性。

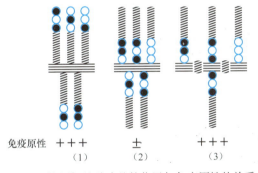

图 12-1　抗原氨基酸残基的位置与免疫原性的关系
☰：多聚赖氨酸；≋：多聚丙氨酸；●：酪氨酸；○：谷氨酸

（三）特异性

抗原特异性即专一性，是免疫应答中最重要的特点，也是免疫学诊断和免疫学防治的理论依据。抗原的特异性既表现在免疫原性上，也表现在免疫反应性上。例如，伤寒杆菌刺激机体仅能诱导产生抗伤寒杆菌的抗体，且这种抗体仅与伤寒杆菌结合出现凝集反应，而不与痢疾杆菌结合；接种麻疹疫苗仅能预防麻疹，而不能预防腮腺炎。抗原特异性的物质基础是抗原分子的抗原决定簇。

1. 抗原决定簇的概念 是指抗原分子中决定抗原特异性的特殊化学基团，又称表位。它是与淋巴细胞的抗原受体（TCR/BCR）及抗体特异性结合的基本单位，通常由 5~15 个氨基酸残基或 5~7 个多糖残基或核苷酸组成。

2. 抗原决定簇的影响因素 抗原决定簇的性质、数目、位置、空间构型等因素均可影响抗原特异性。例如，用人工结合的半抗原加载体（完全抗原）免疫动物，半抗原分别为对氨苯甲酸、对氨苯磺酸和对氨苯砷酸，三种分子间仅存在一个有机酸基团的差异，但可诱导机体产生不同的抗体（表 12-1）。

表 12-1　化学基团的性质决定抗原的特异性

相应抗体	半抗原		
	对氨苯甲酸 NH$_2$—C$_6$H$_4$—COOH	对氨苯磺酸 NH$_2$—C$_6$H$_4$—SO$_3$H	对氨苯砷酸 NH$_2$—C$_6$H$_4$—AsO$_3$H$_2$
抗对氨苯甲酸抗体	+	−	−
抗对氨苯磺酸抗体	−	+	−
抗对氨苯砷酸抗体	−	−	+

3. 共同抗原与交叉反应　天然抗原通常带有多种抗原表位，不同抗原物质可具有相同或相似的抗原表位，称为共同抗原表位，又称共同抗原。一种抗原诱导机体产生的抗体或致敏淋巴细胞，能与具有共同抗原表位的其他抗原发生结合反应，称为交叉反应(图 12-2)。

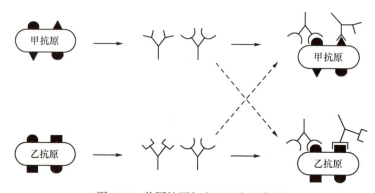

图 12-2　共同抗原与交叉反应示意图

亲缘关系很近的生物之间的共同抗原称为类属抗原，如伤寒沙门菌与甲型、乙型副伤寒沙门菌之间存在相同的菌体(O)抗原，抗伤寒沙门菌的抗体能与甲型、乙型副伤寒沙门菌发生交叉凝集反应。不同种属生物之间的共同抗原称为异嗜性抗原。例如，溶血性链球菌的表面成分与人肾小球基底膜及心肌组织具有共同抗原，故在链球菌感染后，其刺激机体产生的抗体可与具有共同抗原的心、肾组织发生交叉反应，导致肾小球肾炎或心肌炎。有些异嗜性抗原可用于协助疾病的诊断。例如，某些立克次体与变形杆菌之间有异嗜性抗原，临床上可用变形杆菌 OX$_{19}$ 和 OX$_2$ 菌株代替立克次体作为抗原，进行斑疹伤寒的辅助诊断(外斐反应)。

　知识考点　交叉反应的概念

三、抗原的分类

1. 根据抗原的性能　分为完全抗原和半抗原。
2. 根据抗原与机体的亲缘关系分类　分为异种抗原、同种异型抗原和自身抗原。
3. 根据抗原的来源分类　分为天然抗原、人工抗原(经化学或其他方法变性的天然抗原)和合成抗原(化学合成的多肽分子)。
4. 根据诱导抗体产生是否需要 T 细胞辅助分类　①胸腺依赖性抗原(thymus dependent antigen, TD-Ag)，这类抗原需要 T 细胞的辅助，才能刺激 B 细胞产生抗体，天然抗原大多为 TD-Ag，如病原微生物、血细胞、血清蛋白等。TD-Ag 刺激机体产生的抗体以 IgG 为主,也有 IgM 和其他类型抗体,同时还可引起细胞免疫应答,并有免疫记忆。②非胸腺依赖性抗原(thymus independent antigen,TI-Ag),此类抗原不需要 T 细胞的辅助,能直接刺激 B 细胞产生抗体,如细菌脂多糖、荚膜多糖、聚合鞭毛素等少数抗原。TI-Ag 刺激产生的抗体主要为 IgM,不引起细胞免疫应答,也无免疫记忆。

四、医学上的重要抗原

(一) 病原微生物及其代谢产物

病原微生物对机体均有较强的免疫原性,并且病原微生物是一个含有多种抗原决定簇的复合体。以细菌为例,它有表面(K)抗原、鞭毛(H)抗原、菌体(O)抗原等,这些抗原可作为微生物鉴定和分型的依据。

病原微生物的一些代谢产物也是典型的抗原,如细菌外毒素化学成分是蛋白质,具有很强的抗原性,能刺激机体产生抗体(即抗毒素)。外毒素经 0.3%~0.4% 甲醛处理后,失去毒性但仍保持免疫原性,称为类毒素。类毒素可作为人工自动免疫制剂,在预防相应疾病中起重要作用。

(二) 动物免疫血清

用类毒素免疫动物(如马)后,动物血清中可含大量的相应抗毒素,即动物免疫血清,如临床上使用的破伤风抗毒素。其具有两重性,既是特异性抗体,有中和毒素的作用,又是异种抗原,可刺激机体产生抗马血清抗体,反复使用可导致超敏反应的发生(图 12-3)。

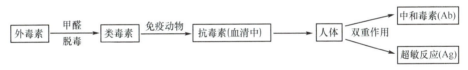

图 12-3 动物免疫血清作用示意图

(三) 同种异型抗原

同种异型抗原常见的有血型(红细胞)抗原和主要组织相容性抗原(人类为 HLA)。

1. 血型抗原 人类血型抗原有 40 余种抗原系统,主要有 ABO 系统和 Rh 系统。

(1) ABO 血型系统:根据人类红细胞表面 A、B 抗原的不同,可将血型分为 A 型、B 型、AB 型和 O 型。ABO 血型不符的血液在体外混合可出现凝集现象,输入体内可引起溶血反应。临床输血前均要进行交叉配血,以防止错误输血引起严重的输血反应。

(2) Rh 血型系统:Landsteiner 和 Wiener 发现用恒河猴红细胞免疫家兔后获得的免疫血清可与多数人的红细胞发生凝集,这表明在人的红细胞上具有与恒河猴红细胞表面相同的抗原,称为 Rh 抗原。有 Rh 抗原的为 Rh 阳性(Rh^+),缺乏的为 Rh 阴性(Rh^-)。中国人中约 99% 为 Rh^+,所以 Rh^- 患者需要用血时血源较紧张。Rh^- 母亲妊娠而胎儿为 Rh^+,导致体内产生抗 Rh 抗体,如果再次妊娠 Rh^+ 胎儿时,母亲抗 Rh 抗体(IgG)可进入胎儿体内,引起新生儿溶血症。

2. 主要组织相容性抗原 同种异体之间由于遗传基因不同,组织和细胞表面的抗原性不完全相同,在进行器官移植时,会出现移植排斥反应,这种代表个体特异性的抗原称为移植抗原或组织相容性抗原。这是一个复杂的抗原系统,其中能引起强烈而迅速排斥反应的称为主要组织相容性抗原,因首先在白细胞上发现且含量最高,故又称人类白细胞抗原(human leukocyte antigen,HLA)。

编码主要组织相容性抗原的基因群:称为主要组织相容性复合体(major histocompatibility complex,MHC),人类 MHC 又称为 HLA 复合体,最初发现于人的白细胞,但实际上它分布于所有有核细胞的表面。

人类的白细胞抗原是诱导移植排斥反应的主要抗原,具有高度多态性,除单卵双生者外,不同个体内的 HLA 均有差异。因此,同种异体器官移植物存活率由高到低的顺序依次是:同卵双胞胎>同胞>亲属>无亲缘关系者。

(四) 肿瘤抗原

肿瘤抗原是指细胞在癌变过程中出现的新抗原及过度表达的抗原物质的总称,可分为以下几类。

1. 肿瘤特异性抗原 指仅存在于肿瘤细胞表面,为某一肿瘤细胞所特有的抗原。近年来应用单克隆抗体已在人类黑色素瘤、结肠癌、乳腺癌等肿瘤细胞表面检测出此类抗原。

2. 肿瘤相关抗原 非肿瘤细胞特有,正常细胞上也可微量表达,但在细胞癌变时其含量明显增加,故称肿瘤相关抗原。检测此抗原对某些肿瘤的诊断、预后判断及治疗有一定的价值。例如,甲胎蛋白(alpha fetoprotein,AFP),原为胎儿血清中的正常成分,出生后直至成年在血清中含量极少,但患原发性肝癌时,血清中 AFP 含量显著增高。

3. 病毒诱发的肿瘤抗原 人类某些肿瘤与病毒感染密切相关。例如,B 细胞淋巴瘤和鼻咽癌与 EB 病毒感染有关;子宫颈癌与人类乳头瘤病毒有关;原发性肝癌与乙型肝炎病毒有关。在这些肿瘤细胞中可检出相应的病毒基因和抗原,在患者血清中能检测到相关病毒的抗体。

 知识考点　医学上重要的抗原

五、超 抗 原

超抗原是一类特殊的抗原性物质,在极低浓度(1~10ng/ml)下可激活大量 T 细胞克隆(T 细胞库中 2%~20% T 细胞),并产生极强的免疫应答。

超抗原多为一些微生物及其代谢产物,如金黄色葡萄球菌肠毒素、表皮剥脱毒素、毒性休克综合征毒素 1、链球菌致热外毒素、某些病毒蛋白等。

超抗原可以激活多克隆 T 细胞,释放大量的细胞因子,引起多种生理和病理效应。因此,超抗原与许多毒素性疾病的发病机制、机体的抗肿瘤免疫及自身免疫病发生均有密切关系。

六、免 疫 佐 剂

免疫佐剂是指预先或与抗原一起注入机体内,可增强机体对该抗原的免疫应答能力或改变免疫应答类型的物质,简称佐剂。

弗氏佐剂是目前动物实验中最常用的佐剂,分为弗氏不完全佐剂和弗氏完全佐剂。弗氏不完全佐剂是由液状石蜡(或植物油)、乳化剂(如羊毛脂或吐温-80)与水溶性抗原混匀形成的油包水乳剂。在弗氏不完全佐剂中加入死的分枝杆菌(如卡介苗),就成为弗氏完全佐剂。

第 2 节　免疫球蛋白

抗体(antibody,Ab)是 B 细胞受抗原刺激后活化、增殖分化为浆细胞产生的,能与相应抗原特异性结合的球蛋白。抗体主要存在于血清等体液中。因此,将 B 细胞介导的以抗体为主要效应分子的免疫应答称为体液免疫。

免疫球蛋白（immunoglobulin，Ig）是指具有抗体活性或化学结构与抗体相似的球蛋白。抗体是生物学功能的概念，而免疫球蛋白是化学结构的概念。抗体都是免疫球蛋白，免疫球蛋白并不都是抗体，如骨髓瘤细胞产生的免疫球蛋白无抗体活性。存在于体液中的免疫球蛋白称为分泌型 Ig（secreted Ig，sIg），存在于 B 细胞膜上的免疫球蛋白为抗原受体，又称膜型 Ig（membrane，mIg）。人类的免疫球蛋白有五类，分别为 IgG、IgM、IgA、IgD 和 IgE。

 知识考点　抗体、免疫球蛋白的概念

知识链接　　　　　　　谁最早发现并使用了抗体

早在 1890 年，德国学者贝林（von Behring）和日本学者卡萨特（Kitassato）在科赫（Koch）研究所应用白喉外毒素给动物——豚鼠进行免疫，发现在动物血清中有一种能中和外毒素的物质，他们称之为抗毒素。再将这种抗毒素转移给另一个正常动物，可使该动物免受白喉毒素的侵害。Behring 于 1891 年应用来自动物的含抗毒素的免疫血清，成功地治愈了一例白喉患儿，这是第一个被免疫治愈的病例，为此他于 1902 年获得了诺贝尔生理学或医学奖。这种抗毒素就是最早被发现和使用的抗体。

一、免疫球蛋白的结构

（一）基本结构

1. 重链与轻链　Ig 分子的基本结构是由四条多肽链构成的单体，即由两条相同的重链（heavy chain，H 链）和两条相同的轻链（light chain，L 链）组成，链间经二硫键连接，呈"Y"字形（图 12-4）。

2. 可变区与恒定区　重链由 450～550 个氨基酸组成，轻链由 214 个氨基酸组成。肽链的氨基端称 N 端，羧基端称 C 端。每条肽链分为：①可变区（variable region，V 区），即 N 端重链的 1/4 和轻链 1/2，重链和轻链的可变区用 V_H 和 V_L 表示。V 区氨基酸序列的变化很大，V_H 和 V_L 中，各有三个区域的氨基酸组成和排列顺序高度变化，称为高变区或互补决定区（complementarity determining region，CDR），共同组成 Ig 的抗原结合部位，决定着抗体的特异性，并识别及结合抗原（图 12-5）。②恒定区（constant region，C 区），指 C 端重链的 3/4 和轻链的 1/2，C 区氨基酸的组成和排列比较恒定。重链和轻链的恒定区用 C_H 和 C_L 表示。

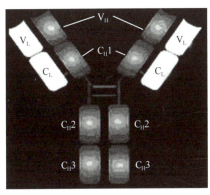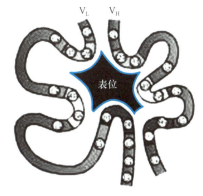

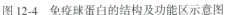　图 12-5　抗体的互补决定区与抗原表位结合示意图

（二）其他结构

1. 连接链（joining chain，J 链）　是由浆细胞合成的多肽链，主要功能是将单体 IgA 和 IgM 连接为二聚体 IgA 和五聚体 IgM（图 12-6）。IgG、IgD 和 IgE 为单体，不含 J 链。

2. 分泌片(secretory piece,SP) 是由黏膜上皮细胞合成和分泌的多肽,结合于 IgA 二聚体上,使其成为分泌型 IgA(sIgA),并一起分泌到黏膜表面。分泌片的作用是介导二聚体 IgA 从黏膜下到黏膜表面的转运,同时保护 sIgA 免受蛋白水解酶的降解。

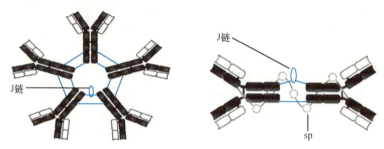

图 12-6　IgM 和分泌型 IgA 结构示意图

二、免疫球蛋白的功能区及水解片段

(一) 功能区

每条肽链被链内二硫键连接折叠形成几个球形结构,每个结构代表一个功能区。IgA、IgG 和 IgD 的重链有四个功能区,即 V_H、CH_1、CH_2、CH_3;IgM 和 IgE 的重链有五个功能区,即多一个 CH_4;轻链有 V_L 和 C_L 两个功能区。各功能区的功能为:①V_H 和 V_L 是抗原抗体特异性结合的部位;②CH_1 和 C_L 具有部分同种异型的遗传标志;③IgG 的 CH_2 和 IgM 的 CH_3 是补体(C1q)的结合部位,参与补体激活。母体的 IgG 借助 CH_2,可主动通过胎盘;④IgG 的 CH_3 可与吞噬细胞、B 细胞、NK 细胞表面的 IgG 的 Fc 受体结合;IgE 的 CH_2 和 CH_3 可与肥大细胞和嗜碱粒细胞表面的 IgE 的 Fc 受体结合,与 I 型超敏反应的发生有关。

(二) 铰链区

介于 CH_1 和 CH_2 之间的区域称为铰链区,含有较多的脯氨酸,富有弹性及伸展性,能改变 Ig 的"Y"字形两臂之间的距离,有利于抗体同时结合两个不同部位的抗原表位,也利于暴露 Ig 分子上的补体结合点而激活补体。铰链区对木瓜蛋白酶和胃蛋白酶敏感。

 知识考点　免疫球蛋白的概念及基本结构

(三) Ig 的水解片段

用木瓜蛋白酶水解 IgG,可在其重链铰链区二硫键近 N 端侧切断,使其裂解为两个相同的 Fab 段和 1 个 Fc 段(图 12-7)。Fab 段即抗原结合片段(fragment antigen binding,Fab),它含有一条完整的轻链和重链 N 端的 1/2 部分。1 个 Fab 段结合 1 个抗原表位,为单价;Fc 段即可结晶片段(fragment crystallizable,Fc),含有 CH_2 和 CH_3 功能区,故仍具有活化补体及与细胞 Fc 受体结合的能力。用胃蛋白酶水解 IgG,可在其重链铰链区二硫键近 C 端侧切断,可获得 1 个 F(ab')$_2$ 片段和一些小片段 pFc'。pFc' 最终被降解,无生物学作用。F(ab')2 能结合 2 个抗原表位,为双价。

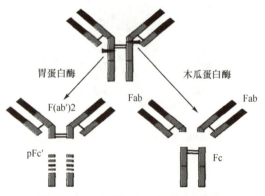

图 12-7　免疫球蛋白水解片段示意图

对 Ig 酶解片段的研究,不仅对阐明 Ig 分子结构和功能有重要意义,对制备免疫制剂和医疗实践也有实际意义。例如,马血清抗毒素经胃蛋白酶处理后,除去 Fc 段制成的精制品,可减少超敏反应的发生。

 知识考点 免疫球蛋白的水解片段

三、免疫球蛋白的生物学功能

免疫球蛋白的生物学功能是以其分子结构的功能区为基础,与抗原特异性结合由可变区完成,与抗原结合后激发的效应功能由恒定区完成。

1. 特异性结合抗原 是 Ig 最主要的功能,是由 IgV 区与相应抗原表位在构型上相吻合,形成互补发生结合。抗原抗体结合后,引起 Ig 变构,从而产生其他的生物学活性。其中直接作用表现为中和病毒、中和外毒素作用。

2. 激活补体 抗体 IgG、IgM 与相应抗原结合后构象发生改变,使其 CH_2/CH_3 功能区补体结合点暴露,C1q 与之结合,从而通过经典途径激活补体系统,产生杀伤或溶解靶细胞等多种生物学效应。此外,IgA、IgE 的凝聚物能激活补体旁路途径。

3. 与细胞表面 Fc 受体结合 Ig 可通过其 Fc 段与具有相应 Fc 受体的细胞结合,从而产生多种生物学效应。①调理作用,当 IgG 与细菌等颗粒性抗原结合后,可通过其 Fc 段与巨噬细胞或中性粒细胞表面的相应 Fc 受体结合,促进吞噬细胞对细菌等颗粒性抗原的吞噬作用;②发挥抗体依赖细胞介导的细胞毒作用(antibody dependent cell mediated cytotoxicity,ADCC),当 IgG 与带有相应抗原的靶细胞结合后,其 Fc 段可与 NK 细胞、巨噬细胞表面相应的 Fc 受体结合,促使细胞释放穿孔素和颗粒酶,导致靶细胞溶解破坏;③介导Ⅰ型变态反应,IgE 有亲细胞性,与肥大细胞或嗜碱粒细胞的 Fc 受体结合,当相同抗原再次进入机体后,可导致Ⅰ型变态反应的发生。

4. 通过胎盘和黏膜 母体的 IgG 可通过胎盘进入胎儿血液,形成婴儿的自然被动免疫。sIgA 可经黏膜上皮进入消化道及呼吸道,发挥局部免疫作用。

四、免疫球蛋白的分布及特性

(一) IgG

IgG 是血清和细胞外液中的主要抗体,占血清 Ig 总量的 70%~80%,其半衰期在五类 Ig 中最长为 20~23 天。其主要以单体形式存在,有 IgG1~IgG 4 四个亚类。由于它含量高、分布广、维持时间长,因此是机体重要的抗菌、抗病毒及抗毒素抗体,亦可通过经典途径激活补体。IgG 是唯一能通过胎盘的抗体,对新生儿抗感染具有重要意义。通常婴儿出生后 3 个月合成 IgG,3~5 岁达到成人水平,40 岁以后逐渐下降。此外,IgG 可参与Ⅱ、Ⅲ型变态反应。

(二) IgM

IgM 有单体和五聚体。五聚体 IgM 是分子质量最大的 Ig,称为巨球蛋白,不能通过血管壁,主要存在于血清中,占血清 Ig 总量的 10% 左右。其产生最早,半衰期较短(约为 5 天),在感染早期发挥作用。血清中检出特异性 IgM,提示有近期感染,可用于感染的早期诊断。IgM 是个体发育中最早合成的抗体,在胚胎晚期即可产生 IgM,故脐带血中 IgM 的升高提示胎儿有宫内感染。IgM 结合抗原和激活补体的能力比 IgG 强,故在促进溶菌、杀菌及凝集方面作用比 IgG 大。天然血型抗体、类风湿因子均为 IgM,IgM 也参与Ⅱ、Ⅲ型超敏反应。单体 IgM 以膜型(mIgM)表达于 B 细胞表面,是B 细胞抗原受体(BCR)的主要组成成分,只表达 mIgM 的 B 细胞是未成熟的 B 细胞。

（三）IgA

IgA 分为血清型 IgA 和分泌型 IgA（sIgA）。血清型 IgA 为单体，主要存在于血清中，占血清 Ig 总量的 15% 左右。sIgA 为双体，主要存在于乳汁、唾液、泪液以及呼吸道、消化道、泌尿生殖道的黏膜表面，sIgA 通过与病原体特异性结合，阻止病原体黏附于黏膜上皮细胞表面，在局部抗感染免疫中发挥重要作用。婴儿可从母乳中获得 sIgA，是一种重要的自然被动免疫。新生儿易患呼吸道、消化道感染可能与 sIgA 合成不足有关。

（四）IgD

IgD 为单体，血清中含量低，仅占血清 Ig 总量的 1%。血清 IgD 的功能尚不清楚。膜型 IgD（mIgD）是 B 细胞抗原受体（BCR）的重要组成成分，为 B 细胞分化发育成熟的标志，成熟 B 细胞同时表达 mIgM 和 mIgD。成熟 B 细胞活化或变成记忆 B 细胞时，表面的 mIgD 逐渐消失。

（五）IgE

IgE 为单体，在血清中含量极低，仅占血清 Ig 总量的 0.002%。IgE 可通过其 Fc 段与嗜碱粒细胞和肥大细胞膜上的 Fc 受体结合，引起 I 型超敏反应，故称亲细胞抗体。此外，IgE 可能与机体抗寄生虫免疫有关。

五、人工制备抗体的类型

（一）多克隆抗体

通常天然抗原具有多种抗原决定簇，免疫动物后可刺激具有相应抗原受体的 B 细胞发生免疫应答，产生多种相应抗体，这种含有针对多种抗原决定簇的混合抗体即为多克隆抗体（pdyclonal antibody，PcAb）。获得多克隆抗体的途径主要有动物免疫血清、恢复期患者血清及免疫接种人群的血清。多克隆抗体的优点是作用全面、来源广泛、制备容易；其缺点是特异性不高，常发生交叉反应，使其应用受到限制。

（二）单克隆抗体

单克隆抗体（monoclonal antibody，McAb）是由 B 淋巴杂交瘤细胞产生的识别抗原分子上一种抗原决定簇的抗体。此种抗体是由一个 B 细胞克隆产生的，因此称为单克隆抗体。1975 年 Kohler 和 Milstein 首创了杂交瘤细胞技术和单克隆抗体技术，将能在体外无限增生但不能分泌 Ig 的骨髓瘤细胞和能产生抗体但不能无限增殖的 B 细胞融合成杂交瘤细胞。这种杂交瘤细胞具有亲代细胞双方的主要特征，既可以无限增生又可合成分泌某种特异性抗体。将这种细胞体外培养扩增或接种于小鼠腹腔，就可从培养上清液或腹水中获得 McAb。

McAb 的优点是结构均一、纯度高、特异性强、效价高、少或无血清交叉反应、制备成本低；缺点是其鼠源性对人具有较强的免疫原性，人体使用后可诱导产生人抗鼠的免疫应答。

McAb 已广泛应用于医学和生物学领域。例如：①检测各种抗原，如肿瘤抗原和病原生物抗原，用于疾病的诊断；②测定免疫细胞表面分子及受体、体内激素、神经递质及细胞因子等活性介质，用于免疫细胞的识别分类、功能测定及体内微量物质的检测；③将肿瘤特异性 McAb 与抗癌药物、毒素和放射性核素结合制成生物导弹或体内显影剂，用于肿瘤的治疗和诊断；④抗 HLA、抗 T 细胞、抗 IL-2R 的 McAb 可用于防治排斥反应或用于自身免疫性疾病的治疗。

（三）基因工程抗体

基因工程抗体（genetic engineering antibody）又称重组抗体，是在充分认识 Ig 基因结构和功能的基础上，应用 DNA 重组和蛋白质工程技术，按人们的意愿在基因水平上对现有优良的鼠单克隆抗体改造成新型的抗体分子。基因工程抗体保留了天然抗体的特异性和主要生物学活性，去除或减少无关结构,大大降低了鼠源性 McAb 对人体的免疫原性副作用,并可赋予抗体分子以新的生物学活性,因此具有更广泛的应用前景。

 知识链接　　　　　　　**基因工程抗体的主要类型**

1. 嵌合抗体(chimeric antibody)　是最早制备成功的基因工程抗体。它是由鼠源性抗体的 V 区基因与人抗体的 C 区基因拼接为嵌合基因,然后插入载体,转染骨髓瘤组织表达的抗体分子。因其减少了鼠源成分,从而降低了鼠源性抗体引起的不良反应,并有助于提高疗效。

2. 人源性抗体　是将人抗体的 CDR 代之以鼠源性单克隆抗体的 CDR,由此形成的抗体,鼠源性只占极少数,称为人源化抗体。

3. 完全人源化抗体　采用基因敲除术将小鼠 Ig 基因敲除,代之以人 Ig 基因,然后用 Ag 免疫小鼠,再经杂交瘤技术即可产生大量完全人源化抗体。

第3节　细 胞 因 子

　　细胞因子(cytokine,CK)是由活化的免疫细胞和非免疫细胞(如骨髓或胸腺的基质细胞、成纤维细胞、血管内皮细胞等)合成分泌的,具有抗感染、抗肿瘤、免疫调节、参与炎症反应、促进细胞生长等多种生物学效应的小分子多肽或蛋白质。随着生物技术的发展,新的细胞因子不断发现,一些细胞因子已获准临床应用。

 知识考点　细胞因子的概念

(一)细胞因子的种类
根据结构和功能,细胞因子可分为以下六类。

1. 白细胞介素(interleukin,IL)　最初是指由白细胞产生又在白细胞间发挥作用的细胞因子,后来发现 IL 可由其他细胞产生,也可作用于其他细胞。目前已发现29种,分别命名为 IL-1~IL-29。

2. 干扰素(interferon,IFN)　是最早发现的细胞因子,因其能干扰病毒的感染和复制,故称干扰素。根据来源和理化性质分为 α、β 和 γ 三种类型。IFN-α 和 IFN-β 合称为Ⅰ型干扰素,主要由被病毒感染的细胞、单核-巨噬细胞、成纤维细胞产生,其作用以抗病毒、抗肿瘤为主,也有一定的免疫调节作用。IFN-γ 又称Ⅱ型干扰素,由活化的 T 细胞和 NK 细胞产生,其作用以免疫调节为主,抗病毒、抗肿瘤作用不及Ⅰ型干扰素。

3. 肿瘤坏死因子(tumor necrosis factor,TNF)　因最初发现其能引起肿瘤组织出血坏死而得名。TNF 有两种,即 TFN-α 和 TNF-β。TFN-α 为活化单核-巨噬细胞产生,又称为恶病质素;TNF-β 为抗原或促分裂原刺激活化的 T 细胞产生,又称为淋巴毒素。两种因子的生物学作用相似。

4. 集落刺激因子(colony stimulating factor,CSF)　是指能够刺激造血干细胞和不同发育分化阶段的造血祖细胞增殖分化的细胞因子,主要有粒细胞-巨噬细胞集落刺激因子(GM-CSF)、粒细胞集落刺激因子(G-CSF)、红细胞生成素(EPO)、干细胞生成因子(SCF)及血小板生成素(TPO),IL-11 也是重要的造血刺激因子。

5. 趋化因子(chemokine)　是一类促进炎症的细胞因子,其主要作用是招募血液中的单核细胞、中性粒细胞、淋巴细胞等进入感染发生的部位,主要有单核细胞趋化蛋白1(MCP-1)、中性粒细胞趋化因子(IL-8)、淋巴细胞趋化蛋白等。

6. 生长因子(growth factor,GF)　是具有刺激细胞生成作用的细胞因子,包括表皮细胞生成因子(EGF)、血管内皮细胞生长因子(VEGF)、成纤维细胞生成因子(FGF)、神经生长因子(NGF)等。有些未以生长因子命名但也有刺激细胞生成的作用,如 IL-2 是 T 细胞的生长因子、

TNF-α是成纤维细胞的生长因子。有些生长因子也可表现对免疫应答的抑制作用,如转化生成因子-β(TGF-β)可抑制多种免疫细胞的增殖、分化及免疫效应。

(二) 细胞因子的作用特点

1. 旁分泌和自分泌性 细胞因子通常以旁分泌或自分泌的形式作用于邻近细胞或产生细胞因子的本身细胞。多数因子只在产生的局部起作用,少数因子的作用方式类似内分泌的作用,可作用于远处细胞。

2. 非特异性 细胞因子作用于靶细胞,无抗原特异性,也不受MHC限制。但细胞因子必须与相应受体结合,才能产生明显的生物学效应。

3. 多效性与重叠性 一种细胞因子可对多种靶细胞作用,产生多种生物学效应,具有多效性。几种不同的因子可对同一种靶细胞作用,产生相同或相似的生物学效应,因而具有重叠性。

4. 两面性 通常在生理条件下,可发挥免疫调节作用,促进造血功能、抗感染、抗肿瘤等作用;在一定条件下,又具有介导炎症反应,诱导自身免疫反应,诱导肿瘤及某些疾病的发生。

5. 网络性 众多的细胞因子在机体内存在,可通过合成分泌的相互调节、受体的表达、生物学效应的多效和重叠而形成相互交叉,相互间有促进和抑制,形成十分繁杂的细胞因子调节网络。

(三) 细胞因子的生物学作用

常见细胞因子的生物学作用见表12-2。

1. 抗感染和抗肿瘤作用 具有这两种作用的细胞因子主要有IL-1、IL-12、TNF及IFN等,有些既可直接作用于组织细胞或肿瘤细胞产生效应,也可通过激活效应细胞间接发挥作用。

表12-2 常见的细胞因子及其主要生物学作用

名称	主要产生细胞	主要生物学作用
IL-1	单核细胞、上皮细胞、内皮细胞	致热原性物质、诱导急性期反应、引起恶病质、协同刺激T细胞、诱导多种细胞产生其他细胞因子
IL-2	活化T细胞	刺激T、B细胞增殖,增强Tc、NK细胞、单核吞噬细胞的杀伤活性
IL-4	T细胞、肥大细胞	激活B细胞增殖、分化及Ig产生,IgE类别转换,抑制Th1细胞
IL-6	活化的T细胞(Th2)、单核细胞、成纤维细胞	促进B细胞增殖分化、产生抗体,促进急性期蛋白产生,刺激造血(巨核细胞),刺激T细胞生长
IL-8	单核-巨噬细胞、内皮细胞	吸引中性粒细胞、嗜酸粒细胞、嗜碱粒细胞定向趋化运动
IL-10	活化的T细胞(Th2)、单核-巨噬细胞	促进B细胞增殖,产生Ig,抑制T细胞产生IL-2,抑制单核-巨噬细胞
IL-12	单核-巨噬细胞	激活NK细胞,诱导T细胞向Th1细胞分化,诱导T_C细胞向效应性T_C细胞分化,抑制IgE的产生
IFN-α/β(Ⅰ型)	白细胞、成纤维细胞	抑制病毒复制增殖,增强NK细胞杀伤能力,调节MHC分子表达
IFN-γ(Ⅱ型)	活化的T细胞、NK细胞	增强巨噬细胞、NK细胞杀伤作用,促进MHC分子表达和抗原提呈,促进靶细胞MHC-Ⅰ类分子表达,增强Tc细胞杀伤靶细胞,抑制Th2细胞
TNF-α	单核-巨噬细胞	引起发热反应、引起恶病质、局部炎症,激活内皮细胞表达黏附分子,杀伤或抑制肿瘤
TNF-β(LT)	活化的T细胞	杀伤靶细胞,激活巨噬细胞,局部炎症

2. 免疫调节作用　免疫细胞间存在错综复杂的调节关系,细胞因子是传递这种调节信号必不可少的信息分子,如在免疫应答过程中,T、B 淋巴细胞的活化、增殖、分化离不开巨噬细胞及 TH 细胞产生的 IL-1、IL-2、IL-4 和 IL-6 等细胞因子的作用。细胞因子可通过细胞因子网络对免疫应答发挥双向调节作用。

3. 参与炎症反应　炎症是机体对外刺激产生的一种复杂病理反应过程,主要表现为局部红、肿、热、痛等,病理检查可见局部有大量炎性细胞浸润和组织坏死。适度的炎症反应是机体清除入侵病原体的重要机制。IL-1、IL-8、TNF-α 等能促进单核-巨噬细胞和中性粒细胞等聚集于炎症部位,并诱导这些炎症细胞、血管内皮细胞或成纤维细胞活化,释放炎症介质,引起或加重炎症反应。IL-1 和 TNF-α 作为内源性致热原可直接作用于下丘脑体温调节中枢引起发热反应。

4. 刺激造血、促进细胞生长和组织修复　在免疫应答和炎症反应过程中,血细胞被大量消耗,器官组织细胞也有损伤。集落刺激因子等细胞因子可刺激骨髓造血,调控血细胞的生成和补充;生长因子可促进细胞生长;IL-8 可促进血管的新生。这对组织损伤的修复有意义。

第 4 节　免疫器官与免疫细胞

机体行使免疫功能的物质基础是免疫系统。免疫系统由免疫器官、免疫细胞和免疫分子组成。免疫分子包括抗体、补体及细胞因子等。本节主要介绍免疫器官和免疫细胞。

一、免疫器官

(一) 中枢免疫器官

中枢免疫器官是免疫细胞发生、分化和成熟的场所。人类中枢免疫器官包括骨髓和胸腺。

1. 骨髓(bone marrow)　是各种血细胞和免疫细胞发生和分化的场所。骨髓中的多能造血干细胞具有自我再生和分化成不同血细胞的潜能。骨髓既是造血器官也是人和哺乳动物 B 淋巴细胞分化成熟的场所。当骨髓功能障碍时将严重损害机体的造血功能和免疫功能。

2. 胸腺(thymus)　是 T 细胞发育、分化、成熟的场所。来自骨髓的淋巴样干细胞在胸腺微环境诱导下,经过复杂的分化发育过程,仅有约 5% 的细胞成熟为功能性 T 细胞(即 $CD4^+$T 细胞和 $CD8^+$T 细胞),移行至外周免疫器官和血液循环中,发挥细胞免疫作用。老年期胸腺萎缩,功能衰退,导致细胞免疫功能下降,容易发生感染和肿瘤。

(二) 外周免疫器官

外周免疫器官包括淋巴结、脾和黏膜相关的淋巴组织(图 12-8),是成熟淋巴细胞定居的场所和发生免疫应答的部位。

1. 淋巴结　T 细胞、B 细胞和巨噬细胞分布于淋巴结的不同部位,淋巴结的功能主要有:①过滤淋巴液,侵入机体的细菌、病毒、毒素等有害异物,通常随组织淋巴液进入局部引流区淋巴结内,可被淋巴结中的巨噬细胞有效地清除;②是 T 细胞和 B 细胞定居和接受抗原刺激后发生免疫应答的场所;③是血液中淋巴细胞进入淋巴系

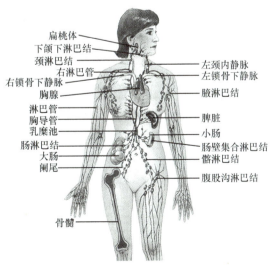

图 12-8　淋巴组织在全身的分布

统、完成淋巴细胞再循环的主要场所。

2. 脾 是人体内最大的免疫器官,脾的功能主要有:①储存和过滤血液,脾有大量的血窦能储存血液,脾内的巨噬细胞和网状内皮细胞可清除血液中的病原体和突变、衰老的细胞,使血液得到净化。②脾是 T 细胞和 B 细胞定居和受抗原刺激后发生免疫应答的场所,脾中 B 细胞的比例较大,是产生抗体的主要部位。

3. 黏膜相关的淋巴组织(mucosal-associated lymphoid tissue,MALT) 主要指呼吸道、肠道及泌尿生殖道黏膜下无被膜的淋巴组织,以及扁桃体、小肠派氏集合淋巴结、阑尾等器官化的淋巴组织。

黏膜是病原微生物等抗原性异物侵入机体的主要门户,MALT 是发生局部特异性免疫应答和产生分泌型 IgA(sIgA)的重要部位。MALT 中有许多产生 IgA 的 B 细胞和产生 IL-5 的 Th2 细胞,IL-5 可促进 B 细胞分化并产生 IgA,sIgA 经黏膜上皮细胞分泌至黏膜表面,成为黏膜局部抵御病原微生物感染的主要机制。

 知识考点 中枢免疫器官和外周免疫器官

二、免疫细胞

凡参与免疫应答或与免疫应答有关的细胞统称为免疫细胞,主要包括造血干细胞、淋巴细胞、抗原提呈细胞等。

(一)造血干细胞

造血干细胞是存在于组织中的一群原始造血细胞,骨髓是造血干细胞的主要来源。造血干细胞具有自我更新和分化两种主要潜能,使机体在生命过程中始终保持造血能力。造血干细胞是各种血细胞的共同祖先,在骨髓、胸腺微环境作用下,分化为定向干细胞及其成熟的子代血细胞(图 12-9)。

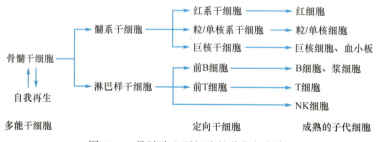

图 12-9 骨髓造血干细胞的分化与发育

人造血干细胞的主要表面标志是分化抗原 CD34 和 CD117。分化抗原是指血细胞在分化的不同阶段,以及细胞活化过程中,出现或消失的表面分子,以分化群(cluster of differentiation,CD)命名,应用 CD 单克隆抗体检测及编号。

(二)淋巴细胞

淋巴细胞在免疫应答中起核心作用,占外周血白细胞总数的 20%~45%,成年人体内约有 1×10^{12} 个淋巴细胞。淋巴细胞可分为许多表型与功能均不同的群体,如 T 细胞、B 细胞、NK 细胞等。

1. T 淋巴细胞

(1)T 细胞的来源、分化和功能:前 T 细胞进入胸腺,在胸腺内微环境作用下分化发育为成熟的 T 细胞,故又称胸腺依赖性淋巴细胞,简称 T 细胞。T 细胞经血流到达外周免疫器官定居,当受到抗原刺激后,T细胞会进一步活化、增殖、分化为效应T细胞,发挥细胞免疫的功能。

T细胞在胸腺发育过程中,获得抗原受体(TCR)的表达、自身MHC限制及自身免疫耐受。自身MHC限制是指T细胞不仅特异性识别经抗原提呈细胞处理的抗原肽,而且须同时识别与抗原肽结合的MHC分子;自身免疫耐受是指T细胞一般不对自身MHC分子或与之结合的自身抗原分子产生应答。

(2) T细胞的表面标志:T细胞表面有许多可供鉴别的特殊分子,包括表面抗原和表面受体。以下主要介绍表面受体。

1) T细胞抗原受体(T cell antigen receptor, TCR):为T细胞特异性识别抗原的受体,在T细胞表面,TCR与CD3分子结合形成TCR-CD3复合体。

TCR是由α、β或γ、δ两条肽链连接成的异二聚体(图12-10)。α、β表达于绝大多数T细胞表面,即称TCRαβ⁺T细胞。TCR分子的膜外部分近膜端为恒定区,远膜端为可变区。可变区氨基酸序列的变化很大,从而形成具有不同特异性的TCR分子,由此决定T细胞识别抗原的多样性和特异性,并对环境中千变万化的抗原产生特异性应答。TCR只能识别抗原提呈细胞表面抗原肽-MHC分子复合物,不能直接识别游离抗原,此是与B细胞识别抗原的主要不同之处。TCR的膜内端很短,不具备传递信号的条件,在抗原识别过程中,CD3分子负责将抗原信号传入T细胞内。

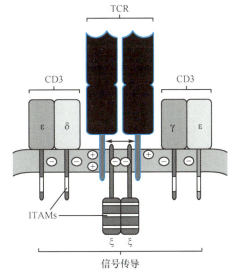

图12-10 TCR-CD3复合物示意图

2) 辅助受体(CD4分子与CD8分子):成熟的T细胞只能表达CD4或CD8分子,即CD4⁺T细胞或CD8⁺T细胞。CD4和CD8分子的主要功能是辅助TCR识别抗原和参与T细胞活化信号的转导,故又称为T细胞辅助受体。CD4分子是由一条肽链组成的跨膜蛋白,其远膜端能够与MHC-Ⅱ类分子的Ig样区结合;CD8分子是由两条链组成的跨膜蛋白,其远膜端能够与MHC-Ⅰ类分子的Ig样区结合。

CD4分子还是HIV包膜蛋白gp120受体,与CD4分子结合是HIV侵入并感染CD4⁺T细胞的机制之一。

3) 绵羊红细胞受体:又称E受体和CD2分子,是人类T细胞特有的重要表面标志之一。在一定实验条件下,绵羊红细胞环绕T细胞形成花环,称为E花环试验。该试验可用于T细胞计数,正常人外周血淋巴细胞E花形成率为60%~70%。

4) 有丝分裂原受体:有丝分裂原是指能够非特异性刺激细胞发生有丝分裂的物质。T细胞表面有植物血凝素(PHA)、刀豆蛋白(ConA)等受体。临床上常用PHA刺激人外周血T细胞,观察T细胞增殖的程度,称为淋巴细胞转化试验,是细胞免疫功能的体外检测方法之一。

5) 其他受体:T细胞表面的CD28分子是抗原提呈细胞表面B7的受体,两者结合提供T细胞活化的第二信号;CD4⁺T细胞表面的CD40L是B细胞表面的CD40分子的配体,两者结合提供B细胞活化的第二信号。T细胞还表达多种细胞因子的受体。

(3) T细胞亚群:人类T细胞不是均一的群体,根据其表面标志和功能的不同可进一步分为若干亚群。TCRαβ、CD3和CD2分子是外周T细胞共有的标志。根据是否表达CD4或CD8分子将T细胞分为CD4⁺T细胞和CD8⁺T细胞(表12-3)。

表 12-3　T 细胞的亚群及作用

T 细胞亚群	亚群内细胞名称	免疫作用
$CD4^+$ 亚群	辅助性 T 细胞 1（Th1）	辅助和参与细胞免疫应答
	辅助性 T 细胞 2（Th2）	辅助体液免疫应答
$CD8^+$ 亚群	细胞毒性 T 细胞（Tc 或 CTL）	杀伤抗原靶细胞
	抑制性 T 细胞（Ts）	抑制细胞免疫应答和体液免疫应答

1）$CD4^+$ T 细胞：其识别抗原受 MHC-Ⅱ类分子限制。$CD4^+$ T 细胞包括 Th1 和 Th2 细胞。Th1 细胞与抗原接触后，可通过释放 IL-2、IFN-γ、TNF-β 等因子，引起炎症反应或迟发型超敏反应，Th1 细胞又称为炎性 T 细胞或迟发型超敏 T 细胞（TDTH）；Th2 细胞可通过释放 IL-4、IL-5、IL-6、IL-10 等因子，辅助 B 细胞增殖、分化及分泌抗体，引起体液免疫应答。

2）$CD8^+$ T 细胞：其识别抗原受 MHC-Ⅰ类分子限制。$CD8^+$ T 细胞主要包括细胞毒性 T 细胞（Tc 或 CTL），Tc 细胞为细胞免疫效应细胞，经抗原致敏后，可特异性杀死带致敏抗原的靶细胞，如肿瘤细胞和感染了病毒的组织细胞。

2. B 淋巴细胞

（1）B 细胞的来源、分化和功能：前 B 细胞在人和哺乳动物骨髓中发育分化为成熟的 B 淋巴细胞，故又称骨髓依赖性淋巴细胞，简称 B 细胞。成熟的 B 细胞经血流至外周免疫器官定居，受到抗原刺激后，B 细胞即分化增殖为浆细胞并产生抗体，发挥体液免疫的作用。

（2）B 细胞的表面标志（主要介绍表面受体）

1）B 细胞抗原受体（B cell antigen receptor，BCR）：在 B 细胞表面，由识别、结合抗原的 BCR 和传递抗原信号的 Igα/Igβ 组成复合物（图 12-11）。

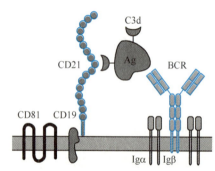

图 12-11　BCR 复合物及辅助受体示意图

BCR 是镶嵌于细胞膜脂质双层中的免疫球蛋白，称为膜型 Ig（mIg），是 B 细胞的主要表面特有的标志。未成熟 B 细胞仅表达 mIgM；成熟 B 细胞表达 mIgM 和 mIgD。

2）辅助受体：B 细胞表面的 CD19、CD21、CD81 以非共价相连，形成一个 B 细胞多分子活化辅助受体，其作用是增强 B 细胞对抗原刺激的敏感性。CD21 即 CR2，为补体 C3d 受体。CD21 也是 B 细胞上的 EB 病毒受体。

3）IgG 的 Fc 受体：多数 B 细胞表面具有 IgG 的 Fc 受体，能与免疫复合物中的 IgG 的 Fc 段结合，有利于 B 细胞对抗原的捕获和结合。该受体不是 B 细胞特有的标志，其他免疫细胞如中性粒细胞、NK 细胞、巨噬细胞和其他抗原提呈细胞表面也可表达。在不同细胞上表达的 IgG 的 Fc 受体具有不同作用（见本章第 2 节）。

4）补体受体（CR）：多数 B 细胞表达的可与补体 C3b 和 C3d 结合的受体，分别称为 CR1 和 CR2（即 CD35 和 CD21）。CR 与相应配体结合后可促进 B 细胞活化。CR1 也表达于吞噬细胞、红细胞和血小板表面，存在于红细胞和血小板表面的 C3b 受体可介导免疫黏附（见第 11 章）。

5）有丝分裂原受体：B 细胞表面有细菌脂多糖（LPS）、葡萄球菌 A 蛋白（SPA）等有丝分裂原受体。有丝分裂原可非特异性诱导多克隆 B 细胞活化、发生有丝分裂。

6）其他受体：B 细胞表面也有多种细胞因子的受体，细胞因子通过与 B 细胞表面的相应受体结合而发挥免疫调节作用。

（3）B 细胞亚群：根据是否表达 CD5 将 B 细胞分为 B1（$CD5^+$）和 B2（$CD5^-$）细胞。

1) B1细胞发生于个体发育的早期,主要分布于腹膜腔、胸膜腔和肠道固有层。B1细胞表面表达CD5和smIgM,不表达SmIgD。B1细胞的抗原识别谱较窄,主要针对TI-抗原发生免疫应答。B1细胞主要产生低亲和力的IgM类抗体。

2) B2细胞即通常所称的B细胞,是参与体液免疫的主要细胞类别。在个体发育中出现较晚,定居于各外周免疫器官。成熟的B细胞在抗原的刺激和Th细胞的辅助下,活化、增殖、分化为产生分泌抗体的浆细胞。B2细胞产生高亲和力抗体,行使体液免疫功能。此外,活化的B2细胞还具有抗原提呈和免疫调节功能。

 知识考点　T淋巴细胞和B淋巴细胞

> 知识链接　　　　　　　淋巴细胞的再循环与归巢
>
> 淋巴细胞在体内依靠归巢受体由定居地经淋巴循环及血液循环不断地往返于外周血液器官、二级淋巴组织及全身器官组织,淋巴循环汇集于胸导管,经上腔静脉,进入血液循环。血液循环中的淋巴细胞及各类免疫细胞在毛细血管后微静脉处,穿越高壁内皮细胞,进入淋巴组织及淋巴器官,再次进入淋巴循环,称为淋巴细胞的再循环与归巢。
>
> 淋巴细胞在全身器官组织及体液中不断循环,可以巡视和扩大与病原异物抗原接触的机遇,并将被抗原激活的淋巴细胞引流入局部淋巴组织及器官,在T细胞、B细胞、抗原递呈细胞间进行协同的免疫应答作用后,产生的效应淋巴细胞定向地迁移到病原异物部位,发挥免疫效应功能。

3. NK细胞　即自然杀伤细胞(natural killer cell,NK),来源于骨髓淋巴样干细胞,其发育成熟依赖于骨髓微环境,占人外周血中淋巴细胞总数的5%~10%。NK细胞不表达抗原受体,是不同于T淋巴细胞和B淋巴细胞的另一类淋巴细胞。一般将表面$CD3^-$、$CD16^+$、$CD56^+$的淋巴细胞视为NK细胞。

NK细胞可直接杀伤肿瘤细胞和病毒感染细胞,其杀伤作用是非特异性的,无须抗体参与或抗原预先致敏,也不受MHC限制。因此,在机体抗肿瘤和早期抗病毒感染的过程中起重要作用。NK细胞杀伤靶细胞的机制与$CD8^+$Tc细胞基本相同,即通过释放穿孔素和颗粒酶、表达FasL及分泌TNF使靶细胞溶解破坏或发生凋亡;也可通过NK细胞表面表达IgG的FC受体,识别杀伤与IgG抗体结合的靶细胞,即ADCC作用。

 知识考点　ADCC作用

(三) 抗原提呈细胞

抗原提呈细胞(antigen-presenting cell,APC)是指能摄取、加工、处理抗原,以抗原肽-MHC-Ⅱ/Ⅰ类分子复合物的形式表达于细胞表面,供$CD4^+$/$CD8^+$T细胞识别的一类细胞。"专职"APC主要有单核-巨噬细胞、树突状细胞和B细胞。在此主要介绍单核-巨噬细胞。

单核-巨噬细胞主要包括外周血中的单核细胞和组织内的巨噬细胞。它们是机体重要的免疫细胞,具有抗感染、抗肿瘤、参与免疫应答和免疫调节等多种生物学功能。主要作用有以下几种。

1. 吞噬杀伤作用　单核-巨噬细胞有很强的吞噬杀伤能力,可直接吞噬清除异物,杀伤肿瘤细胞和胞内寄生的病原体。其吞噬杀伤作用是非特异性的。在特异性免疫效应阶段,活化的Th1细胞产生的细胞因子及活化的B细胞分化成浆细胞产生的抗体(IgG),通过与细胞表面的细胞因子受体和IgG的Fc受体(该细胞也可产生ADCC)作用,可使其吞噬杀伤作用得以增强。

2. 提呈抗原启动免疫应答　单核-巨噬细胞可对外源性和内源性抗原摄取、加工处理和提呈,并以抗原肽-MHC-Ⅱ/Ⅰ类分子复合物的形式表达于细胞表面,供$CD4^+$/$CD8^+$T细胞识别,启动细胞免疫应答。此外,被吞噬消化后的抗原性可通过胞吐作用排出胞外,刺激B细胞活化,启动体液免疫应答。

3. 参与和促进炎症反应 单核-巨噬细胞在发挥吞噬作用的同时,通过分泌胞外酶、致炎因子及细胞因子参与和促进炎症反应。

4. 分泌多种细胞因子参与免疫调节 促进免疫的细胞因子主要有 IL-1、IL-6、IL-12 和 TNF-α,抑制免疫的细胞因子主要为 IL-10。

第5节 免 疫 应 答

一、概　　述

免疫应答(immune response)是机体受抗原刺激后,免疫细胞对抗原分子的识别、活化、增殖和分化,产生效应分子和形成效应细胞发挥特异性免疫效应的过程。其生物学意义是及时清除抗原性异物,维持内环境的相对稳定,但在某些情况下也可对机体造成损伤。

免疫应答根据参与的细胞类型和效应机制的不同,可分为 B 细胞介导的体液免疫应答和 T 细胞介导的细胞免疫应答。根据对抗原刺激的反应状态,可分为正免疫应答和负免疫应答。

在正常情况下,机体对非己抗原排斥的正免疫应答,发挥抗感染、抗肿瘤作用;对自身抗原无应答,即负免疫应答(也称免疫耐受),维持自身稳定。在异常情况下,机体对抗原产生过强的正免疫应答造成组织损伤引发超敏反应,也可破坏自身免疫耐受而致自身免疫性疾病。

免疫应答是由多种免疫细胞和细胞因子相互作用的复杂生理过程,T 细胞和 B 细胞在免疫应答中起核心作用。免疫应答可分成三个阶段:①抗原提呈与识别阶段(感应阶段);②T 细胞与 B 细胞活化、增殖和分化阶段;③效应阶段。

 知识考点　免疫应答的概念

二、T 细胞介导的细胞免疫应答

细胞免疫应答是指在抗原刺激下,T 细胞活化、增殖、分化为效应 T 细胞(效应性 Th1 和 Tc 细胞)发挥特异性免疫效应的过程。诱导细胞免疫应答的抗原均为 TD-Ag。

(一) T 细胞对抗原的识别

1. APC 向 $CD4^+Th$ 细胞提呈外源性抗原 外源性抗原是指来源于细胞外的抗原,如病原微生物、异种蛋白、细胞等。这些抗原随淋巴或血液循环到达淋巴结或脾,被 APC(如巨噬细胞)捕获,经加工处理成抗原肽,并与 MHC-Ⅱ类分子结合,形成抗原肽-MHC-Ⅱ类分子复合物,表达于 APC 表面,供 $CD4^+Th$ 细胞识别(图 12-12)。初始 $CD4^+Th$ 细胞的 TCR 识别 APC 提呈的抗原肽-MHC-Ⅱ类分子复合物后启动活化。

2. APC 向 $CD8^+Tc$ 细胞提呈内源性抗原 内源性抗原是指在靶细胞内合成的抗原,如病毒蛋白质、肿瘤抗原、同种异型抗原等。这些抗原在靶细胞内被降解为抗原肽,并与 MHC-Ⅰ类分子结合,形成抗原肽-MHC-Ⅰ类分子复合物,表达于靶细胞表面,供 $CD8^+Tc$ 细胞识别(图 12-12)。$CD8^+Tc$ 细胞的 TCR 识别靶细胞提呈的抗原肽-MHC-Ⅰ类分子复合物后启动活化。

(二) T 细胞的活化、增殖、分化

1. $CD4^+T$ 细胞的活化、增殖与分化 T 细胞活化需要双信号刺激。初始的 $CD4^+Th$ 细胞的 TCR 与 APC 表面的抗原肽-MHC-Ⅱ类分子复合物结合产生特异信号,即第一信号,经 CD3 转导

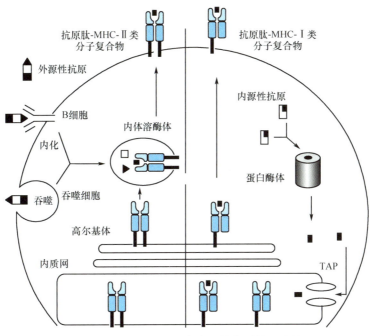

图 12-12 外源性抗原与内源性抗原提呈过程

至细胞内,同时 CD4 分子与 MHC-Ⅱ类分子的 Ig 样区结合;APC 与 CD4⁺T 细胞表面的多对分子(如 B7 与 CD28 等)结合产生协同刺激信号,即第二信号。如果第二信号缺乏,T 细胞不能活化呈无能状态,而且可能导致其凋亡(图 12-13)。在双信号刺激下 CD4⁺T 细胞活化,并表达细胞因子受体和产生细胞因子,在细胞因子(如 IL-2、IL-4 等)的作用下 CD4⁺T 细胞进一步活化,迅速增殖,分化为效应性 T 细胞,即 Th1 细胞和 Th2 细胞。部分 Th 细胞分化为记忆性 T 细胞,当其再次接触相同抗原时,不需经上述诱导过程就可直接活化、增殖与分化,产生效应。

Th1 细胞以分泌 IL-2、INF-γ 和 TNF-β 细胞因子为主介导细胞免疫效应,Th2 细胞以分泌 IL-4、IL-5、IL-6 和 IL-10 细胞因子为主辅助 B 细胞介导的体液免疫应答。

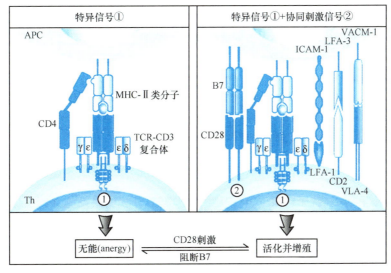

图 12-13 T 细胞活化的双信号

2. CD8⁺Tc 细胞的活化、增殖、分化　CD8⁺Tc 细胞的活化也需要双信号刺激和细胞因子的作用。TCR 与靶细胞上的抗原肽-MHC-Ⅰ类分子复合物特异性地结合,构成 Tc 细胞活化的第一信号;CD8⁺Tc 细胞和靶细胞表面的 CD28 与 B7 等分子结合而构成第二信号。但靶细胞通常低表达 B7 分子,因此 CD8⁺Tc 细胞的活化需要活化的 CD4⁺Th 细胞产生的 IL-2、IFN-γ 等细胞因子的作用。活化的 CD8⁺Tc 细胞在 IL-12、IL-2、IFN-γ 等细胞因子作用下增殖、分化为效应 Tc 细胞。

(三) T 细胞应答的效应

细胞免疫效应表现为:①抗胞内寄生病原体的感染;②抗肿瘤;③参与移植排斥反应、迟发型超敏反应和某些自身免疫病的发生。不同类型的效应细胞作用于不同的靶细胞,其生物学效应机制各异(图 12-14)。

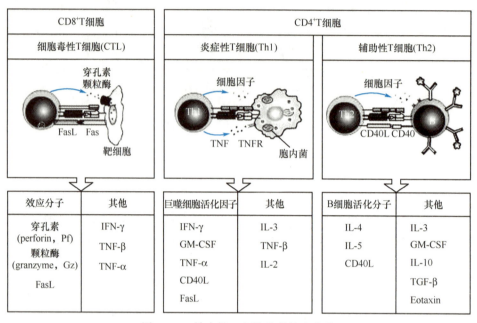

图 12-14　效应性 T 细胞及其效应分子

1. Th1 细胞的效应　当效应性 CD4⁺Th1 细胞再次接受相同抗原刺激后,释放 IL-2、INF-γ、TNF-β 等多种淋巴因子和趋化性细胞因子,作用于淋巴细胞、单核-巨噬细胞和血管内皮细胞等,使局部组织发生以单个核细胞浸润为主的炎症反应。在细胞因子作用下,巨噬细胞的吞噬杀伤作用、NK 细胞的杀伤作用得以增强。

2. Tc 细胞的细胞毒效应　效应性 CD8⁺Tc 细胞再次接触带有相同抗原的靶细胞,通过释放穿孔素和颗粒酶、表达 FasL 及分泌 TNF 导致靶细胞溶解破坏或发生凋亡。这种作用是近距离直接杀伤作用,因而不损伤邻近正常细胞。效应 Tc 细胞对靶细胞的杀伤作用具有特异性,并受 MHC-Ⅰ类分子的限制,可连续杀伤靶细胞的特点。

三、B 细胞介导的体液免疫应答

体液免疫应答是指在抗原刺激下,B 细胞活化、增殖、分化为浆细胞并产生抗体,发挥特异性免疫效应的过程。诱导体液免疫应答的抗原为 TD-Ag 和 TI-Ag。由于绝大多数抗原是 TD-Ag,本章主要阐述 B 细胞对 TD-Ag 的免疫应答。

(一) B 细胞对 TD 抗原的识别

B 细胞针对 TD 抗原的应答需活化 CD4⁺Th2 细胞辅助。B 细胞的 BCR 可直接识别游离抗原,形成 B 细胞活化的第一信号。同时 B 细胞本身又是 APC,B 细胞通过胞饮或 BCR 介导的内化作用摄入抗原,将其加工、处理后形成抗原肽-MHC-Ⅱ类分子复合物,表达于细胞膜表面,供 CD4$^+$T 细胞识别。必须指出 B 细胞与 CD4$^+$T 细胞分别识别同一抗原分子的不同表位,才能相互作用(图 12-15)。

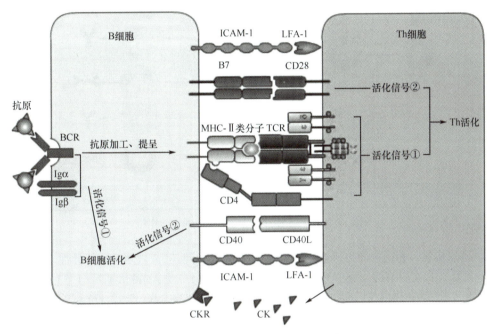

图 12-15　B 细胞与 Th 细胞间的相互作用

(二) Th 细胞及 B 细胞活化、增殖和分化

1. Th2 细胞的活化、增殖与分化　TD 抗原诱导 B 细胞产生抗体需 Th 细胞的辅助,而静止状态的 Th 细胞不具备辅助功能。Th2 细胞活化、增殖的过程前面已叙述。活化的 CD4$^+$Th2 细胞及产生的多种细胞因子辅助 B 细胞产生抗体。

2. B 细胞的活化、增殖与分化　B 细胞的活化也需双信号作用。B 细胞的 BCR 与抗原的结合产生第一活化信号,并由 Igα/Igβ 将信号传入 B 细胞内。B 细胞表面的 CD40 分子(受体)与 Th2 细胞表面的 CD40L(配基)结合后产生第二活化信号。活化的 B 细胞可表达多种细胞因子受体,在不同细胞因子作用下发生类别转换,增殖、分化为能合成分泌不同类别免疫球蛋白的浆细胞(图 12-16)。有部分 B 细胞形成长寿命的记忆性细胞(Bm)。Bm 参与淋巴细胞再循环,当再次遭遇相同抗原,即迅速增殖、分化为浆细胞,并产生大量高亲和力的特异性抗体。

(三) 抗体的免疫效应

B 细胞分化为浆细胞后,合成分泌抗体,当抗体与相应抗原结合后能发挥多种免疫效应,最终清除抗原性异物。抗体的生物学效应有(见本章第 2 节):①中和作用;②免疫调理作用;③激活补体;④介导 ADCC 作用;⑤参与Ⅰ~Ⅲ型超敏反应和某些自身免疫病;⑥sIgA 在黏膜局部抗感染作用等。

(四) 抗体产生的一般规律

1. 初次应答　某种抗原首次进入机体,需经过一定的潜伏期才在血液中出现特异性抗体,2~3 周达到高峰,潜伏期长短与抗原性质有关。初次应答特点是:①潜伏期长(1~2 周);②产生的抗体滴度低;③在体内持续时间短,主要为 IgM;④抗体与抗原的亲和力低。

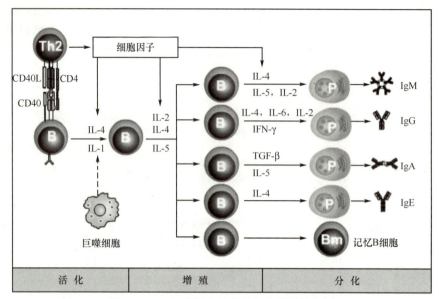

图 12-16　B 细胞活化过程及细胞因子的作用

2. 再次应答　相同抗原再次进入机体后，免疫系统可迅速、高效地产生特异性应答，再次应答的基础是在初次应答的过程中形成了记忆 B 细胞。其特点是：①潜伏期短（1~3 天）；②产生的抗体滴度高；③在体内持续时间长，以 IgG 为主；④抗体亲和力高（图 12-17）。

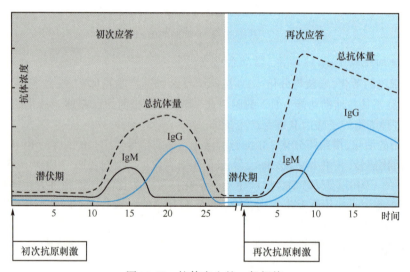

图 12-17　抗体产生的一般规律

抗体产生的规律在医学实践中有重要意义：①制订适宜的免疫方案，用于制备免疫血清和预防接种；②检测特异性 IgM 作为病原体感染的早期诊断和子宫内感染的诊断；③检测抗体含量变化，了解病程发展，评估疾病转归。

 知识考点　抗体产生的一般规律

小　　结

抗原可刺激机体产生特异性免疫应答，免疫应答的产物是抗体或只致敏淋巴细胞。抗原具有免疫原性和免疫反应性两个基本特性。

医学上有许多重要抗原,如病原微生物、异种动物血清、同种异型抗原等。免疫系统由免疫器官、免疫细胞和免疫分子三部分组成。

免疫器官分为中枢免疫器官和外周免疫器官,是免疫细胞发生、分化、成熟的场所,也是定居、繁殖和发生免疫应答的场所;免疫细胞主要介绍免疫活性细胞——T细胞和B细胞的表面标志和来源、分化及分布;免疫分子包括抗体、补体及细胞因子等。抗体是由B细胞在抗原刺激增殖分化成的浆细胞分泌产生,免疫球蛋白有五类,具有多种生物活性。

特异性免疫应答包括由B细胞介导的体液免疫和由T细胞介导的细胞免疫,是由多种免疫细胞和免疫因子相互作用共同完成的复杂生理过程。

目标检测

一、选择题

1. 抗原特异性决定于( )
   A. 抗原分子质量的大小
   B. 抗原决定基的性质
   C. 抗原的异物性
   D. 抗原决定基的性质、数目及空间构型
   E. 抗原的免疫反应性

2. 类毒素具有( )
   A. 抗原性
   B. 抗原性和毒性
   C. 抗原性和无毒性
   D. 无毒性
   E. 无抗原性和无毒性

3. 除了免疫原性外,抗原还必须有( )
   A. 异物性
   B. 种属特异性
   C. 完整性
   D. 免疫反应性
   E. 大分子性

4. 下列属于隐蔽自身抗原的是( )
   A. 青霉素
   B. 白喉类毒素
   C. 沙门菌菌体抗原
   D. 脑组织
   E. 流感病毒

5. 以下属于外周免疫器官的是( )
   A. 淋巴结
   B. 胸腺
   C. 骨髓
   D. 肝
   E. 法氏囊(腔上囊)

6. 人类T细胞分化成熟的中枢免疫器官是( )
   A. 脾
   B. 胸腺
   C. 骨髓
   D. 扁桃体
   E. 法氏囊(腔上囊)

7. 抗原提呈细胞不包括( )
   A. 单核-巨噬细胞
   B. 并指状细胞
   C. B细胞
   D. 树突状细胞
   E. NK细胞

8. 下列说法正确的是( )
   A. 免疫球蛋白就是抗体
   B. 抗体不等于免疫球蛋白
   C. 抗体是免疫球蛋白,而免疫球蛋白也就是抗体
   D. 所有的抗体都是免疫球蛋白,但免疫球蛋白不一定是抗体
   E. 免疫球蛋白和抗体两者不相同也无关

9. 在血清中含量最高的Ig是( )
   A. IgM
   B. IgA
   C. IgE
   D. IgG
   E. IgD

10. 在抗原刺激下,体内最早形成的Ig为( )
    A. IgG
    B. IgM
    C. IgD
    D. IgE
    E. IgA

二、简答题

1. 什么是抗原?抗原物质有哪些特点?
2. 抗原特异性指的是什么?由什么因素决定?为什么会发生交叉反应?
3. 简述免疫器官的组成和各自的功能。
4. 多能造血干细胞可分化为哪些血细胞?
5. 辨析抗体与免疫球蛋白,简述Ig的分类和作用。
6. 简述T细胞和B细胞的免疫应答过程。
7. 抗体产生的初次应答和再次应答有什么特点?有何实践意义?

第13章 变态反应

> **学习目标**
> 1. 掌握变态反应的概念和分类。
> 2. 掌握Ⅰ型变态反应的特点、发生机制及常见疾病。
> 3. 熟悉Ⅱ、Ⅲ、Ⅳ型变态反应的发生机制与常见疾病。
> 4. 了解常见变态反应的防治原则。

变态反应(allergy)又称为超敏反应(hypersensitivity),是指机体接受某些抗原刺激时所发生的一种异常适应性免疫应答,其特征是生理功能紊乱或组织细胞损伤。能引起超敏反应的抗原通常称为变应原。

根据变态反应发生机制及临床特点的不同,可以将其分为四型,即Ⅰ型、Ⅱ型、Ⅲ型和Ⅳ型。其中,Ⅰ、Ⅱ、Ⅲ型变态反应属于体液免疫应答,而Ⅳ型变态反应属于细胞免疫应答。

 知识考点　变态反应的概念及分类

第1节　Ⅰ型变态反应

Ⅰ型变态反应又称过敏反应,因其发生速度快,也称速发型变态反应。其特点包括:①发生速度快,消退也快;②介导抗体为IgE;③通常出现生理功能紊乱,一般不引起组织细胞损伤;④具有明显的个体差异和遗传倾向。

一、参与反应的主要成分

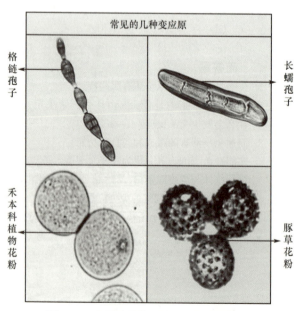

图13-1　光学显微镜下常见的四种变应原

(一) 变应原

环境中能引发Ⅰ型变态反应的物质很多,可以是完全抗原,也可以是半抗原。比较常见的有:①吸入性变应原,如植物花粉、动物的皮毛及皮屑、尘螨、真菌的孢子等(图13-1);②食入性变应原,如牛奶、鸡蛋、鱼虾、海贝等蛋白质含量丰富的物质;③药物性变应原,包括青霉素、普鲁卡因、磺胺等;④某些特殊的变应原,如细菌酶类物质(枯草杆菌溶素等)、粉尘颗粒、尾气中的一些废气等。

(二) IgE

IgE是介导Ⅰ型变态反应的主要抗体。能产生IgE的浆细胞分布在鼻咽、扁桃体、气管和胃肠道黏膜下固有层,这些部位也是变应原容易入侵从而导致变态反应发生的部位。IgE是亲细胞抗体,在没有与抗原形成免疫复合物的情况下就能通过其Fc段与肥大细胞和嗜碱粒细胞表面的相应受体FcεR结合,使机体处于致敏状态。

(三) 肥大细胞、嗜碱粒细胞及嗜酸粒细胞

1. 肥大细胞与嗜碱粒细胞 两者均来自于骨髓的髓样造血干细胞,是参与Ⅰ型变态反应的主要细胞。肥大细胞分布在皮下疏松结缔组织、呼吸道、消化道和泌尿生殖道的黏膜下层;嗜碱粒细胞数量较少,主要分布于外周血液中。它们的细胞膜上均分布有数量为$10^4 \sim 10^5$的高亲和力IgE的FcεR(主要为高亲和力的FcεR I),胞质内都含有嗜碱颗粒,储存有大量的生物学活性介质,如组胺、白三烯、肝素等。

2. 嗜酸粒细胞 主要分布在呼吸道、消化道和泌尿生殖道的黏膜上皮下的结缔组织中,仅少量存在于外周循环血中。在受到某些因子如IL-5等的作用下,嗜酸粒细胞活化释放出具有毒性作用的颗粒蛋白和酶类物质,以及白三烯、血小板活化因子等,可杀伤病原微生物和寄生虫。另外,嗜酸粒细胞释放的组胺酶等,可灭活肥大细胞释放的组胺和白三烯,减轻炎症反应。

(四) 生物学活性介质

1. 预先储存的介质

(1) 组胺:可使毛细血管扩张、通透性增加、腺体分泌增加,诱导支气管和胃肠道平滑肌痉挛收缩。

(2) 激肽原酶:作用于血浆中的激肽原生成激肽。其中,缓激肽能引起毛细血管扩张、通透性增加以及支气管平滑肌收缩。

2. 新合成的介质

(1) 白三烯(LTs):是引起晚期反应的主要介质,能导致支气管平滑肌强烈而持久的收缩;亦可引起毛细血管扩张、通透性增加以及腺体分泌增加。

(2) 前列腺素D_2(PGD_2):刺激支气管平滑肌收缩、血管扩张以及通透性增加。

(3) 血小板活化因子(PAF):通过凝聚和活化血小板释放血管活性胺类物质参与晚期反应。

(4) 细胞因子:如IL-1、IL-6、TGF-β等,它们能发挥不同的生物学效应促进Ⅰ型超敏反应的发生。

 知识考点 参与Ⅰ型变态反应的变应原、抗体、生物活性介质

二、发 生 机 制

Ⅰ型变态反应的发生包括了三个阶段:致敏阶段、发敏阶段和效应阶段。

(一) 致敏阶段

变应原初次进入机体,刺激机体产生了特异性IgE抗体,IgE与肥大细胞或嗜碱粒细胞表面的相应受体(FcεR)结合,从而使机体进入致敏状态。通常致敏状态可持续数日到数年,但如果长期不再接触相同的变应原,这种状态可消失。

(二) 发敏阶段

当相同的变应原再次进入致敏机体时,就能与吸附在肥大细胞和嗜碱粒细胞表面的IgE发生特异性结合。当变应原与致敏细胞表面的2个或2个以上相邻的IgE"桥联"结合时,能导致细胞脱颗粒释放生物学活性介质,从而进入效应阶段。

(三) 效应阶段

生物学活性介质的释放,引起了局部或全身的过敏反应。根据效应发生的快慢及持续时间

的长短,Ⅰ型变态反应可分为两种类型：即刻/早期反应和晚期反应。即刻/早期反应发生快,一般是在接触变应原后数秒钟至数分钟内发生,可持续数小时。这种反应主要是由组胺、前列腺素等引起,表现为毛细血管通透性增加,平滑肌收缩。晚期反应发生慢,往往在接触变应原后4~6小时发生,可持续数天或更长的时间。

临床上把常见的Ⅰ型变态反应性疾病统称为特应症。这种患者的血清中IgE的水平往往能达到健康人的100~1000倍及以上,多数具有家族遗传史。容易出现过敏反应的人,常被称为特应性个体。Ⅰ型变态反应的发生机制见图13-2。

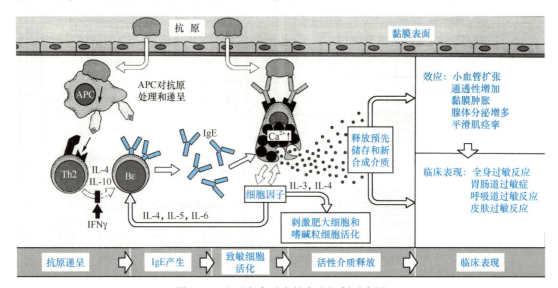

图13-2 Ⅰ型变态反应的发生机制示意图

三、临床常见疾病

(一) 全身过敏反应

过敏性休克是临床上最严重的Ⅰ型变态反应。患者表现为面色苍白、胸闷气急、呼吸困难、手足湿冷、脉搏细数、血压下降、意识障碍,严重者或抢救不及时者可导致死亡。

1. 药物过敏性休克 能引起过敏性休克的药物很多,包括青霉素、头孢菌素、链霉素、普鲁卡因、磺胺类、有机碘等,其中临床上最常见的是青霉素过敏性休克。青霉素进入人体后很快降解为青霉烯酸和青霉噻唑等小分子半抗原,它们与组织蛋白结合后成为完全抗原,刺激机体产生了IgE,当青霉素再次进入人体时可诱发过敏性休克。由于青霉素在外界被稀释后很快能够降解成青霉烯酸,故临床上使用青霉素时需新鲜配制。

有极少数人在初次使用青霉素时也可出现过敏性休克,可能与其既往有青霉素接触史有关。例如,吸入青霉素降解产物及青霉菌孢子、使用过青霉素污染的注射器等,均可使机体形成致敏状态,从而在再次接触青霉素时直接进入发敏阶段。

2. 血清过敏性休克 在临床上,动物免疫血清如破伤风抗毒素、白喉抗毒素等常用来紧急预防和治疗相应外毒素疾病。但极少数患者在再次注射相同血清时,会引起过敏性休克,也称为血清过敏症。

(二) 呼吸道过敏反应

吸入花粉、尘螨、真菌孢子、动物皮毛或呼吸道病原微生物等往往导致呼吸道过敏反应,常见的疾病包括过敏性鼻炎和过敏性哮喘。过敏性哮喘有早期反应和晚期反应两种类型。

(三) 消化道过敏反应

有少数人在食入鱼、虾、蛋、奶甚至坚果等食物后,会出现呕吐、腹泻、腹痛等症状,称为过敏性胃肠炎。这与胃肠道分泌型 IgA 缺乏或减少,导致未被充分消化的食物蛋白抗原进入机体引发机体致敏有密切关系。

(四) 皮肤过敏反应

食物、药物、花粉或冷、热刺激等可引起荨麻疹、特应性皮炎(湿疹)和血管神经性水肿等皮肤过敏反应。

四、防治原则

(一) 寻找变应原,并避免与之接触

寻找变应原,并避免与之接触是预防Ⅰ型变态反应发生的最有效的方法。变应原可以通过询问病史和皮肤试验被检出,其中最常用的是皮肤试验。在临床上也可通过检测患者血清中特异性 IgE 水平来确定变应原。

(二) 脱敏疗法

1. 异种免疫血清脱敏疗法 对临床上抗毒素皮试阳性但又急需使用的患者,可采用小剂量、短间隔(20~30 分钟)、连续多次注射的方法使其脱敏。其原理是利用小剂量变应原能使生物学活性介质少量释放,不足以引起明显症状的特点,通过少量多次注射免疫血清(抗毒素),使致敏细胞内活性介质逐渐消耗,最终使机体全部解除致敏状态,达到一次性大量注射而不至于发生过敏反应的目的。但由于机体在一段时间后又可致敏,故此种脱敏具有暂时性的特点。

2. 特异性变应原脱敏疗法 对已经查明但难以避免的变应原,如花粉、尘螨等,可采用小剂量、间隔一段时间(1 周左右)、反复多次皮下注射的方法,达到治疗的目的。其原理可能是诱导机体产生大量特异性 IgG 类抗体,与 IgE 争夺变应原,从而有效地阻止了Ⅰ型变态反应的发生。因此这种 IgG 抗体又称作封闭抗体。近年来也有使用人工合成变应原肽段进行脱敏治疗的方法。

(三) 药物治疗

1. 抑制生物学活性介质产生和释放的药物 色甘酸钠可以稳定细胞膜,阻止细胞脱颗粒;阿司匹林能抑制前列腺素 D_2 和白三烯的生成;肾上腺素、异丙肾上腺素、氨茶碱等可以促进 cAMP 的合成或阻止其释放,提高细胞内 cAMP 的含量,抑制生物学活性介质的产生和释放。

2. 拮抗生物学活性介质作用的药物 氯苯那敏(扑尔敏)、苯海拉明、异丙嗪、特非那定等药物可与组胺竞争效应器官细胞膜上的组胺受体而发挥抗过敏作用。

3. 改善效应器官反应性的药物 维生素 C 和钙剂可缓解平滑肌痉挛、降低毛细血管的通透性;肾上腺素可解除支气管平滑肌痉挛、收缩毛细血管、升高血压,是抢救过敏性休克的首选药物。

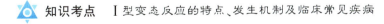

知识考点 Ⅰ型变态反应的特点、发生机制及临床常见疾病

第 2 节 Ⅱ型变态反应

Ⅱ型变态反应又称为细胞溶解型或细胞毒型变态反应,是 IgG、IgM 类抗体与靶细胞表面的相应抗原结合,通过补体、吞噬细胞和 NK 细胞等的参与作用引起以细胞溶解和组织损伤为特征的病理性免疫应答。

一、发生机制

(一) 抗原类型

能引起Ⅱ型变态反应的抗原主要是存在于细胞表面的抗原,包括:①同种异型抗原,如ABO与Rh血型抗原、HLA抗原;②半抗原吸附在自身组织细胞表面形成新的抗原表位,如各种药物与血细胞的结合;③感染、外伤等原因所形成的自身抗原;④外源性抗原(如某些病原微生物)与正常组织细胞之间具有的共同抗原。

(二) 抗体的产生及其作用

参与Ⅱ型变态反应的抗体主要包括IgG和IgM两种。抗体与靶细胞表面相应的抗原结合后,通过三条途径来攻击靶细胞。这三条途径分别是:①激活补体,通过补体的经典途径,导致靶细胞的溶解与破裂;②激活吞噬细胞,发挥调理作用,促进吞噬;③激活NK细胞,依靠ADCC作用,达到杀伤靶细胞的目的。Ⅱ型变态反应的发生机制见图13-3。

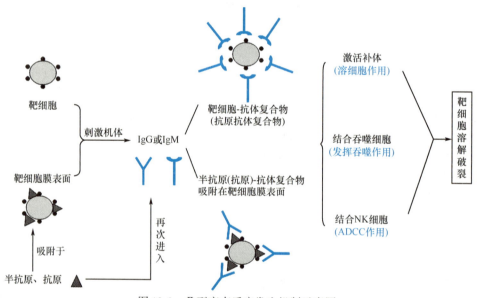

图13-3 Ⅱ型变态反应发生机制示意图

二、临床常见疾病

(一) 输血反应

Ⅱ型变态反应主要见于ABO血型不符引起的输血反应。由于人血清中存在天然的血型抗体(IgM),当异型输血时,供血者红细胞表面的抗原与受血者血清中相应抗体结合可激活补体导致溶血反应。

(二) 新生儿溶血症

当体内已存在Rh$^+$抗体的Rh$^-$母体在孕育Rh$^+$胎儿时,会发生严重的新生儿溶血症。Rh$^-$母体本身不存在天然的Rh抗体,但输血、流产、分娩等原因可使母体在接受Rh$^+$红细胞刺激后产生抗Rh的IgG类抗体。当母体再次孕育Rh$^+$胎儿时,母体的Rh抗体会通过胎盘进入胎儿体内,导致胎儿红细胞溶解破裂,发生流产或新生儿溶血症。预防此类溶血症最好的方法是在产后72小时内给产妇注射Rh抗体,及时消除母体内相应的Rh$^+$红细胞,防止其对母体的致敏。母子间也可因ABO血型不符出现新生儿溶血症,但症状较轻。

(三) 药物过敏性血细胞减少症

青霉素、磺胺、奎尼丁等药物进入机体,与血细胞膜表面的蛋白质或血浆蛋白结合形成完全抗原,可刺激机体产生针对药物的相应抗体。抗原与抗体的结合激活了补体、吞噬细胞和 NK 细胞,最终引起血细胞数量的减少,导致药物溶血性贫血、粒细胞减少症或血小板减少性紫癜。

(四) 自身免疫性溶血性贫血

机体在使用某些药物(如甲基多巴)或发生病毒感染时,可引起红细胞膜表面抗原的改变,从而诱生自身抗体,引起红细胞溶解,导致溶血性贫血。

(五) 肺-肾综合征

肺-肾综合征又称为 Goodpasture 综合征,是由于病毒感染等原因使肺泡壁基底膜发生变构,诱导机体产生自身抗体,而肾小球基底膜与肺泡壁基底膜存在着共同抗原,导致此种免疫损伤可同时发生在肺部和肾小球。患者表现为贫血、咯血和进行性肾衰竭。

(六) 甲状腺功能亢进症

甲状腺功能亢进症又称为 Graves 病,属于一种特殊类型的Ⅱ型变态反应,又称为抗体刺激型变态反应。患者体内可产生一种针对甲状腺细胞表面甲状腺刺激素(TSH)受体的自身抗体,此种抗体与 TSH 受体结合后,能够持续刺激甲状腺细胞分泌甲状腺素,导致患者出现甲状腺功能亢进症。

 知识考点　Ⅱ型变态反应的发生机制及临床常见疾病

第3节　Ⅲ型变态反应

Ⅲ型变态反应又称为免疫复合物型或血管炎型变态反应,是可溶性抗原与相应抗体结合形成中等大小免疫复合物,沉积于局部或全身毛细血管壁基底膜,通过激活补体,在中性粒细胞、血小板、嗜碱粒细胞等效应细胞的共同参与下,导致充血水肿、局部坏死和中性粒细胞浸润为主要特征的炎症反应及组织损伤。

一、发 生 机 制

(一) 中等大小免疫复合物的形成与沉积

在正常情况下,可溶性抗原与相应的抗体(IgG、IgM、IgA)结合形成免疫复合物(IC),可被单核吞噬细胞吞噬清除,并不会引起疾病。但是在宿主补体功能障碍、吞噬细胞功能异常或所形成的复合物超过其承受能力时,免疫复合物就会在组织中沉积,从而导致疾病。容易导致免疫复合物沉积的因素包括:①血管通透性增加,免疫复合物激活补体后能活化肥大细胞、嗜碱粒细胞和血小板,使其释放血管活性胺类物质,导致局部血管通透性增加,有利于免疫复合物向组织内沉积。②血管内高压和涡流,有利于免疫复合物向组织内沉积。最常见的沉积部位是肾小球基底膜、动脉血管的弹性蛋白层内、关节滑膜、皮下等处。

(二) 组织损伤的发生

免疫复合物沉积后激活补体产生补体裂解片段 C3a、C5a 等,使肥大细胞和嗜碱粒细胞脱颗粒,释放组胺、血小板活化因子等生物学活性介质,导致血管通透性增加,渗出增多,局部出现水肿;同时,局部血小板集聚、激活,促进血栓形成,局部出现出血、坏死。C5a 还可趋化中性粒细胞向炎症局部聚集,聚集的中性粒细胞在吞噬清除免疫复合物的同时还可释放多种溶酶体酶,损伤血管基底膜和周围组织。血小板活化后释放血管活性胺类物质又进一步导致血管通透性增强,加重了局部组织的充血水肿。Ⅲ型变态反应的发生机制见图13-4。

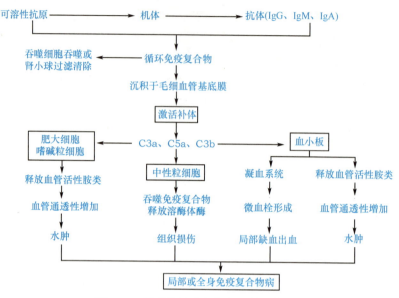

图13-4　Ⅲ型超敏反应发生机制示意图

二、临床常见疾病

(一) 局部免疫复合物病

1. Athus反应　1903年,Monsieur Athus用马血清反复免疫家兔,数周后再次给家兔皮下注射马血清,6~8小时内可发现注射局部出现水肿、出血、红晕,甚至坏死等剧烈的炎症反应,称为Athus反应。

2. 类Athus反应　局部反复多次注射胰岛素的患者,因胰岛素刺激机体产生相应的IgG类抗体,若再次注射胰岛素,会在注射的局部出现水肿、出血、坏死等类似于Athus反应的局部急性炎症反应。在反复注射生长激素、狂犬病疫苗及类毒素等时也可出现相同的反应。

(二) 全身免疫复合物病

1. 血清病　临床上某些患者在初次大剂量注射抗毒素(马血清)7~14天后,会出现发热、皮疹、关节肿痛、淋巴结肿大及蛋白尿等症状,称为血清病。其发病原因是抗毒素刺激机体产生相应的抗体,而抗毒素尚未完全排出,两者结合后形成的免疫复合物沉积在全身多个组织器官所致。血清病病程较短,具有自限性,停止注射后可逐渐恢复。大剂量注射青霉素、磺胺类药物时也可出现类似的反应,称为药物热。

2. 感染后肾小球肾炎　A群链球菌感染2~3周后,有个别患者会出现急性肾小球肾炎。其原因是链球菌与体内产生的相应抗体结合,形成免疫复合物,沉积在肾小球基膜所致。除链球菌外,葡萄球菌、肺炎球菌、乙型肝炎病毒、疟原虫等感染后也可出现类似病变。

3. 类风湿关节炎(RA)　可能与病毒或支原体持续感染有关。在上述因素的作用下,患者体内IgG类抗体变性,刺激机体产生抗变性IgG的IgM型(也可以是IgG或IgA型)抗体,即类风湿因子(RF)。这种抗体与自身变性IgG结合形成的免疫复合物,反复沉积于小关节的滑膜,导致疾病的发生。

4. 系统性红斑狼疮(SLE)　好发于女性,病因未明。SLE 患者的体内存在多种自身抗体,以抗核抗体(抗 dsDNA)为主。抗体与相应抗原结合形成的免疫复合物反复沉积在皮肤、肾小球、关节等处的毛细血管基底膜,导致各组织和器官病变。

> **知识考点**　Ⅲ型变态反应临床常见疾病

第4节　Ⅳ型变态反应

Ⅳ型变态反应是由效应 T 淋巴细胞再次接受抗原刺激所引起的病理性免疫应答,也称为迟发型变态反应(delayed type hypersensitivity,DTH)。其特点为:①发生速度慢,通常在接触变应原24～72小时后发生;②由致敏 T 细胞介导;③多数情况下无明显的个体差异;④病灶组织出现以单个核细胞浸润为主的炎症反应。

一、发 生 机 制

(一) T 细胞致敏阶段

能引起Ⅳ型变态反应的抗原种类是多种多样的,包括各种胞内寄生菌、病毒、寄生虫及化学物质等。当抗原初次进入机体时,可通过形成抗原肽-MHC-Ⅰ/Ⅱ的形式激活 T 淋巴细胞,使其迅速分化成 CTL 细胞和 Th1 细胞,形成致敏阶段,这一阶段耗时1～2周。

(二) 致敏 T 细胞产生效应阶段

当抗原再次进入机体时,致敏 CTL 细胞释放穿孔素和颗粒酶等介质,同时激活 FasL/Fas 途径,导致靶细胞的溶解和凋亡。致敏 Th1 细胞释放 IL-2、IL-3、TNF-α、LT-α、IFN-γ、GM-GSF、MCP-1、IL-8 等细胞因子,这些细胞因子的主要作用表现在:①趋化单个核细胞到达抗原部位;②促进局部血管内皮细胞黏附分子的表达,聚集巨噬细胞和淋巴细胞到达抗原存在部位,产生细胞毒作用,引起组织损伤;③激活巨噬细胞,增强细胞吞噬与细胞毒作用,加重组织损伤。最终导致在发生细胞免疫的同时,局部出现以单个核细胞(单核-巨噬细胞和淋巴细胞)浸润为主的炎症反应和组织损伤。Ⅳ型变态反应的发生机制见图 13-5。

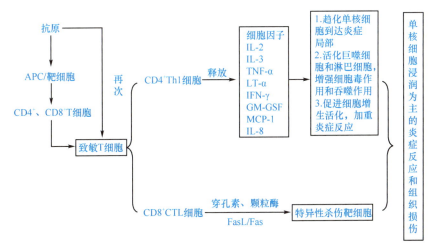

图 13-5　Ⅳ型变态反应的发生机制

二、临床常见疾病

(一) 传染性变态反应

机体在对胞内寄生的病原微生物(如胞内寄生菌、病毒、真菌等)及寄生虫产生细胞免疫的同时,可导致Ⅳ型变态反应而致使组织损伤。由于这种变态反应是在疾病传染过程中发生的,故称为传染性变态反应。例如,肺结核患者对结核杆菌感染可发生 DTH,表现为干酪样坏死、肺空洞、肉芽肿等病理改变。故临床上常利用结核菌素试验来判断机体是否具有对结核分枝杆菌的保护性免疫。

(二) 接触性皮炎

某些人在与油漆、农药、染料、化妆品、金属、青霉素等小分子半抗原接触后,会产生相应的致敏 T 淋巴细胞,形成致敏状态。当再次接触相同抗原 24 小时后,接触的局部会出现红斑、水疱、丘疹等皮炎症状,称为接触性皮炎,严重者会引发剥脱性皮炎。

临床上变态反应性疾病的发生过程是很复杂的,不少患者在发病时常表现为几种变态反应同时存在,以其中一种为主的现象。例如,SLE 患者自身抗体引起的血细胞减少主要由Ⅱ型变态反应引起,而皮肤和肾病变主要是由免疫复合物沉积引起的,属于Ⅲ型变态反应。同一种变应原在不同条件下也可引起不同的变态反应,青霉素就是典型的例子。因此在临床上遇到具体病例时,应结合具体的情况进行分析和处理。

 知识考点 Ⅳ型变态反应临床常见疾病

小 结

变态反应又称为超敏反应,是指机体接受某些抗原刺激时所发生的一种异常适应性免疫应答,其特征是生理功能紊乱或组织细胞损伤。按照其发生机制分成了四型,其中Ⅰ、Ⅱ、Ⅲ型属于体液免疫应答,而Ⅳ型属于细胞免疫应答。

Ⅰ型变态反应又称速发型变态反应,参与的抗体是 IgE,临床表现上以生理功能紊乱为主;Ⅱ型变态反应为细胞毒型或细胞溶解型变态反应,参与的抗体是 IgG 或 IgM,在补体、NK 细胞和吞噬细胞的作用下可导致各种靶细胞的溶解和破裂;Ⅲ型变态反应称为免疫复合物型或血管炎型变态反应,其特点是抗原与相应抗体(IgG、IgM、IgA)形成的免疫复合物沉积在局部或全身毛细血管基底膜而引发的血管及其周围组织的炎症反应;Ⅳ型变态反应因其发生缓慢而被称为迟发型变态反应,是一种过渡的细胞免疫应答,形成以单个核细胞(单核-巨噬细胞和淋巴细胞)浸润为主的炎症反应。

临床上变态反应发生时其机制往往不是单一的,比较复杂。防治变态反应发生的最好方法是发现变应原并避免与之接触,且根据不同的类型选取适当的治疗方法。

目标检测

一、名词解释

变态反应　脱敏疗法　传染性变态反应

二、填空题

1. Ⅰ型变态反应又称为_____或_____,参与的抗体是_____,临床最常见最严重的疾病是_____。

2. Ⅱ型变态反应属于_____免疫应答,参与的

抗体是_____或_____,通过_____、_____和_____的参与引起组织损伤。

三、选择题

1. 下列疾病属于Ⅱ型变态反应的是(　　)
   A. 接触性皮炎　　B. 消化道过敏反应
   C. 输血反应　　　D. 类风湿关节炎
   E. 血清病

2. 关于Ⅲ型变态反应下列说法不正确的是(　　)
   A. 参与的抗体是 IgG、IgM 和 IgA
   B. 有补体、吞噬细胞和 NK 细胞的参与
   C. 由中等大小可溶性免疫复合物引起
   D. 免疫复合物沉积于毛细血管壁
   E. 系统性红斑狼疮属于Ⅲ型变态反应
3. 查明变应原最常用的方法是(　　)
   A. 询问病史
   B. 皮肤斑贴试验
   C. 结核菌素试验
   D. 血清特异性 IgE 检测
   E. 皮肤试验
4. 关于Ⅳ型变态反应的特点叙述错误的是(　　)
   A. 属于细胞免疫应答
   B. 反应速度慢
   C. 炎症区以单个核细胞浸润为主
   D. 需补体参与
   E. 效应 Th1 和 Tc 细胞参与

四、简答题

1. 药物引起的血细胞减少症的发生机制是什么？
2. 青霉素过敏性休克属于哪一型变态反应？其发生机制如何？如何预防？

第14章 免疫学的实际应用

> **学习目标**
> 1. 掌握免疫学检测的原理、抗原抗体反应的特点及影响因素。
> 2. 熟悉凝集反应、沉淀反应的种类、免疫标记技术的种类和原理。
> 3. 了解T细胞功能的体内检测法及临床意义。
> 4. 了解人工主动及被动免疫的不同点、用于免疫预防的常用生物制品等。

目前免疫学已广泛应用于医学各个领域,临床免疫学应用一方面用免疫学理论阐述免疫性疾病和与免疫相关疾病的发生原理、发生规律;另一方面应用免疫学的检测技术进行疾病的诊断、预防和治疗。随着免疫学理论与技术的飞速发展,有望对多种临床疾病,如肿瘤、自身免疫病、变态反应性疾病等进行早期的诊断与防控。

第1节 免疫学防治

免疫学防治是依据免疫学的基本原理,应用免疫制剂或免疫调节剂去诱导和调节机体的免疫功能,以达到预防和治疗疾病的目的。免疫学防治包括免疫学预防和免疫学治疗。

一、免疫学预防

机体的特异性免疫获得方式有自然免疫和人工免疫两种。自然免疫主要是指机体感染病原微生物后建立的特异性免疫,也包括新生儿或胎儿经乳汁或胎盘从母体获得抗体而产生的免疫。人工免疫是指用人工的方法使机体获得免疫,人工免疫是免疫学预防的重要手段。

根据输入机体的免疫物质不同,人工免疫分为人工主动(自动)免疫和人工被动免疫。人工主动免疫多用于传染性疾病的预防,而人工被动免疫多用于传染性疾病及免疫相关性疾病的治疗或紧急预防。

(一)人工主动免疫

人工主动免疫(artificial active immunization)是指给机体接种疫苗、类毒素等抗原物质,使机体产生特异性免疫力的措施。目前常用的疫苗有以下几种。

1. 灭活疫苗(死疫苗) 选用免疫性较强的病原微生物,经人工培养后,用物理或化学方法将其杀死而制成的制剂,称灭活疫苗。灭活疫苗失去了生长繁殖的能力,但仍保留有免疫原性,故进入机体后能刺激机体产生特异性抗体或细胞免疫。灭活疫苗有性能稳定、容易保存、无毒力回复突变的优点。其缺点是,灭活疫苗在人体内不能繁殖,所以需反复注射2~3次。常用的灭活疫苗有流脑疫苗、乙脑疫苗、伤寒疫苗、百日咳疫苗、狂犬病疫苗、流感疫苗、霍乱疫苗、钩端螺旋体疫苗等。

2. 减毒活疫苗(live vaccine) 用减毒或无毒的病原微生物制成。传统制备活疫苗的方法是将病原微生物接种在培养基或易感动物的细胞中反复传代,使其失去毒力,但仍保留免疫原性。例如,牛型结核杆菌在人工培养基上经多次传代培养后制成的活的无毒的结核杆菌(卡介苗),用来预防结核病。由于活疫苗在人体内能够繁殖,一般只需接种一次。其缺点是活疫苗稳定性差,不易保存,在体内有回复突变的可能性。灭活疫苗与活疫苗的区别见表14-1。

表14-1 灭活疫苗与活疫苗的区别

区别点	灭活疫苗	活疫苗
制剂特点	死,强毒株	活,无毒或弱毒株
接种量及次数	较大,2~3次	较小,1次
保存及有效期	易保存,1年	不易保存,4℃数周
免疫效果	较低,维持数月至2年	较高,维持3~5年甚至更长

3. 类毒素(toxoid) 细菌的外毒素用0.3%~0.4%甲醛处理后,使其失去毒性、保留免疫原性,即成类毒素。常用的类毒素有破伤风类毒素和白喉类毒素,这两种类毒素常和百日咳灭活疫苗混合,制成百白破三联疫苗,用于百日咳、白喉、破伤风的预防。

4. 新型疫苗 近年来,随着免疫学、生物化学、分子生物学技术的发展,已研制出许多高效、安全、廉价的新型疫苗。主要有:①亚单位疫苗,提取病原微生物中有效的抗原成分,制备成的疫苗,即亚单位疫苗(subunit vaccine)。目前已使用的亚单位疫苗有腺病毒衣壳亚单位疫苗、流感病毒血凝集和神经氨酸酶亚单位疫苗、麻疹亚单位疫苗、乙肝病毒表面抗原制备的乙肝疫苗等。②合成疫苗,把能诱导机体产生保护性免疫的人工合成的抗原肽结合于载体上,再加入佐剂制成的疫苗称为合成疫苗(synthetic vaccine)。其优点是氨基酸序列一旦合成即可大量生产,无需进行微生物的培养,无回复突变的危险性,也无血源疫苗潜在传染的可能性。③基因工程疫苗(recombinant vaccine),是利用基因工程技术,将编码有效抗原成分的目的基因与载体重组后导入宿主细胞,随着宿主细胞的增殖,目的基因表达大量有效的抗原成分。这一过程制备的疫苗称基因工程疫苗。例如,将编码HBsAg的基因插入到酵母菌基因组中制成的DNA重组疫苗,在我国已进行广泛的应用,这种高纯度的基因工程疫苗将取代传统的疫苗。

> **知识链接** 　　　　　　　　　　　　**基 因 免 疫**
>
> 基因免疫技术是20世纪90年代发展起来的一种全新的免疫学技术。由于它具有常规疫苗无法比拟的优点,被誉为疫苗史上的一次革命。疫苗的发展概括起来经历了四个阶段:灭活疫苗、减毒活疫苗、化学合成疫苗和基因重组疫苗。虽然这些疫苗性质各有不同,但是都不同程度地存在一些没有解决的问题,如这些疫苗都需要足够高纯度和剂量的蛋白质抗原,制备方法繁琐费时,而且注射后易出现发热、红肿等现象;基因重组疫苗效果虽好,但是制备困难且价格较贵。
>
> 基因免疫是利用物理手段(基因枪等)将编码某一蛋白质抗原基因的裸露DNA转移到动物体内,通过目的基因在机体内表达所生成的蛋白质做抗原,诱导机体产生特异的免疫应答,相应的疫苗被称为"基因疫苗"。同传统疫苗相比,基因疫苗有以下几方面的优点:安全性好、免疫效果好、适用于某些常规免疫禁忌的患者、适合于构造多价疫苗、免疫作用持久、方法简便以及价格低廉。

(二) 人工被动免疫

人工被动免疫(artificial passive immunization)是给人体注射含特异性抗体的免疫血清或细胞因子等制剂,使机体获得特异性免疫力,临床上用于某些疾病的治疗或紧急预防。输入抗体后机体可立即获得免疫力,但这些外来的物质容易被清除,故维持时间短(2~3周)。用于人工被动免疫的制剂主要有抗毒素、人工免疫球蛋白制剂、细胞因子及近年研制的新型免疫治疗剂等。人工自动免疫与人工被动免疫的区别见表14-2。

表 14-2　人工主动免疫与人工被动免疫的区别

	人工主动（自动）免疫	人工被动免疫
接种或输入的物质	抗原（疫苗、类毒素）	抗体（抗毒素）等免疫效应物质
免疫力出现的时间	慢，1~4 周	注入后立即生效
免疫持续时间	数月至数年	2~3 周
用途	多用于预防	多用于治疗或紧急预防

知识考点　人工自动免疫与人工被动免疫的区别

二、计划免疫

计划免疫（planed immunization）是根据某些特定传染病的疫情监测和人群免疫状况分析，按照规定的免疫程序有计划地进行人群预防接种，以提高人群免疫水平，达到控制以致消灭相应传染病的重要措施。目前，我国免疫规划疫苗接种见表 14-3。

表 14-3　国家免疫规划疫苗接种剂次

年龄	疫苗名称及接种次数
出生 24 小时内	卡介苗（1 次）、乙肝疫苗（1 次）
1 月龄	乙肝疫苗（第 2 次）
2 月龄	脊髓灰质炎疫苗（第 1 次）
3 月龄	脊髓灰质炎疫苗（第 2 次）、百白破疫苗（第 1 次）
4 月龄	脊髓灰质炎疫苗（第 3 次）、百白破疫苗（第 2 次）
5 月龄	百白破疫苗（第 3 次）
6 月龄	乙肝疫苗（第 3 次）、A 群流脑疫苗（第 1 次，间隔 3 个月第 2 次）
8 月龄	麻疹或麻风疫苗（第 1 次）、乙脑减毒活疫苗（第 1 次）
1.5~2 岁	百白破疫苗（第 4 次）、麻疹或麻腮风疫苗（第 2 次）
2 岁	乙脑减毒活疫苗（第 2 次）
3 岁	A+C 群流脑疫苗（第 1 次）
4 岁	脊髓灰质炎疫苗（第 4 次）
6 岁	白破疫苗（1 次）、A+C 群流脑疫苗（第 2 次）

知识链接　　　　　　疫苗接种注意事项

疫苗接种应注意：①活疫苗必须低温保藏运输，接种前应注意疫苗的有效期；②根据不同情况选择适宜接种对象；③根据疫苗种类、病原微生物感染途径选择疫苗的接种途径，严格掌握疫苗的剂量和方法；④根据疫苗效果选择接种次数与间隔时间，疫苗接种后所产生的免疫力，经过一定时间逐渐减退，为使疫苗效果持续，应定期进行复种；⑤严格掌握禁忌证：凡高热、急性传染病、严重心血管、肝、肾疾病、活动性结核病、糖尿病、甲状腺功能亢进症和免疫缺陷等患者，均不宜接种疫苗，以免引起原有疾病的恶化；孕妇不宜接种疫苗，防止发生流产、早产；女性月经期应暂缓接种。

三、免疫学治疗

免疫学治疗是依据免疫学的基本原理，针对疾病发生的机制，人为地调整机体的免疫功能，以达到治疗疾病的目的所采取的措施。

（一）以抗体为基础的免疫治疗

以抗体为基础的免疫治疗，其原理是抗体可中和细菌的毒素、中和炎症因子、介导溶解病原性微生物、介导溶解淋巴细胞、作为靶向载体等。治疗用抗体主要包括免疫血清、单克隆抗体和基因工程抗体。

1. 抗感染免疫血清及免疫球蛋白

（1）抗毒素血清（antitoxin senum）：是用类毒素免疫动物制备的免疫血清，具有中和外毒素的作用，亦称抗毒素（antitoxin）。一般常用类毒素免疫健康的马，待马体内产生大量抗毒素后，采血分离血清，再纯化精制而成。抗毒素主要用于治疗或紧急预防外毒素所致的疾病。由于抗毒素血清来源于异种动物，故应用前应先做皮试，避免超敏反应的发生，皮试阳性者可采用脱敏疗法，常用的有破伤风抗毒素、白喉抗毒素等。

（2）抗病毒血清：是用病毒免疫动物制备的血清，如抗狂犬病病毒血清、抗麻疹病毒血清、抗乙型脑炎病毒血清。这些血清可阻止病毒进入易感细胞，故有预防病毒感染的作用。

（3）人免疫球蛋白制剂：是从正常人血浆或健康胎盘血中分离制成的免疫球蛋白浓缩剂。由于多数成人隐性或显性感染过甲型肝炎、麻疹、脊髓灰质炎等多种病原体，故血清中含有一定量的相应抗体。免疫球蛋白肌内注射制剂，主要用于上述传染病的预防，有防止发病、减轻症状、缩短病程的效果。静脉注射用免疫球蛋白，多用于原发性或继发性免疫缺陷病的治疗。

（4）抗淋巴细胞丙种球蛋白：适用于器官移植时的抗免疫排异治疗。用于人的同种异体移植有明显疗效，特别是对肾移植的患者。

2. 单克隆抗体与基因工程抗体　近年来，用基因工程和现代生物技术产生的单克隆抗体，即去除鼠源性抗体中的 Fc 段和可变区中的骨架区，如人源化抗体、嵌合抗体、单链抗体等，降低原鼠源性抗体进入机体的免疫原性，保留抗体结合抗原的特异性，为免疫治疗开辟了广阔的前景。例如，抗 CD3 单抗可特异性破坏 T 细胞，临床上用于心、肝、肾移植时的急性排斥反应；抗 TNF 单抗已成功用于类风湿关节炎等慢性炎症性疾病的治疗；用特异性的单抗为载体，将抗肿瘤的药物、放射性核素及毒素等细胞毒素性物质，靶向性携带到肿瘤病灶部位，可特异性杀伤肿瘤细胞。目前，本类抗体正在应用和研制中。

（二）以细胞为基础的免疫治疗

细胞治疗是指给机体输入细胞制剂，用于增强或激活机体的特异性免疫应答反应，如肿瘤细胞疫苗、过继免疫治疗、造血干细胞移植等。

1. 肿瘤细胞疫苗　用自体或同种异体的肿瘤细胞经射线或抗代谢药物处理，失去生长能力，保留其免疫性。

2. 过继免疫治疗　取自体淋巴细胞经体外激活、增殖后回输给患者，用于直接杀伤肿瘤细胞或激发机体抗肿瘤免疫效应，亦称过继免疫（adoptive immunization），如给肿瘤患者输入在体外已激活扩增的特异性肿瘤浸润淋巴细胞（tumor-infiltrating lymphocyte, TIL）或非特异性的淋巴因子激活的杀伤细胞（lymphokine activated kille, LAK）等。

3. 造血干细胞移植　所有血细胞均来源于造血干细胞，所以在一定意义上讲，免疫细胞的发育分化就是造血干细胞分化成熟的过程。因此造血干细胞的移植，可使患者重建机体的造血系统和免疫系统，如给白血病、再生障碍性贫血、免疫缺陷病患者输入造血干细胞。造血干细胞主要取骨髓，也可取外周血或脐血。

（三）生物应答调节剂和免疫抑制剂

1. 生物应答调节剂

（1）细胞因子制剂：是近年来研制的新型免疫治疗剂，已用于感染性疾病、肿瘤、移植排斥、血细胞减少症、超敏反应、自身免疫性疾病等的治疗。目前临床所用的细胞因子制剂主要有：①IFN，具有抗病毒、抗肿瘤和免疫调节等多种作用。在治疗慢性活动性肝炎、疱疹性角膜炎、带状疱疹和某些血液系统肿瘤等方面，取得了良好的疗效。②TNF，可直接杀伤某些肿瘤细胞或使其生长受到抑制；能活化 NK 细胞和巨噬细胞，间接发挥杀伤或抑制肿瘤的作用；能损伤血管内皮细胞，促进血栓形成，致使肿瘤组织坏死。③IL-2，具有多种免疫调节作用，如能诱导活化 T、B 淋巴细胞，是其增殖分化及产生的细胞因子；增强 T_c、NK 细胞和单核吞噬细胞的杀伤活性。

（2）微生物制剂：如卡介苗、短小棒状杆菌、革兰阳性菌细胞壁中的脂磷壁酸，其主要作用是活化巨噬细胞、NK 细胞；食用菌香菇以及灵芝中的多糖、枸杞多糖等可促进淋巴细胞分裂增殖、促进细胞因子的产生，从而提高和增强机体的免疫力。

2. 免疫抑制剂

（1）化学合成药物：①糖皮质激素，具有抑制免疫应答、抗炎、抗超敏反应的作用，常用于治疗炎症、超敏反应性疾病和移植排斥反应。②环磷酰胺，属于烷化剂抗肿瘤药物，其主要的作用机制是抑制 DNA 的复制和蛋白质的合成，阻止细胞的分裂，可用于治疗各种自身免疫性疾病、移植排斥反应和肿瘤。③硫唑嘌呤，属嘌呤类抗代谢药物，是一种非特异的免疫抑制剂。可通过抑制 DNA 及蛋白质合成，而阻止细胞的分裂、抑制体液免疫和细胞免疫，常用于防治移植排斥反应，另外可与皮质激素或抗淋巴细胞球蛋白等合用，用于治疗类风湿性关节炎、全身性红斑狼疮等自身免疫性疾病。

（2）微生物制剂：①环孢素 A(cycloporine A,CsA)，是真菌代谢产物的提取物，目前已能化学合成，主要通过阻断 T 细胞内 IL-2 基因的转录，抑制 IL-2 依赖的 T 细胞活化，用于治疗移植排斥反应有明显效果。②F-K560，属大环内酯类抗生素，为真菌的代谢产物。其作用机制与 CsA 相近，但作用比 CsA 强 10～100 倍，而且对肾脏的毒副作用较小，常用于抗移植排斥反应，有很好的效果。③西罗莫司(雷帕霉素)，为真菌代谢产物，可通过阻断 IL-2 诱导的 T 细胞增殖而选择性抑制 T 细胞，用于抗移植排斥反应。

另外，近年发现有些药物对免疫细胞有明显的刺激作用，可用于增强机体的免疫功能，常用的药物有：①左旋咪唑，该药为驱虫药，20 世纪 70 年代发现左旋咪唑具有活化巨噬细胞、增强 NK 细胞活性和促进 T 细胞产生 IL-2 等细胞因子的作用。②西咪替丁，该药物可与抑制性 T 细胞的 H_2 受体结合，可以阻止组胺对 T 细胞的活化作用，从而提高机体的免疫功能。

第 2 节　免疫学诊断

病原微生物感染人体后，体内可产生特异性体液免疫或细胞免疫应答，用免疫学检测技术检测体内的免疫应答产物，即免疫学诊断。

免疫学诊断是借助免疫学、细胞生物学、分子生物学等相关学科的理论或技术，对抗原、抗体、细胞因子及免疫细胞等进行定性、定量检测或功能检测，临床主要用于协助对传染病或相关疾病的诊断、机体免疫功能状态以及疾病预后和转归的判断，或进行流行病学调查。目前免疫学诊断从技术到试剂的应用发展非常迅速，在医学及生物学研究领域中得到了广泛的应用，在临床医学中已从最初对传染病的诊断扩展到对肿瘤、超敏反应性疾病、自身免疫性疾病，以及微量蛋白、激素和药物的检测。本节内容仅介绍常用免疫学检测技术的基本原理及临床应用。

 知识考点　免疫学诊断的定义

一、抗原或抗体的检测

抗原抗体结合在体内可表现为中和细菌毒素、溶解细胞、杀菌、促进吞噬或引起免疫病理损伤等反应;在体外,由于抗原与抗体结合的物质基础是抗原的表位与抗体可变区的空间构型的互补性,因此在一定的条件下,抗原和相应抗体在体外结合出现肉眼可见的凝集、沉淀、补体结合等多种反应。通过对这些反应结果的分析,可鉴定抗原或抗体。由于抗体主要存在于血清中,临床上多用血清标本进行试验,故体外的抗原抗体反应曾被称为血清学反应,但随着单克隆抗体技术等免疫学的深入发展,血清学反应的含义已被抗原抗体反应这个概念所取代。

(一) 抗原抗体反应的特点

1. 特异性 抗原抗体结合具有高度的特异性。抗原的表位与相应抗体分子的超变区和空间构型互补,通过氢键结合力、疏水作用力和静电引力等发生特异性结合。若两种不同的抗原分子具有一个或多个相同或相似的表位,则针对一种抗原的抗体发生结合反应,即交叉反应。抗原抗体反应的特异性与交叉性在传染病的诊断、预防、治疗和生物学研究领域中得到了广泛的应用。

2. 可见性 抗原抗体结合能否出现肉眼可见的反应,取决于抗原抗体的比例是否合适,若比例合适,两者结合后可形成大分子复合物,肉眼可以见到。若抗原或抗体任何一方过剩时,虽也能结合,但形成的复合物小,肉眼很难看到。为了使抗原抗体结合后出现肉眼可见的结合现象,试验时必须根据抗原的物理性状,对抗原或抗体进行一定比例的稀释。

3. 可逆性 抗原抗体的结合是分子表面的结合,为非共价键结合,在一定条件下(如低 pH、高浓度盐、冻融等),抗原和抗体结合形成的复合物可以解离,而解离后的抗原和抗体仍可保持各自原有的性质。

(二) 影响抗原抗体反应的因素

在抗原抗体反应的过程中,有许多因素可影响反应结果:①温度,适宜的温度可促进抗原与抗体分子接触的机会,缩短反应时间,常用的温度为37℃。②酸碱度,pH过高或过低均能影响抗原抗体的理化性质,所以抗原抗体反应需要合适的pH溶液,最适宜溶液的pH为6~8。③电解质,抗原、抗体都有相应的极性基团,能相互吸附并由亲水性变为疏水性。电解质可使抗原和抗体复合物失去电荷而发生凝集,出现可见反应。无电解质的参与,则不出现可见反应,故免疫学试验中常用生理盐水稀释抗原或抗体。

(三) 常见的抗原抗体反应类型

1. 凝集反应 细菌或细胞等颗粒性抗原与相应抗体结合时,在适宜电解质存在的条件下,形成肉眼可见的凝集物,即凝集反应(图14-1)。

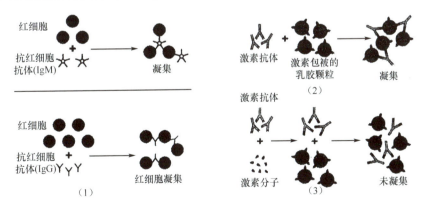

图 14-1 凝集反应示意图

(1)直接凝集反应:指细菌或红细胞与相应抗体直接结合出现的凝集现象。主要的方法有玻片法和试管法。玻片法是将已知抗体与未知抗原在玻片上反应,为定性试验,方法简便,可用于菌种鉴定、血型鉴定等。试管法是将被检血清在试管中进行倍比稀释后,再加入等量抗原,在适宜的温度下,经一定时间后出现凝集现象。常用于抗体的定量检测,如诊断伤寒或副伤寒用的肥达反应。

(2) 间接凝集反应:将可溶性抗原吸附于与免疫无关的载体颗粒上,形成致敏颗粒,再与相应抗体进行反应,出现肉眼可见的凝集现象,称为间接凝集反应。该方法敏感性较高,可用于检测微量的抗体。常用的载体颗粒有家兔或绵羊红细胞、人的 O 型红细胞、乳胶颗粒、活性炭等。

(3) 间接凝集抑制试验:可溶性抗原与相应抗体预先混合并充分作用后,再加入致敏颗粒,此时因抗体已被可溶性抗原结合,阻断了抗体再与致敏颗粒上的抗原结合,不再出现致敏颗粒的凝集现象,称为间接凝集抑制试验(indirect agglutination inhibition test)。该试验可用于检测抗原或抗体,如诊断早孕的乳胶凝集抑制试验。间接凝集抑制试验的灵敏度高于一般间接凝集试验。

2. 沉淀反应　可溶性抗原,如血清蛋白质、组织浸出液、细菌裂解液等,与相应抗体结合后,在一定条件下,形成肉眼可见的沉淀物,称为沉淀反应(precipitation)。该反应常用半固体琼脂作介质进行琼脂扩散试验或称免疫扩散,即可溶抗原与抗体在凝胶中扩散,两者比例合适时出现白色沉淀。常用方法有以下几种。

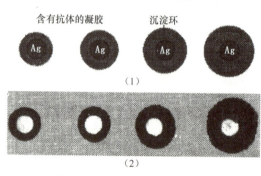

图 14-2　单向免疫扩散示意图

(1) 单向免疫扩散试验:将一定量已知抗体均匀混合于溶化的琼脂中,制成琼脂板,再按一定的要求打孔,并在孔中加入待测抗原。抗原向周围扩散,与琼脂中的抗体结合后,形成免疫复合物沉积下来,出现白色的沉淀环(图 14-2),沉淀环直径的大小与抗原浓度成正比。

(2) 双向免疫扩散试验:将抗原和抗体分别加入琼脂板的不同孔中,两者可同时在琼脂中向周围扩散,在相遇处形成白色沉淀线(图 14-3)。相应的抗原与抗体结合只形成一条沉淀线。若反应体系中含两种以上抗原-抗体系统,则小孔间可出现两条以上的沉淀线。本法常用于抗原或抗体的定性检测、两种抗原的相关性分析等。

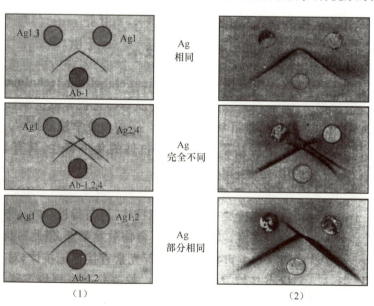

图 14-3　双向免疫扩散示意图

(3) 对流免疫电泳:是在双向扩散的基础上进行电泳。方法是将抗原孔置阴极端,抗体孔置阳极端。由于抗原分子质量小于抗体,在pH8.6的缓冲液中所带的负电荷较抗体多,所以在电场中抗原克服了电渗作用而从负极泳向正极,而且由于抗体分子质量大,带负电荷又少,反而从正极倒泳向负极,这样抗原与抗体形成对流,当抗原与抗体在两孔间相遇时形成沉淀线(图14-4)。该试验所需时间短,敏感性比双向扩散试验强。

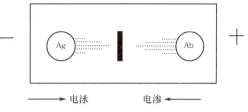

图14-4 对流免疫电泳示意图

3. 免疫标记技术(immunolabelling technique) 是指用荧光素、酶、放射性核素、发光剂或电子致密物质,如铁蛋白、胶体金等,作为示踪剂标记抗体或抗原进行的抗原抗体反应的操作技术。免疫标记技术具有高度的灵敏性和特异性,并能够进行定性、定量甚至定位测定,而且具有容易观察结果、适合自动化检测等许多优点。它是目前应用最广泛的免疫学检测技术。根据实验中使用的标志物与检测方法不同,标记技术可分为荧光技术、免疫酶技术、放射性免疫测定技术和免疫胶体金技术等。

(1) 免疫荧光技术(immunofluorescence technique):该技术是用荧光素标记抗体或抗原,测定待检标本中有无相应的抗原或抗体的方法。常用的荧光素有异硫氰酸荧光素(FITC)和罗丹明(RB200)。其方法有:①直接法,应用特异性荧光抗体直接检测标本中的抗原,在荧光显微镜下观察结果,发荧光的部位有相应的抗原存在。该技术可用于组织细胞中病毒、细菌、抗原的检测,但每检测一种抗原,必须制备相应的荧光抗体,非常不便。②间接法,先将标记的抗体(第一抗体)与组织或细胞上的抗原结合,充分洗涤后,再加荧光素标记的抗体(第二抗体),洗涤后在荧光显微镜下观察(图14-5)。该方法的优点是制备一种抗体可用于多种抗原抗体系统的检测,比直接法敏感、方便。

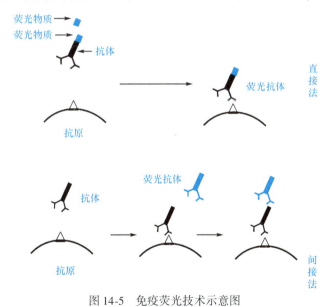

图14-5 免疫荧光技术示意图

(2) 免疫酶技术(immunoenzymatic technique):是用酶标记抗体来检测抗原的方法。其原理及操作程序基本与免疫荧光技术相似,不同的是用酶代替了荧光素。将酶标记的抗体与相应抗原结合,加入酶作用的底物及供氢体,并根据底物被酶解后的显色反应,对细胞和组织标本中的抗原-抗体复合物进行定位、定性分析和鉴定,亦可根据颜色的深浅程度来判断待测标本中抗原的有无或含量。常用的酶有辣根过氧化物酶(HRP),底物为 H_2O_2,供氢体有邻苯二胺(OPD)和二氨基联苯胺(DAB),反应后供氢体生成有色氧化型染料,前者呈橘黄色,后者呈棕色。其方法有酶联免疫吸附试验(enzyme linked immunosorbent assay,ELISA)和酶免疫组化法。ELISA 法可检测抗原,亦可检测抗体,酶免疫组化法用于检测组织中或细胞表面的抗原。ELISA 法是目前临床上应用最广泛的一种免疫标记技术,如乙肝五项、抗-HIV、抗-HCV 的检测等。

(3) 放射免疫测定技术(radioimmunoassay,RIA):是用放射性核素标记抗原或抗体与待测的抗体或抗原进行免疫学检测的方法。通过检测抗原抗体复合物的放射活性来判断结果。该技术将放射性核素显示的高灵敏度与抗原抗体反应的特异性相结合,使检测的敏感度达到 pg 水平,而且特异性强、精确、易规范和自动化。目前 RIA 已广泛应用于多种激素、药物以及一些抗体的测定,但放射性核素对人体有一定的危害,且需要特殊的仪器设备。

(4) 免疫胶体金技术:用胶体金标记的抗体与组织或细胞标本中的抗原反应,用肉眼或在显微镜下观察颜色的分布,进行定位、定性检测组织或细胞中的抗原。

> **知识链接**　　　　　　**免疫标记技术**
>
> 　　免疫标记技术是将已知抗体或抗原标记上易显示的物质,通过检测标志物来显示抗原、抗体的情况,从而间接检测被检抗原或抗体的存在与否,或量的多少。目前,免疫学检测中的标记技术主要包括酶免疫技术、荧光免疫技术、放射免疫技术、胶体金免疫标记技术、化学发光免疫技术等。免疫标记技术具有灵敏度高、快速、可定性、定量、定位、易于商品化和自动化等特点,逐渐替代了凝集、沉淀反应等经典的免疫学检验技术。目前,免疫标记技术已在免疫化学、免疫学、分子生物学、临床医学、食品安全检测及环境监测等多个领域中得到广泛的应用。

二、免疫细胞及其功能的检测

机体的免疫反应有多种免疫细胞参与,其中淋巴细胞是机体免疫应答的主要细胞,因此检测各群淋巴细胞的数量和功能是判断机体免疫功能的重要指标。

(一) 免疫细胞数量的检测

1. T 细胞数量检测

(1) E 花环试验:人类 T 细胞表面具有绵羊红细胞(SRBC)受体,在体外能与绵羊红细胞结合,使绵羊红细胞黏附于 T 细胞周围,形成花环样结构。试验时将分离的人外周血淋巴细胞与绵羊红细胞按一定比例混合,低速离心 5 分钟,置 4℃冰箱 2 日后,涂片、染色,计数吸附 3 个以上绵羊红细胞的淋巴细胞的百分率,正常值为 70%~80%。

(2) T 细胞特异性抗原的检测:CD3 是 T 细胞表面特有的抗原成分,可用相应的单克隆抗体进行检测,常采用间接免疫荧光法,先用鼠抗人 CD3 单克隆抗体和人外周血淋巴细胞混合,然后加入荧光素标记的兔抗鼠球蛋白抗体,在流式细胞分析仪上自动检测或在荧光显微镜下观察结果。细胞膜上发黄绿色斑点状荧光的细胞为阳性细胞。计数 100~200 个淋巴细胞,计算出阳性细胞百分率,正常值为 70%~80%。

2. B 细胞数量检测　目前多通过检测 smIg 来了解成熟 B 细胞的数量,方法是将人单个核细胞用 FITC 标记的兔抗人免疫球蛋白做直接免疫荧光染色,发荧光的细胞为 $smIg^+$ 细胞,即 B 细胞。正常人外周血 $smIg^+$ 细胞一般为 8%~15%。

(二) 免疫细胞功能检测

1. T 细胞功能检测

(1) T 细胞功能的体外检测:①淋巴细胞转化试验,T 细胞在体外受到非特异性有丝分裂原如 PHA、ConA 等刺激后,能转化为体积较大、代谢旺盛,且能进行分裂的淋巴母细胞。试验时取外周血分离淋巴细胞,加入一定剂量的 PHA,在培养液中培养 3 天,涂片染色,镜下形态观察并计数转化细胞的百分率。正常人 T 细胞的转化率为 70%~80%,转化率在一定程度上可反映细胞免疫功能,也可用同位素掺入法即在终止培养前 8~16 小时,加入氚标记的胸腺嘧啶核苷(^3H Tdr)于培养物中。因细胞转化过程中 DNA 合成增加,^3H Tdr 被转化的细胞摄入,培养结束后,测定细胞内同位素的相对含量。其含量的高低代表了细胞转化的能力。②细胞介导的细胞毒试验,是检测 Tc 杀伤功能的一种试验,Tc 对其靶细胞有直接的细胞毒作用。检测细胞毒效应常用的方法有 ^{51}Cr(铬)释放法,即把受检者外周血单个核细胞与 ^{51}Cr 标记的靶细胞按一定比例混合,37℃孵育 4~16 小时,靶细胞被杀伤的越多,释放到上清液中的 ^{51}Cr 含量越高,用 γ 射线测量仪检测上清液中 ^{51}Cr 的含量,即可计算出被检细胞的杀伤活性。此法可用以测定机体抗肿瘤的免疫功能。

(2)T 细胞功能体内检测:是用特异性抗原或非特异性有丝分裂原注入皮内。刺激 T 细胞使其分化、增殖,释放淋巴因子,继而引起皮肤炎症反应的体内试验。细胞免疫功能正常者可出现阳性反应(形成红斑或硬结),细胞免疫功能低下者反应微弱或呈阴性反应。临床上可用于诊断某些病原微生物感染或细胞免疫缺陷病,也可用来观察肿瘤患者的细胞免疫功能在治疗过程中的变化。其检测方法有:①植物血凝素(PHA)皮肤试验,PHA 是一种常用的非特异性有丝分裂原,注射于前臂掌侧皮内,6~12 小时后局部出现红斑或硬结,24~48 小时后达高峰,硬结直径>1.5cm 为阳性。PHA 皮肤试验法敏感性强,比较安全可靠,临床常用于检测机体的细胞免疫水平。②特异性抗原皮肤试验,主要有结核菌素试验、白色念珠菌素试验等。结核菌素试验应用最普遍。特异性抗原皮试法简便易行,但受试者对所试抗原过去的致敏情况,可直接影响试验的结果。若受试者从未接触过该抗原,则不会出现阳性反应。因此阴性者不一定表示细胞免疫功能低下。所以应结合临床综合判断分析结果。

> **知识链接**　　　　　　　　　**结核菌素试验**
>
> 结核菌素试验的结果:如局部出现红肿硬结>5mm 者为阳性反应,>15mm 为阳性强反应。结核菌素试验的意义:结核菌素试验阳性反应,表明曾感染过结核分枝杆菌或卡介苗接种成功,不一定有结核病。强阳性者可能患有活动性结核,应进一步检查。阴性反应一般表明未感染过结核分枝杆菌,但感染初期、老年人、严重结核及结核同时患有其他传染病或使用免疫抑制剂,致免疫功能受抑制时,均可暂时呈阴性反应。结核菌素试验的临床应用:①选择卡介苗接种对象及接种效果测定,结核菌素试验阴性者应接种 BCG。②可作为部分人群结核病的辅助诊断,如强阳性反应,表明可能有活动性结核。③间接检测肿瘤患者的细胞免疫功能。

2. B 细胞功能检测　有两类方法:一类是测定血清中的抗体;另一类是 B 细胞增殖试验。B 细胞受丝裂原(如金黄色葡萄球菌 A 蛋白、SPA)刺激后进行分裂增殖,将两者温育一定时间后检测增殖细胞的数目。

三、细胞因子检测

细胞因子由多种细胞分泌,他们以其多种多样的生物学活性参与免疫和炎症反应,在介导抗感染免疫、移植免疫、肿瘤免疫和自身免疫的过程中发挥着重要的作用。因此,细胞因子的定性、定量检测是判断机体免疫细胞功能的重要指标,有助于分析某些疾病的发生、发展、治疗疗效及预后等,细胞因子的检测方法主要分以下三种。

1. 生物学活性检测　有些肿瘤细胞株必须依赖某种细胞因子方能在体外增殖,增殖程度与细胞因子的含量,在一定范围内呈正相关。故可利用这些依赖性细胞株,检测相应的细胞因子,如 IL-1、IL-2、IL-4、IL-6 等。

2. 免疫学检测 是用细胞因子的单克隆和多克隆抗体进行检测。目前一些细胞因子已有检测试剂盒，其应用范围正在扩大。优点是简便快速、特异性和重复性较好，但其敏感性较低。

3. 分子生物学检测 是应用细胞因子核酸探针，通过分子杂交技术或通过提取细胞内 RNA 经反转录合成 cDNA，在细胞因子引物指导下进行 PCR 扩增，检测细胞因子 mRNA 的存在和表达。分子生物学检测法可避免生物活性检测过程中可能存在的其他细胞因子的影响，故特异性及敏感性较高。

小 结

在临床医学中免疫学应用一方面用免疫学理论阐述免疫性疾病和与免疫相关疾病的发生原理及规律；另一方面应用免疫学技术进行疾病的诊断、预防和治疗。免疫学预防是用人工的方法使机体获得免疫力，达到预防疾病的目的。依据输入机体的物质不同分为人工主动免疫和人工被动免疫，前者是给机体接种疫苗、类毒素等抗原物质，使机体产生特异性免疫力；而人工被动免疫是给人体注入含特异性抗体的免疫血清或细胞因子等制剂，使机体获得特异性免疫力，使其对某些疾病进行预防和治疗。

免疫学治疗是依据免疫学的基本原理，针对疾病发生的机制，人为地调整机体的免疫功能，以达到治疗疾病的目的，包括使用免疫调节剂、免疫分子和免疫细胞等。免疫学诊断是利用免疫学的原理和检测技术，对免疫反应物质进行定性、定量甚至定位检测的方法，包括对抗原抗体检测（凝集反应、沉淀反应、免疫标记技术等）、免疫细胞的检测（主要是对 B 细胞、T 细胞数量及功能进行检测）、细胞因子的检测等。

目标检测

一、名词解释

人工主动免疫　人工被动免疫　抗毒素血清　免疫标记技术　生物制品

二、填空题

1. 人工主动免疫常用的生物制品有＿＿＿＿、＿＿＿＿、＿＿＿＿和＿＿＿＿。

2. 抗原抗体检测常用的方法包括＿＿＿＿、＿＿＿＿和＿＿＿＿。

3. 抗原抗体反应的主要特点是＿＿＿＿、＿＿＿＿和＿＿＿＿。

三、选择题

1. 用于人工被动免疫的制剂是（　　）
   A. 活疫苗　　　　B. 灭活疫苗
   C. 类毒素　　　　D. 抗毒素
   E. 外毒素

2. 属于人工主动免疫生物制品的是（　　）
   A. 抗毒素　　　　B. 毒素
   C. 类毒素　　　　D. 丙种球蛋白
   E. 抗狂犬病病毒血清

3. 注射哪种物质可使机体快速获得特异性免疫力（　　）
   A. 乙肝疫苗　　　B. 卡介苗
   C. 白喉类毒素　　D. 白喉抗毒素
   E. 新型疫苗

4. 属于人工被动免疫生物制品的是（　　）
   A. 抗毒素　　　　B. 外毒素
   C. 类毒素　　　　D. 新型疫苗
   E. 死疫苗

5. 直接凝集反应主要用于检测（　　）
   A. 颗粒性抗原　　B. 可溶性抗原
   C. 致敏颗粒结合的抗原　D. 半抗原
   E. 所有抗原

6. 免疫标记技术不包括的是（　　）
   A. 凝集反应　　　B. 免疫酶技术
   C. 免疫荧光技术　D. 放射免疫技术
   E. 胶体金技术

7. 检测 T 淋巴细胞的功能可用（　　）
   A. 淋巴细胞转化试验　B. 免疫酶技术
   C. 放射免疫测定技术　D. 免疫荧光法
   E. 双抗体夹心法

8. 关于类毒素，下列说法正确的是（　　）
   A. 有毒性

B. 有抗原性
C. 注射前需皮试
D. 用于某些疾病的紧急预防
E. 用于某些疾病的治疗

9. 免疫扩散试验属于( )
   A. 沉淀反应　　　　B. 免疫酶技术
   C. 免疫荧光技术　　D. 放射免疫技术
   E. 凝集反应

10. ELISA 试验属于( )
    A. 免疫荧光技术　　B. 免疫酶技术
    C. 同位素标记技术　D. 免疫电泳
    E. 对流免疫电泳

四、简答题

1. 比较人工自动免疫和人工被动免疫有哪些异同？
2. 简述抗原抗体反应的特点及影响因素。
3. 举例说明免疫标记技术的应用原理。
4. 临床常用的免疫学治疗制剂有哪些？
5. 细胞免疫体外检测法有哪些？

第4篇 实验技能

实验一 光学显微镜的使用及细菌标本片的观察

一、目的要求

1. 熟悉普通光学显微镜的主要构造及性能。
2. 掌握低倍镜及高倍镜的使用方法。
3. 掌握油镜的使用原理及方法,会使用油镜观察细菌的形态。
4. 了解光学显微镜的维护方法。

二、实验原理

微生物体积微小,需要借助显微镜放大数百倍、上千倍才能看清楚,因此显微镜是研究微生物形态结构最基本的工具。显微镜的种类很多,根据不同的目的和要求,可以选用普通光学显微镜、暗视野显微镜、相差显微镜、荧光显微镜、电子显微镜等。在微生物学实验中,应用最多的是普通光学显微镜(简称显微镜)。显微镜的物镜包括低倍镜、高倍镜和油镜三种,在细菌的形态结构观察中,油镜最为常用。

三、实验内容

(一) 光学显微镜的基本构造及功能

光学显微镜的构造见实验图1-1。

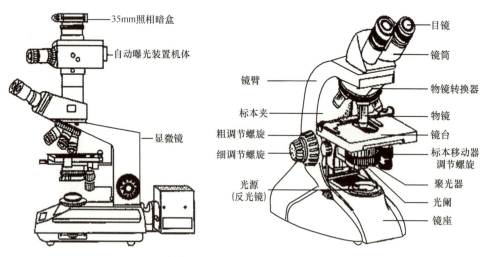

实验图1-1 光学显微镜的构造

1. 机械部分

(1) 镜筒:是安装在显微镜最上方或镜臂前方的圆筒状结构,其上端装有目镜,下端与物镜转换器相连。根据镜筒的数目,显微镜可分为单筒式和双筒式两大类。

(2) 物镜转换器:又称物镜转换盘,是安装在镜筒下方的一圆盘状构造,可以按顺时针或逆时针方向自由旋转。其上均匀分布有3~4个圆孔,用以装载不同放大倍数的物镜。转动物镜转换盘可使不同的物镜到达工作位置(即与光路合轴)。使用时注意使所需物镜准确到位。

(3) 镜臂:为支持镜筒和镜台的弯曲状构造,是取用显微镜时握拿的部位。在使用临时装片时,注意不要倾斜镜臂,以免液体或染液流出,污染显微镜。

(4) 调节器:也称调节螺旋,为调节焦距的装置,分粗调节螺旋和细调节螺旋两种。粗调节螺旋可使镜筒或载物台以较快速度或较大幅度地升降,能迅速调节好焦距,使物像呈现在视野中,适于低倍镜观察时的焦距调节。而细调节螺旋只能使镜筒或载物台缓慢或较小幅度地升降(升或降的距离不易被肉眼观察到),适用于高倍镜和油镜的聚焦或观察标本的不同层次,一般在粗调节螺旋调节焦距的基础上再使用细调节螺旋,精细调节焦距。

(5) 载物台:位于物镜转换器下方的方形平台,是放置被观察标本片的地方。平台的中央有一圆孔(或椭圆孔),称为通光孔,来自下方的光线经此孔照射到标本片上。

(6) 在载物台上通常装有标本移动器(也称标本推进器),移动器上安装的弹簧夹可用于固定标本片,另外转动与移动器相连的两个螺旋可使标本前后或左右移动。

(7) 镜座:位于显微镜最底部的构造,为整个显微镜的基座,用于支持和稳定镜体。有的显微镜在镜座内装有照明光源等构造。

2. 光学部分

(1) 目镜:又称接目镜,安装在镜筒的上端。每台显微镜通常配置2~3个不同放大倍数的目镜,常见的有5×、10×和15×(×表示放大倍数)的目镜,可根据不同的需要选择使用,最常使用的是10×目镜。

(2) 物镜:又称接物镜(实验图1-2),安装在物镜转换器上。每台显微镜一般有3~4个不同放大倍数的物镜,常用物镜的放大倍数有10×、40×和100×等几种。习惯上将放大10倍以下(含10倍)的物镜称为低倍镜;放大40倍左右的物镜称为高倍镜;将90×或100×的称为油镜(这种镜头在使用时需浸在镜油中),在油镜上还常标有"油"或"Oil"的字样。物镜上标有放大倍数、数值孔径、盖玻片的厚度等主要参数。数值孔径是指介质的折射率与镜口角一半正弦的乘积,即 $NA = n \cdot \sin\alpha/2$。$n$ 为物镜与标本间介质的折射率,α 为镜口角,见实验图1-3。

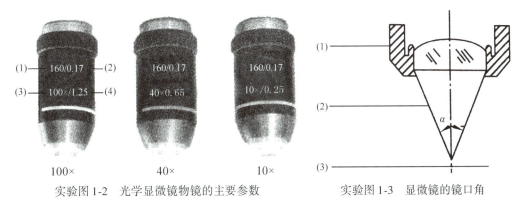

实验图1-2 光学显微镜物镜的主要参数
(1) 筒长;(2) 盖玻片厚度;(3) 放大倍数;(4) 数值孔径

实验图1-3 显微镜的镜口角
(1) 物镜;(2) 镜口角;(3) 标本面

(3) 聚光器:位于载物台通光孔的下方,由聚光镜和光圈构成,其主要功能是使光线集中到所要观察的标本上。聚光镜由2~3个透镜组合而成,其作用相当于一个凸透镜,可将光线汇集成束。在聚光器的左下方有一调节螺旋可使其上升或下降,从而调节光线的强弱,升高聚光器可使光线增强;反之光线变弱。

(4) 反光镜:位于聚光器的下方,能将来自不同方向的光线反射到聚光器中。有的反光镜有两个面,一面为平面镜,另一面为凹面镜,凹面镜有聚光作用,适于较弱光和散射光下使用,光线较强时则选用平面镜。

(二) 显微镜油镜的使用

1. 油镜的工作原理　油镜的透镜很小,从载玻片透过的光线通过空气时,因介质折光率不同,光线将发生折射现象,使射入镜筒的光线很少,物像模糊不清。若在油镜镜头与载玻片之间加入与玻璃折射率相近的香柏油(实验图1-4),则使通过的光线不至因折射而减弱,因此能清楚地看到物像。

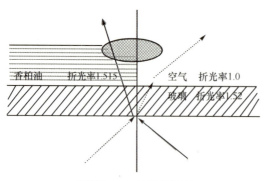

实验图1-4　油镜的原理

2. 使用方法

(1) 对光:将显微镜小心地从镜箱中取出(移动显微镜时应以右手握住镜臂,左手托住镜座),放置在实验台上。打开电源开关,转动粗调节螺旋,使镜筒略升高,调节物镜转换器,使低倍镜转到工作状态(即对准通光孔),当镜头完全到位时,可听到轻微"嗒"的声音。

(2) 观察:将载玻片放在载物台上,用夹片器固定,先用低倍镜找到标本所在处,再换油镜观察。使用油镜时,须在载玻片的标本部位滴香柏油一滴,从旁边观察并转动粗调节螺旋使载物台上升,将油镜镜头浸入油内接近标本表面,但不要碰到标本片,继续缓慢转动粗调节螺旋,至视野中看到标本轮廓,然后转动微调节螺旋至物像清晰。微调节螺旋是显微镜机械装置中较精细又容易损坏的元件,拧到了限位以后,就拧不动了,此时决不能强拧,否则必然损坏。调焦时,如果遇到这种情况,应将微调退回3~5圈,先用粗调节螺旋调焦,待初见物像后,再改用微调节螺旋。可以事先将微调节螺旋调至中间位置,使正反两个方向都有大体相等的调节余地。

3. 维护方法　油镜使用完毕后,必须及时将镜头上的香柏油擦拭干净。操作时先将油镜镜头升高,并将其转离通光孔。先用干净的擦镜纸擦拭一次(注意向同一个方向擦拭),把大部分的油擦掉,接着用蘸有少许清洁剂或二甲苯的擦镜纸擦一次,最后再用干净擦镜纸擦一次,把残留的二甲苯擦掉。对于标本片上的香柏油,如果是有盖玻片的永久制片,可直接用上述方法擦干净;如果是无盖玻片的标本片,则盖玻片上的油可以用拉纸法擦掉,即先把一小张擦镜纸盖在油滴上,再往纸上滴几滴清洁剂或二甲苯。趁湿将擦镜纸往外拉,如此反复几次即可擦干净。

(三) 细菌基本形态和特殊结构的观察

1. 实验材料和用具

(1) 标本:葡萄球菌、淋球菌、大肠埃希菌、枯草杆菌、霍乱弧菌、鞭毛、芽孢、荚膜。

(2) 试剂:香柏油、二甲苯。

(3) 其他:显微镜、擦镜纸。

2. 方法　用油镜观察上述细菌的示教片,注意染色细菌的形态、颜色。

3. 实验结果　将实验结果绘图说明。

四、思 考 题

1. 如何识别普通光学显微镜的油镜镜头？为什么选择香柏油作为油镜的镜油？
2. 能否仅根据细菌的形态来鉴别细菌？
3. 如何正确使用和保养显微镜？

实验二 基础培养基的制备

一、目的要求

1. 了解培养基配制的基本程序，熟悉基础培养基的配制原则和制备方法。
2. 掌握液体培养基、固体培养基及半固体培养基的制备和用途。

二、实验原理

培养基是人工配制的适合微生物生长繁殖的营养基质。培养基一般应具备以下三个条件：①有合适的营养物质，含有满足微生物生长发育且比例合适的水分、碳源、氮源、无机盐、生长因子及某些特需的微量元素；②适宜的 pH；③必须是无菌的。

培养基的种类很多。按照培养基的物理状态可以分为固体培养基、半固体培养基和液体培养基三大类。各种培养基的制备方法可能不尽相同，除了少数特殊的培养基外，一般培养基的制备程序大体是相同的。

培养基的主要作用是：分离和繁殖细菌；保存菌种；鉴定细菌；生产菌苗、抗生素；微生物生理学的研究等。

基础培养基含有满足一般细菌生长繁殖所需要的营养物质，如肉汤培养基，其成分是牛肉浸膏或肉汤、蛋白胨、氯化钠和水。此外，培养基还包括营养培养基、选择培养基、鉴别培养基、天然培养基、合成培养基和厌氧培养基等。

三、实验内容

（一）固体培养基的制备

1. 材料

（1）培养基配方：牛肉膏 0.3~0.5g、蛋白胨 1.0g、NaCl 0.5g、琼脂 2~3g、蒸馏水 100ml。

（2）试剂：1mol/L NaOH 溶液。

（3）其他：pH 计、三角瓶、量筒、试管、滤纸、漏斗等。

2. 操作步骤

（1）称药品：按实用量计算后，准确称取各种药品放入大烧杯中。牛肉膏可放在硫酸纸上称量，称好后连同硫酸纸一起放入大烧杯中，烧杯中加入适量蒸馏水，将硫酸纸上的牛肉膏用水洗下后，弃去硫酸纸。蛋白胨极易吸潮，故称量时要迅速，称量结束后及时盖上试剂瓶盖。

（2）加热溶解：在烧杯中加入少于所需要的水量，小火加热，并用玻璃棒搅拌，待药品完全溶解后将称好的琼脂放入已溶解的溶液中，加热融化。此过程中需不断搅拌，以防琼脂糊底或溢出，最后补足所失的水分。

（3）调 pH：用氢氧化钠溶液调节 pH 至 7.6 左右，应注意 pH 不要调过头，以免回调而影响培养基内各离子的浓度。

(4) 分装:按实验要求,可将配制的培养基分装入试管或三角瓶内。固体培养基的分装量约为试管高度的1/5,分装入三角瓶内以不超过其容积的一半为宜。

(5) 加塞:试管口和三角瓶口塞上用普通棉花(非脱脂棉)制作的棉塞或硅胶塞。

(6) 包扎:加塞后,在三角瓶的棉塞或硅胶塞外包一层牛皮纸,用线绳系好,以防灭菌时冷凝水沾湿棉塞。

(7) 灭菌:把包扎好的培养基置于高压蒸汽灭菌器内,121.3℃灭菌20~25分钟,灭菌后制成斜面(实验图2-1)。

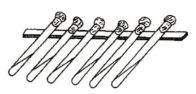

实验图2-1 固体培养基斜面制作

(二) 半固体培养基的制备

1. 材料

(1) 培养基配方:牛肉膏0.3~0.5g、蛋白胨1.0g、NaCl 0.5g、琼脂0.2~0.3g、蒸馏水100ml。

(2) 试剂:1mol/L NaOH溶液。

(3) 其他:pH计、三角瓶、量筒、试管、滤纸、漏斗等。

2. 操作步骤 半固体培养基的制备方法与固体培养基基本相同,区别仅仅是琼脂的用量,灭菌后直立冷却即成。

(三) 液体培养基的制备

1. 材料

(1) 培养基配方:牛肉膏0.3~0.5g、蛋白胨1.0g、NaCl 0.5g、蒸馏水100ml。

(2) 试剂:1mol/L NaOH溶液。

(3) 其他:pH计、三角瓶、量筒、试管、滤纸、漏斗等。

2. 操作步骤 液体培养基配制方法同固体、半固体培养基,区别在于培养基中不加琼脂。液体分装高度以试管高度的1/4左右为宜,摇瓶中液体培养基体积为其1/5左右。灭菌后若不立即使用,应将培养基置于4℃冰箱中暂存。

四、思 考 题

1. 培养基配制的步骤是什么?在操作过程中应注意哪些问题?
2. 培养基配制完成后,为什么必须立即灭菌?
3. 牛肉膏蛋白胨培养基属于何种培养基?人工培养细菌的条件是什么?

实验三 消毒与灭菌

一、实验目的

1. 掌握高压蒸汽灭菌的原理及方法,了解其他的热力灭菌方法。
2. 熟悉过滤除菌法及其应用。
3. 了解紫外线杀菌的原理及应用范围。

二、实验原理

消毒和灭菌两个词常被混用,其实它们的含义是有所不同的。消毒是指应用消毒剂等方法杀灭物体表面和内部的病原菌营养体的方法,而灭菌是指用物理和化学方法杀死物体表面和内部的所有微生物,使之呈无菌状态。

消毒和灭菌的方法很多,包括物理法、化学法和生物法三大类,本实验主要介绍各种物理灭菌法。

物理法包括热力灭菌法、过滤除菌法、辐射灭菌法等方法。热力灭菌法的主要原理是利用高温使微生物细胞内的蛋白质和酶类发生变性后而失活,从而起到灭菌作用,其又包括湿热灭菌和干热灭菌两种方法。

实验室最常用的湿热灭菌法是高压蒸汽灭菌法。高压蒸汽灭菌法的原理是在一定的压力范围内水的沸点随着压力的增加而提高,利用高压蒸汽产生的高温及蒸汽的穿透能力来达到灭菌的目的。在1个标准大气压下,水的沸点是100℃,当水在密闭的高压蒸汽灭菌锅(实验图3-1)中时,形成的蒸汽不能溢出,而使压力增加,水的沸点和温度也随之增加,当压力达到103.42kPa时,温度则达到121.3℃,在此温度下维持25~30分钟,即可杀死一切微生物的营养体及芽孢。

实验室最常用的干热灭菌方法是干烤法,在干烤箱内进行,加热至160~170℃维持2小时,可杀灭包括芽孢在内的所有微生物,适用于耐高温的玻璃器皿、瓷器、玻质注射器等。

紫外线的波长为200~300nm,其中260nm的紫外线的杀菌作用最强。因紫外线的穿透力比较弱,一般仅用于物体的表面消毒灭菌。

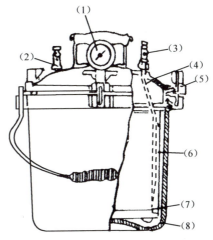

实验图3-1 手提式高压蒸汽灭菌锅
(1) 压力表;(2) 安全阀;(3) 排气阀;(4) 软管;
(5) 螺栓;(6) 套筒;(7) 搁架;(8) 锅壁

此外,过滤除菌、放射性同位素消毒和灭菌、化学药物灭菌和消毒等也是微生物学操作中不可缺少的常用方法。

三、实 验 内 容

(一) 高压蒸汽灭菌法

高压蒸汽灭菌法适用于培养基、生理盐水、工作服、敷料、玻璃器皿等能耐高温的物品。一般物品灭菌在$1.05kg/cm^2$压力,即温度121.3℃,20~30分钟,可杀灭所有的微生物和细菌的芽孢。

1. 实验材料与用具 待灭菌的培养基、高压蒸汽灭菌锅、培养皿、试管。

2. 实验方法

(1) 加水:将内层储物套桶取出,向外层锅内加入适量的水,套桶放于锅内。

(2) 装料:把待灭菌的培养基等物品置于内层的套桶内,装有培养基或其他溶液的容器放置时要防止液体成分溢出,瓶塞或试管塞不要紧贴桶壁,以防冷凝水打湿棉塞。

(3) 加盖:将盖上与排气阀相连接的排气软管插入内层套桶的排气槽内,摆正锅盖,对齐螺口,以对称的方式同时旋紧相对的两个螺栓,使之严密。

(4) 排气:加热。随着温度的升高,锅内的冷空气逐渐由排气阀排出。一般认为,当水沸腾后约5分钟,锅内空气已基本排净。

(5) 升压:当锅内空气排净时,即可关闭排气阀,压力开始上升。

(6) 保压:当压力温度表指针达到所需温度(和压力相对应)时,开始计时并维持该温度(压力)至所需时间。本实验灭菌条件是121℃,20~25分钟。

(7) 降压:达到所需灭菌时间后,停止加热,让压力自然下降,待压力下降到零时,方可打开排气阀。然后打开锅盖,取出灭菌物品。

(8) 无菌检查:将已灭菌的培养基于37℃培养20~24小时,若无杂菌生长,即可使用。

(二) 干热灭菌法

干热灭菌法适用于耐高温的玻璃、金属制品,以及不允许湿热气体穿透的油脂(如油性软膏机制、注射用油等)和耐高温的粉末化学药品的灭菌。

1. 实验材料与用具　待灭菌的玻璃器皿、注射用油、电热烘箱。

2. 实验方法

(1) 装入待灭菌物品:打开箱门,将各种器皿用纸包好或装入金属制的培养皿筒、移液管筒内,然后放入电热烘箱中。物品摆放不要太挤,以利于空气流通。

(2) 升温:关好电烘箱门,打开电源开关,旋动恒温调节器至所需温度(本实验所需为160~170℃),此时烘箱红灯亮,表明烘箱已开始加热,当温度上升至所设定温度后则烘箱绿灯亮,表示已停止加温。

(3) 恒温:当温度升到所需温度后,维持此温度2小时。

(4) 降温:达到所需灭菌时间后,切断电源,自然降温。

(5) 取出灭菌物品:待电烘箱内温度降到70℃以下时,打开箱门,取出灭菌物品。

(三) 紫外线法

1. 实验材料

(1) 菌种:金黄色葡萄球菌的18~20小时肉汤培养物。

(2) 培养基:普通琼脂平板培养基。

(3) 其他:无菌滴管、无菌玻璃三角耙、紫外灯等。

2. 实验方法

(1) 用无菌滴管吸取菌液分别于已制备好的2个琼脂平板培养基表面滴2~3滴,用无菌玻璃三角耙将菌涂布均匀。

(2) 把两个平皿同时置于紫外灯下(功率15~30W,距离20cm)照射30分钟,把其中一个皿盖打开,一个不开盖。

(3) 达到所需时间后盖好盖,同时置于37℃温箱中倒置培养20~24小时,观察结果。

3. 实验结果　观察两个平皿中菌生长的情况,并记录实验现象。

(四) 过滤除菌法

有些物质,如抗生素、血清、维生素等易受热分解,因而要采用过滤除菌法。

1. 过滤器的种类

(1) 滤膜过滤器:由醋酸纤维素、硝酸纤维素等制成,有孔径大小不同的多种规格(如$0.1\mu m$、$0.22\mu m$、$0.3\mu m$、$0.45\mu m$等),过滤细菌常用$0.45\mu m$孔径。其优点是吸附性小,即溶液中的物质损耗少,滤速快,每张滤膜只使用1次,不用清洗。

(2) 蔡氏滤器:是一种金属制成的过滤漏斗,其过滤部分是一种用石棉纤维和其他填充物压制成的片状结构。溶液中的细菌通过石棉纤维的吸附和过滤而被去除,但对溶液中其他物质的吸附性也大。每张纤维板只能使用1次。

(3) 玻璃滤器:是一种由玻璃制成的过滤漏斗,其过滤部分是由细玻璃粉烧结成的板状构造。玻璃滤器规格很多,5号(孔径为2~5μm)和6号(孔径小于2μm)适用于过滤细菌。其优点是吸附量少,但每次使用后要洗净再用。清洗方法是:用水充分冲洗,然后浸于含1% KNO_3的浓硫酸中24小时,再用蒸馏水抽洗数次。在抽洗液中加入数滴$BaCl_2$,至不出现$BaSO_4$沉淀时,即表示已洗净。

2. 过滤装置

（1）按实验图3-2进行安装,为阻止空气中细菌进入滤瓶而在接管处塞入棉花、外用纸包好进行121℃湿热灭菌20分钟。

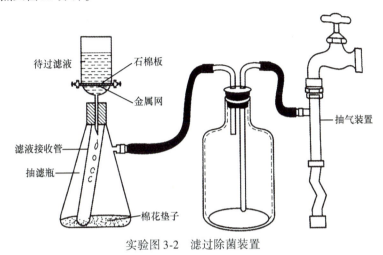

实验图3-2　滤过除菌装置

（2）为加快过滤速度,一般用负压抽气过滤,可接真空泵进行抽滤。

四、注意事项

（1）使用灭菌锅应严格按照操作程序进行,避免发生事故;灭菌时,操作者切勿擅自离开,务必待压力下降到零后,才可打开锅盖。

（2）干热灭菌时电烘箱中物品不要摆得太拥挤,以免阻碍空气流通而影响灭菌效果;灭菌物品不要与电烘箱内壁的铁板接触,以免包装纸烤焦起火。

（3）过滤除菌时应注意检查过滤装置各连接处是否漏气,以防污染。

五、思　考　题

（1）高压蒸汽灭菌法的原理是什么？使用高压蒸汽灭菌锅有哪些注意事项？
（2）在干热灭菌过程中,应该注意哪些问题？
（3）干热灭菌和湿热灭菌哪种效果好？各适用于哪些物品？
（4）紫外线杀菌的特点和机制是什么？
（5）过滤除菌法的适用对象有哪些？需要注意哪些问题？

实验四　细菌的分离与培养技术

一、实验目的

1. 学会正确使用常用的细菌接种工具,掌握各种接种技术。
2. 掌握无菌操作技术。
3. 熟悉细菌在不同培养基中的生长现象。

二、实验原理

自然界中的微生物是以多种混居的群体形式存在的,因此要研究某一微生物必须首先分离出该微生物的纯培养物,即微生物的纯种分离。常用的纯种分离方法有平板划线分离法和倾注平板分离法。

平板划线分离法是先制备好无菌平板,在无菌的环境下用接种环蘸取少许待分离的微生物,在培养基表面连续划线或者分区划线,线的起始部分微生物连在一起生长,越往后菌量越少,最后可能形成单个的菌落,可以认为是由一个细胞大量繁殖后而形成的集团,因此可以得到纯培养物。倾注平板法是先把待分离的微生物进行一系列的液体稀释,然后分别取一定量的稀释液与预先熔化并冷却到45~50℃的琼脂培养基混合,摇匀后倒平板(或者先把稀释液置于平皿中,再倒入预先熔化并冷却到45~50℃的琼脂培养基),培养后可能有单菌落出现,从而得到纯培养物。

严格的无菌操作技术是保证微生物分离培养成功的重要前提条件,主要是防止环境中的微生物污染实验材料,同时也要防止实验材料污染环境或者感染操作人员。

在合适的条件下,同种细菌在不同的培养基中生长,其生长状况不同;不同的细菌在相同的培养基上生长,它们的生长情况也不一样。这些差异称为培养特征,是细菌鉴别和分类的重要依据之一。

三、常用的接种工具

常用的微生物接种工具有接种环、接种针、移液管、涂布棒(实验图4-1)等,可以根据实验的目的而进行选择。

接种环和接种针是最常用的接种细菌的工具,它们的使用方法是微生物学实验的最基本技能之一。

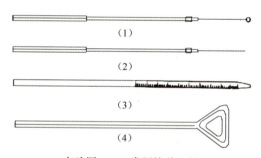

实验图4-1 常用接种工具
(1)接种环;(2)接种针;(3)移液管;(4)涂布棒

1. 结构 接种针和接种环均由三部分组成,其环及针部分多用易于传热、不易生锈、经久耐用的白金或镍制成,环的直径一般为3~4mm,环和针的长度一般为40~50mm,其一端固定于铝制的金属杆上,金属杆的另一端为手持的绝缘柄(实验图4-1)。

2. 使用方法 手持绝缘柄,先将接种环或接种针的金属丝部分垂直置于酒精灯外焰中烧红,然后斜持接种环或接种针,使其金属杆部分通过火焰外焰3次,待在无菌区冷却后即可取菌,用毕,斜持接种环或接种针,将金属丝与菌接触部位置于酒精灯外焰中烧红,然后使金属杆部分通过外焰3次,灭菌后搁于架上,切勿随手乱放,以免灼焦实验台面或其他物品。

3. 用途 接种环主要用于划线分离、纯种移种及涂片制备等,接种针主要用于穿刺接种及菌落的挑选。

四、实验内容

(一)分离培养法

1. 实验材料

(1)菌种:细菌混合液。

(2)培养基:普通琼脂培养基。

(3)其他:接种环、酒精灯、0.5ml无菌移液管、无菌培养皿、无菌水管(4.5ml/管)。

2. 实验方法

(1) 平板连续划线分离法：①制备无菌平板(实验图4-2)。②灭菌后的接种环冷却后取适量混合菌液，并涂布于平板的一端。③灼烧接种环，冷却后稍蘸涂布处，在培养基表面连续"之"字形划线，直至划完整个平板表面[实验图4-3(1)]，也可以两次划完，即第一次划到平板中部，将平板倒转方向，再从另一端划到中间位置[实验图4-3(2)]。标记后培养。

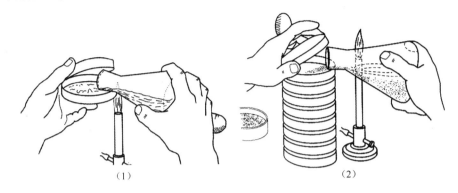

实验图4-2 制备无菌平板
(1) 持皿法倒平板；(2) 叠皿法倒平板

(2) 平板分区划线分离法：①制备无菌平板(实验图4-2)。②在无菌区域中左手持培养皿，用中指、环指、小指配合手掌托起平皿底部，拇指和示指将皿盖打开约45°。将蘸有菌液的接种环从开口处伸入平皿内，把菌涂布于平板的一端。③灼烧接种环，冷却后稍蘸涂布处，在培养基表面连续"之"字形划3~5条线[实验图4-3(1)]。④将接种环灼烧冷却后，从a区划至b区。重复以上操作分别划出c区、d区(实验图4-4)，将平皿倒置于37℃温箱中培养18~20小时后观察结果。

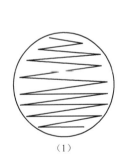
(1)

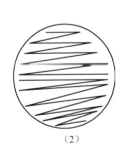
(2)

实验图4-3 平板连续划线分离法

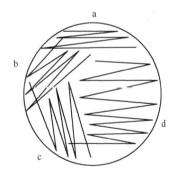

实验图4-4 平板分区划线分离法

3. 实验结果 培养后，在琼脂平板中可以看到由单个细菌繁殖形成的肉眼可见的细菌集团，即菌落。不同的细菌菌落的特征不完全相同，这是细菌鉴别的依据之一。主要从以下几个方面观察菌落的特征。

大小：以毫米计。

边缘：整齐、波纹状、锯齿状等。

表面：光滑、粗糙、圆环状、乳突状等。

形状：圆形、不规则、放射状等。

色素：有无色素、颜色、溶解性等。

透明度：透明、半透明、不透明。

湿润度:湿润、干燥。

(二)纯培养法

1. 实验材料

(1)菌种:大肠埃希菌斜面培养物、金黄色葡萄球菌斜面培养物。

(2)培养基:普通琼脂斜面培养基、普通肉汤培养基、半固体培养基。

(3)其他:接种环、接种针等。

2. 实验方法

(1)斜面培养基接种法:①左手持菌种管与空白培养基管,斜面均向上。②右手拿接种环,经火焰灭菌后冷却。用右手掌与小指、环指分别夹下空白培养基管与菌种管的棉塞(或者橡胶塞),试管口通过火焰。③接种环伸入菌种管,蘸取少量菌种。④接种环伸入培养基管,在斜面上从下往上"之"字形划线。⑤试管口再通过火焰,并将试管塞塞好。接种环灭菌。⑥接好菌的试管放入37℃温箱中培养18～20小时后观察结果。

(2)液体培养基接种法:与斜面培养基接种法基本相同,不同之处是斜持试管,接种环取菌后在液面上方的试管壁上研磨,使菌转移到试管壁上,试管直立以后菌种即位于液体培养基中。

(3)半固体培养基接种法:该种培养基接种时用接种针。接种针的使用方法基本同接种环。用接种针蘸取菌种后从半固体培养基的中央位置自上而下穿入,直刺至接近试管底但是不触及试管底,接种针原路抽出,置于37℃温箱中培养18～20小时后观察结果。本法可以用于保存菌种和观察细菌的运动能力,也可以用于检测细菌的生化反应如明胶培养基的接种。

3. 实验结果

(1)斜面培养基接种法:培养基表面形成一层菌苔。

(2)液体培养基接种法:细菌在液体培养基中生长后可形成三种现象:①均匀混浊(如大肠埃希菌、金黄色葡萄球菌等);②有的在液体表面形成一层菌膜(如枯草杆菌);③有的在管底形成沉淀(如链球菌)。

(3)半固体培养基接种法:有鞭毛的细菌如大肠埃希菌能沿穿刺线向四周弥散生长,穿刺线模糊不清;没有鞭毛的细菌如金黄色葡萄球菌仅沿穿刺线生长。

五、思 考 题

1. 请设计两种不同的实验方案从一微生物的混合材料中得到纯培养物。
2. 在接种细菌时如何注意无菌操作?
3. 培养皿为什么要倒置培养?
4. 检查细菌是否有运动能力的方法有哪些?

实验五 细菌染色法

一、目 的 要 求

1. 掌握细菌染色标本的制备过程。
2. 熟悉细菌染色方法的一般原则,掌握革兰染色法及其结果判断。
3. 熟悉革兰染色法在鉴定细菌上的重要意义。

二、实 验 原 理

微生物学是一门形态学科,所以细菌涂片的制备、染色及形态的观察在微生物学的实验教学过程中是一个不可忽视的基本环节和技术。由于细菌微小,又与周围的水环境光学性质相近,因而在一般的光学显微镜不易看清其形态和结构,通常用染色的方法增加反差,有助于细菌标本的观察。染料有带阴离子发色团的酸性染料和带有阳离子发色团的碱性染料。在一般生理条件下(pH 7.4 左右)细菌菌体都带负电荷,因而更容易与碱性染料相结合。常用的碱性染料包括亚甲蓝、结晶紫、碱性复红、孔雀绿等。

细菌的染色法包括单染色法及复染色法。单染色法是只用一种染料使细菌着色以显示其形态的方法,单染色后所有的细菌均被染成一种颜色。它可以用来观察细菌的形态和排列方式,但不能鉴别细菌。复染色法又称为鉴别染色法,通常用两种或两种以上的染料染色,由于不同种类的细菌或同种细菌的不同结构对染料有不同的反应性而被染成不同的颜色,从而有鉴别细菌的作用。

最常用的鉴别染色法是革兰染色法。该染色法不仅可以观察细菌的形态和排列,还可以根据染色结果将所有细菌分成革兰阳性菌(G^+)和革兰阴性菌(G^-)两大类,是细菌分类和鉴定的基础。

本实验要求掌握细菌涂片标本的制作、细菌染色的基本步骤及革兰染色法。

三、实 验 内 容

(一) 细菌涂片标本的制作

1. 材料

(1) 菌种:大肠埃希菌 18~24 小时斜面培养物、金黄色葡萄球菌 18~24 小时斜面培养物。

(2) 其他:载玻片、生理盐水、接种环、酒精灯等。

2. 方法

(1) 涂片:取清洁载玻片一块,于载玻片中央滴一小滴生理盐水。用烧灼过且已冷却的接种环以无菌方式蘸取菌苔少许,置于生理盐水内研磨均匀,涂成直径为 1~1.5cm 的菌膜。接种环经火焰灭菌后方可放回原处。如果用菌液制作标本片,则可不加生理盐水,直接用灭过菌的接种环取菌液涂抹于载玻片上即可。

(2) 干燥:涂片放室温自然干燥;也可将标本片有菌面向上,在火焰上方微微加热烘干,但切勿太靠近火焰。

(3) 固定:常用加热固定法,其主要目的是使菌体较牢固地黏附于载玻片上,在染色时不至被染液和水冲洗掉,并杀死细菌。方法是将干燥后的载玻片有菌面向上,在酒精灯火焰外焰中水平地迅速来回通过 3 次,注意温度不宜太高,以玻片反面触及手背部皮肤热而不烫为宜。

3. 结果 按上述方法制备的细菌涂片可见在涂抹部位有一层薄而均匀的菌膜。

(二) 单染色法

1. 材料

(1) 菌种:大肠埃希菌 18~24 小时斜面培养物、金黄色葡萄球菌 18~24 小时斜面培养物。

(2) 试剂:吕氏亚甲蓝染色液、复红染色液。

(3) 其他:载玻片、生理盐水、接种环、酒精灯等。

2. 方法

(1) 将涂片置染色架上,滴加吕氏亚甲蓝染色液以覆盖标本为度,染色 1~2 分钟后水洗,吸干残留水分。

(2) 待染色片干燥后,在已染色的标本片上加香柏油一滴,置显微镜下观察染色结果。

(三)革兰染色法

1. 材料　细菌涂片、结晶紫染液、卢戈碘液、95%乙醇、苯酚复红液、香柏油、二甲苯、显微镜、擦镜纸、接种环、载玻片、吸水纸、试管、小滴管、酒精灯。

2. 方法

(1) 初染:将涂片置染色架上,滴加结晶紫染液以覆盖标本为度,1分钟后水洗甩干。

(2) 媒染:滴加卢戈碘液(媒染剂)于细菌涂片上,维持1分钟后水洗甩干。媒染主要是增强菌体与染料之间的作用力。

(3) 脱色:目的在于测知染料与被染菌之间结合的牢固程度,起鉴别细菌的作用。将乙醇适量滴加于经过媒染的标本上,20~30秒后立即用水冲洗甩干。

(4) 复染:滴加苯酚复红液使其全部覆盖涂片,1分钟后水洗甩干。

(5) 干燥:用前面方法将染色片干燥。

(6) 镜检:在已染色的标本片上加香柏油一滴,置显微镜下观察染色结果。

3. 结果　革兰阳性菌经染色呈紫色(如枯草杆菌);革兰阴性菌染成红色(如大肠埃希菌),镜检结果如实验图5-1所示。

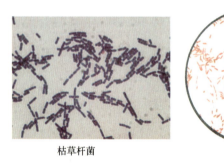

实验图5-1　革兰染色镜检结果

四、思考题

1. 标本片在染色前为什么要先进行固定?固定时应注意什么问题?
2. 革兰染色过程中关键的步骤是什么?革兰染色法有何实际意义?

实验六　细菌生化反应

一、实验目的

1. 了解不同的微生物利用单糖和双糖的能力。
2. 熟悉细菌生化反应中各种培养基的设计。
3. 掌握几种常用生化反应的原理及结果的判定。

二、实验原理

不同的细菌在代谢过程中产生的酶不完全相同,对相同物质的分解能力也不一样,因此代谢产物也有差别。利用生化反应的现象差异对细菌进行鉴别是鉴别细菌的重要手段。

在糖发酵试验中,溴甲酚紫是一种酸碱指示剂,该指示剂在pH中性时显紫色,碱性时呈现深红色,而在酸性时为黄色。试验时在各试管中加一倒置小管,称为杜氏小管,分装入培养基,高压灭菌后杜氏小管内也充满培养基。接种培养后杜氏小管内收集到的气体则是由微生物在生长过程中产生的。当指示剂溴甲酚紫的颜色由紫色变为黄色时,则表明微生物利用碳源产生了酸性物质。

IMViC 试验是以下四个试验名称的缩写:吲哚试验(I)、甲基红试验(M)、V-P 试验(V)和枸橼酸盐利用试验(C),字母"i"是为了发音的需要加入的。

1. 吲哚(Indole)试验 色氨酸几乎存在于所有的蛋白质中,有些细菌(如大肠埃希菌)具有色氨酸酶,能分解蛋白胨中的色氨酸生成吲哚(靛青质),吲哚与柯氏试剂反应,形成红色的玫瑰吲哚。试验操作必须在 48 小时内完成,否则吲哚进一步代谢,会导致试验阴性。

柯氏试剂包含三种成分,即盐酸、异戊醇和对二氨基甲基苯甲醛。盐酸主要是提供一个酸性条件;异戊醇用于浓缩分散在培养基中的吲哚;对二氨基甲基苯甲醛和吲哚在酸性条件下反应形成红色的化合物。

2. 甲基红(Methyl red)试验 细菌分解培养基中的葡萄糖后终产物不同,造成培养基的酸碱度不同,甲基红指示剂呈现的颜色不同,因此可以区别不同的细菌。甲基红指示剂的变色范围是 pH 4.4(红色)~ pH 6.2(黄色)。本试验主要是鉴别大肠埃希菌和产气杆菌。这两种菌都能分解葡萄糖产生丙酮酸。产气杆菌能将两分子的丙酮酸脱羧生成一分子的中性乙酰甲基甲醇,所以培养基的 pH 可在 5.4 以上,甲基红试剂呈现橘黄色,为甲基红试验阴性;而大肠埃希菌能进一步分解丙酮酸,产生的酸类较多,使培养基的酸碱度在 pH 4.5 以下甚至更低,故甲基红指示剂呈现红色,为甲基红试验阳性。

3. V-P 试验 该试验是测定细菌分解葡萄糖后能否产生乙酰甲基甲醇。在碱性条件下,乙酰甲基甲醇可以被氧化成二乙酰,后者可以与培养基含有的蛋白胨中的精氨酸所含的胍基反应,生成红色化合物,称 V-P 试验阳性。试验时加入 α-奈酚可以加速这个反应,V-P 试验和甲基红试验一起是鉴别大肠埃希菌和产气杆菌最有效的方法。

4. 枸橼酸盐(Citrate)利用试验 另一个区分大肠埃希菌和产气杆菌的方法是利用枸橼酸盐琼脂培养基。在配制的培养基中仅含有一种碳源即枸橼酸盐。一般的细菌可以利用磷酸二氢铵作为氮源,但不一定能分解枸橼酸盐而获得碳源。因此可以利用细菌能否分解枸橼酸盐而鉴别不同的细菌。能够利用枸橼酸盐者,则能在此培养基上生长,并使培养基变为碱性,培养基中的溴麝香草酚蓝指示剂由绿色变为深蓝色。产气杆菌可以在该培养基中生长,而大肠埃希菌则不能在上面生长。此外枸橼酸盐利用试验也可以用于检查某些肠道致病菌,如多数的沙门菌可以利用枸橼酸盐,但是伤寒沙门菌和所有志贺菌则不能利用。

三、实 验 内 容

(一) 糖发酵试验

1. 实验材料

(1) 菌种:大肠埃希菌、伤寒杆菌新鲜斜面培养物。

(2) 培养基:蛋白胨水培养基、葡萄糖、蔗糖、乳糖、麦芽糖、溴甲酚紫指示剂[颜色变化范围是 pH5.2(黄色)~ pH6.8(紫色)]。

(3) 其他:接种环、酒精灯、杜氏小管、试管等。

2. 实验方法

(1) 标记:在各试管上标记上菌种的名称。

(2) 接种:以无菌方式将试验用菌种接入标记好的试管中,同时取空白试管作为对照(不接菌），一起置于37℃温箱中培养24小时、48小时、5天后观察结果。

（3）记录试验结果。

3. 结果判断 若细菌能分解糖而产酸则能使指示剂变色，用"+"表示；若产生气体用"○"表示（实验图6-1是大肠埃希菌与伤寒杆菌在含葡萄糖的培养基中的实验现象）；若产酸的同时产气则杜氏小管中有气泡以"⊕"表示；若细菌不分解糖则不能产酸，指示剂不变色，小导管内也无气泡，则以"-"表示。

（二）IMViC试验

1. 吲哚试验

（1）实验材料

1）菌种：大肠埃希菌、产气杆菌新鲜斜面培养物。

2）培养基：蛋白胨水培养基。

3）试剂：吲哚试剂（柯氏试剂）。

4）其他：接种环、酒精灯等。

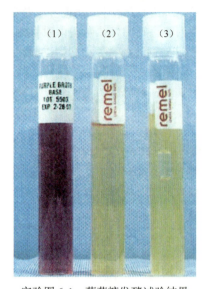

实验图6-1 葡萄糖发酵试验结果
（1）对照；（2）伤寒杆菌+；（3）大肠埃希菌⊕

（2）实验方法：①分别以无菌的方法接种大肠埃希菌、产气杆菌于蛋白胨水培养基中，做好标记，置37℃温箱中培养48小时。②取出后每管滴加10滴柯氏试剂，观察结果。

（3）实验结果：形成玫瑰红色吲哚为阳性，不能产生吲哚，加入试剂不呈红色为阴性，如实验图6-2所示。

2. 甲基红试验

（1）实验材料

1）菌种：大肠埃希菌、产气杆菌新鲜斜面培养物。

2）培养基：葡萄糖蛋白胨水培养基。

3）试剂：甲基红试剂。

4）其他：接种环、酒精灯等。

（2）实验方法：①分别以无菌的方法接种大肠埃希菌、产气杆菌于葡萄糖蛋白胨水培养基中，做好标记，置37℃温箱中培养48小时。②取出后分别滴加甲基红试剂2～3滴，立即观察结果。

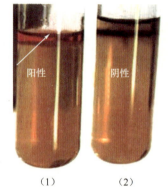

实验图6-2 吲哚试验结果
（1）大肠埃希菌；（2）产气杆菌

（3）结果判断：加入甲基红指示剂后呈红色者为阳性，呈橘黄色者为阴性，如实验图6-3所示。

3. V-P（Voges-Proskauer）试验

（1）实验材料

1）菌种：大肠埃希菌、产气杆菌新鲜斜面培养物。

2）培养基：葡萄糖蛋白胨水培养基。

3）试剂：40%氢氧化钾溶液、6% α-奈酚乙醇溶液。

4）其他：接种环、酒精灯等。

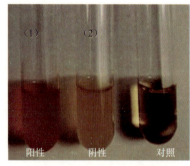

实验图6-3 甲基红试验结果
（1）大肠埃希菌；（2）产气杆菌

（2）实验方法：①分别以无菌的方法接种大肠埃希菌、产气杆菌于葡萄糖蛋白胨水培养基中，做好标记，置37℃温箱中培养48小时。②取出后分别滴加40%氢氧化钾溶液10~20滴,摇匀,再各滴加等量的6% α-奈酚乙醇溶液,静置15分钟后观察结果。

（3）结果判断:若所有试管均无红色,稍微加热后,再观察结果。产生红色化合物为阳性,实验图6-4为实验结果。

4. 枸橼酸盐(citrate)利用试验

（1）实验材料

1）菌种:大肠埃希菌、产气杆菌新鲜斜面培养物。

2）培养基:枸橼酸盐斜面培养基。

3）其他:接种环、酒精灯等。

（2）实验方法:分别以无菌的方法接种大肠埃希菌、产气杆菌于枸橼酸盐斜面培养基中,做好标记,置37℃温箱中培养24~48小时。

（3）结果判断:培养基变为深蓝色为阳性,不变色为阴性,结果如实验图6-5所示。

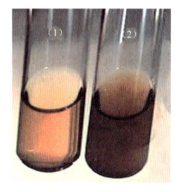

实验图6-4　V-P试验结果

（1）阴性:大肠埃希菌;（2）阳性:产气杆菌

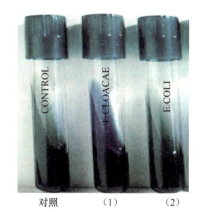

实验图6-5　枸橼酸盐利用试验实验结果

（1）阳性:产气杆菌;（2）阴性:大肠埃希菌

四、思　考　题

1. 简述糖发酵试验的原理。
2. 设置对照管有什么意义?
3. 细菌的生化反应有什么实际意义?
4. 柯氏试剂的主要成分是什么? 分别起什么作用?
5. 大肠埃希菌与产气杆菌都是革兰阴性杆菌,形态及染色方法不易区别,可以利用哪些生化反应进行区分,为什么?

实验七　药物的体外抗菌试验

一、实验目的

1. 了解抗生素对微生物的抑制或杀伤作用。
2. 熟悉药物体外抗菌活性的测定方法。

二、实验原理

药物的体外抗菌活性的测定广泛应用于新药的研究和指导临床用药,如药物的抗菌谱测定、药物敏感试验、抗菌药物的筛选等。测定药物的体外抗菌作用通常有两种方法,即琼脂扩散法和连续稀释法。

琼脂扩散法可以初步判断药物抗菌能力的强弱,一般是将药物适当稀释后,将其加入含有试验菌的混菌平板表面,药物在培养基中扩散,在一定的浓度范围内药物周围的试验菌的生长受到抑制,从而形成抑菌圈。根据抑菌圈的大小判断药物抑菌能力的强弱。

三、实验内容

1. 实验材料

(1) 菌种:金黄色葡萄球菌、大肠埃希菌。
(2) 培养基:营养琼脂培养基、肉汤培养基。
(3) 药物:青霉素、链霉素、阿奇霉素、诺氟沙星。
(4) 试剂:无菌生理盐水。
(5) 其他:无菌平皿、无菌移液管、无菌试管、接种环、酒精灯、牛津杯、记号笔等。

2. 实验方法

(1) 药品的配制:称取或吸取适量药品,用无菌生理盐水配制成1000U/ml的原液,再将原液进一步稀释成2U/ml的稀释液,待用。

(2) 试验菌株的培养:选择敏感的金黄色葡萄球菌和大肠埃希菌在斜面培养基上培养后,再接种至肉汤培养基中,37℃培养16~20小时,备用。

(3) 混菌平板的制备:吸取1ml金黄色葡萄球菌或大肠埃希菌培养液,加入冷却到50℃左右的100ml琼脂培养基中,转动三角瓶,使菌和培养基混合均匀,用大口移液管吸取20ml混菌培养基于无菌培养皿中,冷凝后制得混菌平板。

(4) 加牛津杯:用记号笔把培养皿底部均匀分成四个区域,并标注好所加药物的名称。用无菌小镊子夹住牛津杯的上部,将其分别轻放在四个区的中央位置,用镊子轻按牛津杯,使其与培养基表面紧密接触。

(5) 加药液:用无菌吸管吸取不同的药液,加入相应的牛津杯中。各种药物的加量要一致。

(6) 换陶土盖:放在37℃温箱中培养18~20小时,用游标卡尺测量抑菌圈的直径并记录数据,记录不同药物对相同(或不同)菌的抑菌能力的强弱。

四、思考题

利用琼脂扩散法能否测定药物的最小抑菌浓度?应如何设计实验?

实验八 抗生素的效价测定

一、实验目的

1. 了解微生物学法测定抗生素效价的基本原理。
2. 熟悉管碟法(二剂量法)的基本操作。

二、实验原理

抗生素的效价常采用微生物学的方法进行测定,主要有稀释法、比浊法和扩散法三大类。抗生素效价的微生物学测定法是指利用抗生素对某种微生物具有抗菌性能的特点来测定抗生素含量的方法。其中以扩散法中的管碟法最为常用。管碟法的基本原理是根据抗生素在琼脂平板培养基中的扩散渗透作用,比较标准品和供试品对试验菌的抑菌圈大小来测定供试品的效价。抑菌圈直径的大小与抗生素的浓度有关,比较抑菌圈的大小,则可以计算出供试品抗生素的效价。

管碟法中最常用的是二剂量法。把已知效价的抗生素标准品和未知效价的供试品做同样倍数的稀释,分别取高、低两种浓度的稀释液加入含有高度敏感菌的平板培养基表面放置的牛津杯中,培养后,在抗生素扩散的有效浓度范围内产生透明的无菌生长的区域,即抑菌圈。分别测定标准品与供试品的抑菌圈大小,代入效价计算公式,即可计算出供试品的效价。

三、实 验 内 容

(一) 实验材料

1. **菌株** 金黄色葡萄球菌[CMCC(B)26003]。
2. **培养皿** 直径为90mm,深20mm。要求皿底平坦。
3. **培养基** 普通琼脂培养基、普通肉汤培养基。
4. **抗生素** 青霉素标准品、青霉素供试品。
5. **其他** 牛津杯、无菌滴管、镊子、无菌移液管(1ml、5ml)等。

(二) 实验方法

1. 标准品与供试品抗生素溶液的配制 pH 6.0 磷酸盐缓冲液的配制:精确称取 K_2HPO_4 2.0g、KH_2PO_4 8.0g 置于 1000ml 的容量瓶中,加少量蒸馏水使溶解后,补加蒸馏水定容至刻度,115℃灭菌 30 分钟。

精确称取标准品 6mg,用 pH 6.0 的磷酸盐缓冲液配制成一定浓度的原液,再将此原液稀释成 2U/ml 和 0.5U/ml 的溶液。

供试品用同样的方法配制成高、低两种浓度的溶液。

2. 金黄色葡萄球菌菌悬液的制备 取金黄色葡萄球菌[CMCC(B)26003]接种于新鲜琼脂斜面上,37℃培养 18~20 小时后,再转接于普通肉汤培养基中,37℃培养 18~20 小时,取出备用。

3. 含菌平板的制备

(1) 用无菌大口移液管吸取 20ml 已熔化的普通琼脂培养基置于无菌平皿中,放平待凝。

(2) 用 1ml 无菌移液管吸取金黄色葡萄球菌培养液 1.0ml,加入到 48℃保温的 100ml 普通琼脂培养基中,摇匀后用无菌大口移液管吸取 4.0ml 加至已凝固的底层培养基上,立即摇匀,制成薄层含菌平板。

4. 效价测定方法

(1) 待培养基完全凝固后,按实验图 8-1 中分成四个区域,并做好标记。在每一个区域放置一个牛津杯(要放在各区的中间),放好后用小镊子轻按牛津杯,使其与培养基紧密接触,但不要用力过猛,以免穿破培养基。

(2) 分别用无菌滴管把四个浓度的药液加到相应

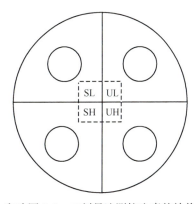

实验图 8-1 二剂量法测抗生素的效价

的小钢杯中,不要使药液溢出杯外,并且四个杯中的药液量要尽可能一致。

(3) 换上陶土盖,放在37℃温箱中培养18~20小时后,用游标卡尺精确测量抑菌圈的直径,并记录数据。

(4) 效价的计算。二剂量法也称为平行线法、四点定线法。该法计算的统计基础是根据抗生素浓度的对数值与抑菌圈直径成直线函数关系,且标准品与供试品性质相同。当浓度不同时,标准品、供试品的直线原则上相互平行,因而根据两直线间的差数推导出下列公式:

$$\lg\theta = \frac{V}{W} \cdot \lg K = \frac{(UH + UL) - (SH + SL)}{(SH + UH) - (SL + UL)} \cdot \lg\frac{H}{L}$$

$$Pu = \theta \cdot Ps$$

其中,SH 为标准品的高浓度稀释液的抑菌圈直径;SL 为标准品的低浓度稀释液的抑菌圈直径;UH 为供试品的高浓度稀释液的抑菌圈直径;UL 为供试品的低浓度稀释液的抑菌圈直径;θ 为相对效价(供试品效价与标准品效价之比);Ps 为标准品的效价;Pu 为供试品的效价。

(三) 实验结果

为了减少实验误差,一般平行做4个平皿,计算出每个浓度的平均直径,代入上述计算公式,计算出供试品的效价。

计算实例:

有一青霉素供试品,估计效价为1670U/ml,将供试品稀释成2U/ml 和0.5U/ml(估计值)两种浓度的稀释液。将已知效价为1670U/ml 的标准品配制成2U/ml 和0.5U/ml 两种浓度的工作液,通过试验,得到的抑菌圈直径结果见实验表8-1。

实验表8-1　不同浓度的抑菌圈直径

培养皿号	不同浓度的抑菌圈直径(mm)			
	UH	UL	SH	SL
1	24.0	18.0	24.5	18.0
2	24.0	18.5	24.0	18.0
3	24.0	18.0	24.5	18.5
4	24.5	18.0	24.0	18.0
平均值	24.1	18.1	24.2	18.1

将上表中各数值代入上述计算公式:

$$\lg\theta = \frac{(24.1 + 18.1) - (24.2 + 18.1)}{(24.2 + 24.1) - (18.1 + 18.1)} \times \lg\frac{4}{1} = \frac{-0.1}{12.1} \times \lg 4 = -0.0050$$

$$\theta = 0.989$$

$$Pu = \theta \cdot Ps = 0.989 \times 1670 = 1651.64 \text{U/ml}$$

四、思 考 题

1. 抗生素效价测定中的影响因素有哪些?
2. 影响抑菌圈大小和清晰度的因素有哪些?
3. 制备混菌平板时底层培养基的作用是什么?

实验九 放线菌和真菌的形态结构观察

一、实验目的

1. 熟悉常见的放线菌、真菌的形态结构特征。
2. 熟悉插片法和印片法观察菌丝和孢子的形态。
3. 观察放线菌、酵母菌和霉菌的形态结构。

二、实验原理

放线菌属于原核单细胞微生物,其细胞的基本结构和细菌相似。放线菌具有分枝状的菌丝体和孢子结构,菌丝体包括基内菌丝和气生菌丝,孢子通常呈现圆形、椭圆形、杆形等,并且具有各种颜色,孢子的形态和颜色常作为放线菌分类和鉴定的重要依据。

真菌是真核细胞型微生物,常见的有酵母菌和霉菌等。酵母菌属于单细胞真菌,个体比细菌大,有圆形、卵圆形等,无性繁殖方式包括芽殖、裂殖等,有性繁殖时形成子囊孢子。霉菌是多细胞真菌,也具有菌丝体和孢子结构。菌丝比放线菌粗,孢子可分为有性孢子和无性孢子。

三、实验内容

(一) 实验材料

1. **菌种** 链霉菌、啤酒酵母、青霉菌的培养物。
2. **试剂** 亚甲蓝染色液、香柏油、二甲苯等。
3. **其他** 载玻片、盖玻片、擦镜纸、酒精灯、显微镜、接种环、小镊子等。

(二) 实验方法

1. 酵母菌的形态观察

(1) 在载玻片中央滴加一滴亚甲蓝染色液,用无菌接种环取啤酒酵母培养物少许,置于亚甲蓝染色液中研磨均匀。

(2) 用小镊子取一块洁净盖玻片,先将盖玻片的一侧与液体接触,慢慢将盖玻片放下,尽量避免产生气泡。标本片静置2分钟。

(3) 先用低倍镜观察,再用高倍镜观察,有时可观察到芽殖情况。记录酵母菌的形态。

2. 印片法观察链霉菌和青霉菌

(1) 取培养好的链霉菌和青霉菌平板,用无菌盖玻片在菌苔表面轻轻按压,盖玻片上即印取了孢子和孢子丝。

(2) 在载玻片上滴加亚甲蓝染液,将盖玻片印有孢子的一面向下置于亚甲蓝染色液中,静置2分钟,孢子即可着色。

(3) 用油镜观察孢子、孢子丝的形态结构,记录观察结果。

3. 插片法观察链霉菌和青霉菌的菌丝和孢子形态 见实验图9-1。

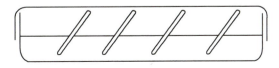

实验图9-1 插片培养

(1) 将菌种均匀涂布在相应的平板培养基上,以无菌方式用镊子夹住无菌盖玻片斜插入平板培养基中,插入深度为盖玻片高度的 1/2 或 1/3。

(2) 28℃温箱中培养 5~7 天。

(3) 以无菌方式用镊子取出盖玻片放在载玻片上,用高倍镜或油镜观察菌丝或孢子的形态,记录观察结果。

四、思 考 题

1. 简述放线菌、酵母菌、霉菌的形态结构。
2. 放线菌、霉菌的菌丝和孢子有什么区别?

实验十 微生物的分布

一、目 的 要 求

1. 学会土壤微生物的检测方法,了解土壤中微生物的数量和组成。
2. 学习并掌握检定和计数空气中微生物的基本方法。
3. 通过实验证明自然环境的空气、水、土壤中都存在大量的微生物,在人体表面也存在许多微生物。

二、实 验 原 理

微生物适应环境的能力极强,种类多,繁殖速度快,在土壤、水、空气、人体的皮肤以及黏膜和与外界相通的腔道中,均存在着大量的微生物。这些微生物大多数对人类无害,甚至于直接或间接地对人类有益。

土壤是微生物在自然界生活最适宜的环境。它具有微生物所需要的一切营养物质和微生物进行生长繁殖及生存的各种条件,所以土壤中微生物的数量和种类都很多,它们参与土壤中的氮、碳、硫、磷等元素的循环。此外,土壤中微生物的活动对土壤形成、土壤肥力和作物生产都有非常重要的作用。因此,查明土壤中微生物的数量和组成情况,对发掘土壤微生物资源和对土壤微生物实行定向控制无疑是十分必要的。

空气中没有可被微生物直接利用的营养物质和足够的水分,它不是微生物生长繁殖的天然环境,因此空气中没有固定的微生物种类。它主要通过土壤尘埃、小水滴、人和动物体表的干燥脱落物、呼吸道的排泄物等方式被带入空气。由于微生物能产生各种休眠体,故可在空气中存活相当长的时间。空气中微生物的种类,主要是真菌和细菌。其数量取决于所处的环境和飞扬的尘埃量。空气中微生物的检测方法很多,沉降法是最常用的一种方法。

人皮肤表面微生物的检查,通常选取一个手指为代表,模仿外科洗手法进行清洗、消毒后,通过培养检测皮肤表面的微生物。

三、实 验 内 容

(一) 材料和仪器

1. 培养基

(1) 肉膏蛋白胨琼脂培养基(培养细菌)。

(2) 高氏一号琼脂培养基(培养放线菌)。

(3) 查氏培养基(培养霉菌)。
2. 试剂 无菌水、2.5%碘酒、75%乙醇、无菌生理盐水。
3. 其他 土壤样品、水样品、肥皂、镊子、酒精灯、酒精棉球、无菌吸管、记号笔、无菌干棉球、天平、称量纸、恒温箱、涂布棒等。

(二) 方法和步骤

1. 土壤微生物的检测

(1) 土壤样品的连续稀释：取新鲜土壤样品 1g，在酒精灯火焰旁加到一个装有 99ml 无菌水的锥形瓶中(锥形瓶内装有适量玻璃珠)，将锥形瓶振荡数十次使土与水充分混匀，将菌分散，即为 10^{-2} 的菌悬液。然后用无菌移液管吸取 1ml 10^{-2} 的菌液置于装有 9ml 无菌生理盐水的试管中，即得到 10^{-3} 的菌悬液，用同样的方法将菌悬液进一步稀释。一直稀释到合适的稀释倍数(使接种 1ml 菌液的培养皿平板上出现 30~300 个菌落)。

(2) 根据样品中各种微生物的数量选择合适的稀释度，每种选择三个稀释度，每个稀释度接种两个培养皿。选择出合适的稀释度后，用移液管吸取 1ml 菌悬液置于无菌培养皿中。

(3) 将已灭菌的培养基融化后冷却至 50℃ 左右倒入培养皿中，每皿 15~20ml，迅速盖上皿盖，轻轻旋转，使培养基和菌悬液充分混匀，凝固后，制成平板，将培养皿倒置于培养箱中培养。
分离放线菌时，制备平板前在培养基中加入 5% 酚溶液 2 滴，以抑制细菌生长，于 25~30℃培养箱中培养 7~10 天观察。霉菌分离，在制备平板前在培养基中加入 80% 乳酸数滴，于 25~30℃ 培养箱中培养 3~4 天观察。细菌在 37℃ 培养 24 小时观察。

(4) 记录实验结果。

2. 空气中微生物的检测

(1) 将牛肉膏蛋白胨琼脂培养基、沙氏琼脂培养基、高氏一号琼脂培养基融化后，各倒四个平板。

(2) 将上述三种培养皿在室内合适的位置打开皿盖，分别暴露于空气中 5 分钟、10 分钟。

(3) 牛肉膏蛋白胨平板于 37℃，倒置培养 1 天；沙氏琼脂平板和高氏一号琼脂平板倒置于 28℃ 培养，分别培养 3~4 天和 7~10 天后各自计算其菌落数，观察菌落形态、颜色。

(4) 计算 $1m^3$ 空气中微生物的数量。记录试验结果。
奥梅梁斯基曾建议：面积为 $100cm^2$ 的平板培养基，暴露在空气中 5 分钟相当于 10L 空气中的细菌数。计算公式如下：

$$X = \frac{N \times 100 \times 100}{\pi r^2}(个/m^3 空气)$$

3. 水中微生物的检测

(1) 用无菌移液管吸取 0.1ml 水样，分别加到各种培养基平板上，用无菌涂布棒涂布均匀，盖上皿盖后做好标记。

(2) 牛肉膏蛋白胨平板于 37℃，倒置培养 1 天；沙氏琼脂平板和高氏一号琼脂平板倒置于 28℃ 培养，分别培养 3~4 天和 7~10 天后各自计算其菌落数，观察菌落形态、颜色。

(3) 记录结果。

4. 皮肤表面微生物的检测

(1) 取营养琼脂平板培养基一个，用记号笔把皿底分成三等份，分别标注 1、2、3。

(2) 以左(或右)手示指为代表进行检查。在未洗手前用示指在 1 区内"之"字形划线，勿划破培养基，盖好皿盖。

(3) 用肥皂清洗该手指至少 3 分钟，以流水冲洗干净，用无菌棉球擦干该手指后，在 2 区内"之"字形划线，盖好皿盖。

(4) 用乙醇棉球对该手指消毒后，在 3 区内"之"字形划线，盖好皿盖。

(5) 置于37℃温箱中培养48小时,观察并记录实验结果。

四、思 考 题

1. 用稀释法进行微生物计数时,怎样保证结果的准确并防止污染?
2. 为什么在霉菌计数时要加入几滴80%的乳酸?

实验十一 灭菌制剂的无菌检查

一、实验目的

1. 掌握常用注射剂的无菌检查方法。
2. 了解无菌检查常用的几种常用培养基。

二、实验原理

无菌检查法是检查药品质量是否合格的一种方法,各种注射剂、手术制剂、眼科制剂都必须保证无菌,符合《药典》的相关规定,应严格执行。对于不同性质的药品无菌检查的方法不完全相同。一般的药品采用直接接种法,油性药品在培养基中预先加入表面活性剂,对于抗菌药品要先采用合适的方法去除其抗菌活性。

三、实验内容

(一) 实验材料

1. 待检药品 肝素钠注射液。
2. 培养基 需氧菌培养基(营养肉汤培养基)、厌氧菌培养基(硫乙醇酸盐液体培养基)、真菌培养基(沙氏培养基)。
3. 试剂与用具 无菌生理盐水、无菌吸管、试管、注射器、针头、乙醇棉球等。
4. 菌种

(1) 金黄色葡萄球菌[*Staphylococcus aureus*,CMCC(B)26003]菌液。

用无菌接种环取金黄色葡萄球菌的新鲜斜面培养物1环,接种至需氧菌培养基中,30~37℃培养16~20小时,用无菌生理盐水稀释成10^{-6}。

(2) 生孢梭菌[*Clostridium sporogenes*,CMCC(B)64941]菌液。

用无菌接种环取生孢梭菌的新鲜斜面培养物1环,接种至厌氧菌培养基中,30~37℃培养18~24小时,用无菌生理盐水稀释成10^{-5}。

(3) 白色念珠菌[*Candida albicans*,CMCC(B)98001]菌液。

用无菌接种环取白色念珠菌的新鲜斜面培养物1环,接种至真菌培养基中,20~28℃培养24小时,用无菌生理盐水稀释成10^{-5}。

(二) 实验方法

1. 以无菌操作方法分别吸取对照菌液、待测药品、稀释剂1ml,加入到盛有15ml培养基的试管中,摇匀。
2. 需氧菌培养基和厌氧菌培养基置于30~37℃的培养箱中培养,真菌培养基置于20~28℃的培养箱中培养。
3. 培养期间应逐日检查是否有菌生长,结果记录在实验表11-1中,阳性对照24小时内应有菌生长。

实验表 11-1　无菌检验（培养基分装量 15ml，接种量 1ml）

培养基	接种	培养时间（天）	结果
需氧菌培养基	金黄色葡萄球菌	1	
需氧菌培养基	阴性对照	7	
需氧菌培养基	肝素钠注射液	7	
需氧菌培养基	肝素钠注射液	7	
厌氧菌培养基	生孢梭菌	1	
厌氧菌培养基	阴性对照	1	
厌氧菌培养基	肝素钠注射液	7	
厌氧菌培养基	肝素钠注射液	7	
真菌培养基	白假丝酵母菌	7	
真菌培养基	阴性对照	7	
真菌培养基	肝素钠注射液	7	
真菌培养基	肝素钠注射液	7	

4. 结果判断：当阳性对照管浑浊并证实的确有菌生长，阴性对照管无菌生长时，试验管需氧菌、厌氧菌及霉菌培养基管均为澄清或浑浊，但经镜检证实无菌生长，则可判定为待测药品无菌检验合格。

四、思 考 题

1. 哪些药物需要进行无菌检查？
2. 抗菌药物应如何进行无菌检查？

实验十二　微生物的限度检查

一、实验目的

1. 掌握检查药品细菌总数和霉菌总数的测定方法。
2. 了解药物中控制菌的检查方法。

二、实验原理

口服药及外用药物不需要达到绝对无菌的要求，按照药典的规定只需要限制微生物的种类和数量，包括细菌总数的检查、霉菌总数的检查以及大肠埃希菌、金黄色葡萄球菌、绿脓杆菌、沙门菌等病原菌的检查和活螨的检查。本实验注意介绍细菌总数、霉菌总数及酵母菌总数的检查方法。

三、实验内容

（一）实验材料

1. 药物　川贝枇杷糖浆。

2. 培养基　0.001% TTC 营养琼脂培养基、玫瑰红钠培养基、酵母浸出粉胨葡萄糖琼脂培养基。

3. 试剂及用具　无菌生理盐水、无菌吸管、无菌培养皿、无菌试管。

(二) 实验方法

1. 药物配制　在无菌条件下将川贝枇杷糖浆摇匀,用吸管吸取 10ml 并加入到 90ml 无菌生理盐水中制备成 1∶10 的供试液;取 1ml 供试液置于 9ml 无菌生理盐水中制备成 1∶100 的稀释液,同样的方法制备成 1∶1000、1∶10 000 的稀释液。

2. 细菌总数的测定　分别吸取各稀释度的稀释液 1ml 置于无菌平皿中,加入 15ml 冷却至 45~50℃的营养琼脂培养基混匀,每个稀释度 2~3 个平皿。琼脂凝固后于 37℃温箱中倒置培养 48 小时。

3. 霉菌总数的测定　分别吸取各稀释度的稀释液各 1ml 置于无菌平皿中,加入 15ml 冷却至 45~50℃的玫瑰红钠琼脂培养基混匀,每个稀释度 2~3 个平皿。琼脂凝固后于 25~28℃温箱中倒置培养 72 小时。

4. 酵母菌总数的测定　分别吸取各稀释度的稀释液各 1ml 置于无菌平皿中,加入 15ml 冷却至 45~50℃的酵母浸出粉胨葡萄糖琼脂培养基混匀,每个稀释度 2~3 个平皿。琼脂凝固后于 25~28℃温箱中倒置培养 72 小时。

5. 菌落计数　结果记录在实验表 12-1 中。细菌、霉菌、酵母菌总数如果在限量之内则供试品合格,如果超过限量则不合格。

实验表 12-1　实验结果

菌＼药物	不同稀释度菌落数				菌数/ml
	1∶10	1∶100	1∶1000	1∶10 000	
细菌					
霉菌					
酵母菌					

四、思　考　题

1. 在实验过程中,应该注意哪些方面?
2. 为什么要对药品进行细菌及真菌的检查?

附　录

附录一　常用培养基配制

1. 普通营养琼脂培养基（培养细菌用）

牛肉膏	3～5g
蛋白胨	10g
NaCl	5g
琼脂	15～20g
水	1000ml
pH	7.2～7.4

2. 高氏 1 号培养基（培养各种放线菌用）

可溶性淀粉	20g
KNO_3	1.0g
NaCl	0.5g
$K_2HPO_4 \cdot 3H_2O$	0.5g
$MgSO_4 \cdot 7H_2O$	0.5g
$FeSO_4 \cdot 7H_2O$	0.01g
琼脂	15～20g
蒸馏水	1000ml

注：先用少量冷水把可溶性淀粉调成糊状，用文火加热，然后再加水及其他药品，待各成分溶解后再补足水至1000ml。

3. 改良沙氏培养基（培养真菌用）

葡萄糖	40g
蛋白胨	10g
琼脂	15～20g
蒸馏水	1000ml
pH	自然

4. 各种生化反应培养基

（1）糖发酵培养基

1）制备"蛋白胨-水"培养基（蛋白胨1%、NaCl 0.5%，调 pH 至7.6）备用。

2）配制各种糖（葡萄糖、蔗糖、乳糖、麦芽糖）的20%水溶液，0.56～0.7kg/cm² 高压蒸汽灭菌20分钟，备用。

3）取"蛋白胨-水"培养基100ml，加入1.6%溴甲酚紫0.1ml，混匀，分装于小试管中，试管中倒置一杜氏小管，0.56～0.7kg/cm² 高压蒸汽灭菌20分钟，冷却后以无菌操作加入相应的灭菌糖溶液，使糖的最终浓度为0.5%～1.0%。

（2）磷酸盐-葡萄糖-蛋白胨-水培养基（甲基红-VP 试验培养基）

蛋白胨	5g

K_2HPO_4	5g
葡萄糖	5g
蒸馏水	1000ml
pH	7.2~7.6

（3）枸橼酸盐琼脂培养基

枸橼酸钠（无水）	2.0g
NaCl	5.0g
K_2HPO_4	1.0g
硫酸镁	0.02g
磷酸二氢铵	1.0g
琼脂	15~20g
蒸馏水	1000ml
pH	6.8~7.0

注：各成分称量好置于烧杯中加热融化，调 pH 至 6.8~7.0，加入 1% 溴麝香草酚蓝溶液 1ml，混匀后分装于试管中，121.3℃灭菌 20~30 分钟后制成斜面。

（4）蛋白胨水培养基（吲哚试验用）

蛋白胨	10g
NaCl	5g
蒸馏水	1000ml
pH	7.2~7.4

（5）明胶培养基

牛肉膏	3~5g
蛋白胨	10g
NaCl	5g
明胶	120g
水	1000ml
pH	7.2~7.4

5. 硫乙醇酸盐培养基

葡萄糖	5.0g
酪胨	15.0g
L-胱氨酸	0.5g
硫乙醇酸钠	0.5g
酵母浸出粉	5.0g
氯化钠	2.5g
0.1% 刃天青（新配制）	1.0ml
琼脂粉	0.5~0.75g
水	1000ml

6. 玫瑰红钠琼脂培养基

葡萄糖	10.0g
胨	5.0g
磷酸二氢钾	1.0g
硫酸镁	0.5g

玫瑰红钠	0.0133g
琼脂	15~20g
水	1000ml

附录二 常用染色剂的配制

1. 碱性亚甲蓝染色液 亚甲蓝 2g 溶于 100ml 95% 乙醇中制备成饱和溶液备用,取饱和溶液 30ml 与 0.01% KOH 水溶液 100ml 混合均匀即可。

2. 石炭酸复红染色液(苯酚品红染液) 碱性复红 4g,溶于 100ml 95% 乙醇中制备成饱和溶液备用,取该饱和溶液 10ml 与 5% 的石炭酸(苯酚)溶液 90ml 混匀即可。

3. 结晶紫染色液 甲液:结晶紫 2g,溶于 95% 乙醇 20ml。乙液:草酸铵 0.8g,蒸馏水 80ml。甲液、乙液混匀即可。

4. 卢戈碘液 碘化钾 2g 溶于少量(如 100ml)蒸馏水中,然后加入 1g 碘,完全溶解后缓慢加蒸馏水至 300ml 即可。

5. 稀释复红溶液 用蒸馏水将石炭酸复红染色液 10 倍稀释即可。

附录三 常用试剂的配制

1. 甲基红试剂 称取甲基红 0.1g,溶于 95% 乙醇 300ml 中,用蒸馏水定容至 500ml 即可。

2. 柯氏试剂(测吲哚反应) 将 5.0g 对二甲基氨基苯甲醛加至 75ml 戊醇中,50~60℃ 水浴搅拌使之完全溶解,冷却后将 25ml 浓盐酸缓慢加入,边加边搅拌,配好后置于棕色瓶中,并放在暗处保藏。

3. 溴麝香草酚蓝 称取指示剂 0.1g,置于研钵中磨成粉末,滴加 0.01mol/L NaOH 1.6ml,补加蒸馏水至 250ml 即可。

参 考 文 献

鲍贻倩．2006．协和听课笔记．北京：人民军医出版社
蔡凤．2009．微生物学．第2版．北京：科学出版社
陈三凤，刘德虎．2003．现代微生物遗传学．北京：化学工业出版社
陈慰峰．2005．医学免疫学．第4版．北京：人民卫生出版社
陈兴保．2005．病原生物学和免疫学．第5版．北京：人民卫生出版社
储以薇．2008．免疫学与病原生物学．上海：复旦大学出版社
高美华，邵启祥，司传平．2003．医学免疫学．第2版．北京：人民军医出版社
高晓明．2001．医学免疫学基础．北京：北京大学医学出版社
龚非力．2006．医学免疫学．北京：科学技术出版社
国家药典委员会．2010．中华人民共和国药典．北京：化学工业出版社
胡圣尧．2007．免疫学基础．北京：科学出版社
季晓辉，申厚凤．1999．医学免疫学与微生物学．南京：东南大学出版社
金百伯泉．2009．医学免疫学．第5版．北京：人民卫生出版社
李凡．2008．医学微生物学．第7版．北京：人民卫生出版社
刘翠青．2007．免疫学与病原生物学．西安：第四军医大学出版社
刘荣臻．2009．微生物学检验．北京：高等教育出版社
刘宗生．2004．医学微生物学．北京：科学出版社
孟繁平，李付广，王辉．2004．临床基础免疫学．郑州：郑州大学出版社
任青云．2009．病原生物学和免疫．第2版．北京：高等教育出版社
沈萍，陈向东．2009．微生物学．北京：高等教育出版社
孙峰娥．2011．医学免疫学与病原生物学．西安：第四军医大学出版社
闻玉梅．1999．现代医学微生物学．上海：上海医科大学出版社
肖洋．2010．病原生物与免疫学基础．北京：高等教育出版社
薛广波．2002．现代消毒学．北京：人民军医出版社
查永喜．2002．微生物学与基础免疫学．南京：东南大学出版社
张卓然．2008．医学微生物学和免疫学．北京：人民卫生出版社
周长林．2004．微生物学实验与指导．北京：中国医药科技出版社
周德庆，徐德强．2013．微生物学实验教程．北京：高等教育出版社
周正任．2004．病原生物学．第2版．北京：科学出版社
祖淑梅，潘丽红．2010．医学免疫学与病原生物学．北京：科学出版社
Madigan MT．李明春，杨文博译．2009．Brock微生物学．北京：科学出版社

《微生物学与免疫学》教学大纲

（78学时）

一、课程的性质与任务

《微生物学与免疫学》是药学专业重要的专业基础课程。本课程的任务是使学生掌握本专业所需要的微生物学的基本理论知识，包括常见微生物的生物学特性、致病性、免疫性及微生物在制药工业中的应用；要求学生熟悉微生物学知识在药学中的实际应用，培养学生具有无菌操作、微生物的培养、控制灭菌、药物中微生物的检验等基础操作技能，为学生今后学习相关专业知识和职业技能、指导合理用药和增强适应职业变化的能力奠定基础。

二、课程教学目标

（一）知识教学目标

1. 掌握微生物的定义及分类，明确微生物学在生命科学发展中的重要地位和作用；掌握微生物的分布和控制方法；掌握微生物基因突变、遗传的基本规律；掌握药品中微生物检验项目、方法与评价；掌握抗生素的定义、来源、种类和生产方法；掌握免疫、抗原、抗体、变态反应、生物制品的概念及实际应用。

2. 熟悉常见细菌、放线菌、真菌及病毒的生物学特性、致病性、免疫性和防治原则；熟悉制药工业中由微生物产生的药物；熟悉免疫系统的构成和作用、免疫应答概念、分类、作用、变态反应的分类和发生机制。

3. 了解微生物学的发展简史；了解微生物营养类型的特点及多样性；了解病毒，包括噬菌体、动植物病毒的生活周期；了解微生物学在基因工程技术建立与发展中的重要意义；了解人体的免疫系统与病原微生物之间的相互关系。

（二）能力培养目标

1. 掌握无菌技术、显微技术、纯种分离及培养技术、细菌的生化反应、消毒灭菌、药品微生物学检验等技术，使学生具备微生物学研究的基本操作技能。

2. 使学生在科学实验方法和实验技能等方面得到系统的训练，培养和提高学生在实践中综合应用所学知识去发现问题、分析问题和解决问题的能力，以及创新意识和创新能力。

（三）思想教育目标

1. 养成无菌操作的良好习惯，树立生物安全意识和环境保护意识。
2. 具有理论联系实际、实事求是的工作作风和科学严谨的工作态度。
3. 具有良好的职业素质和行为习惯，加强职业道德修养。

三、教学内容和要求

本课程教学内容分为理论模块和实践模块，各校可根据实际情况选择。

理 论 模 块

教学内容	教学要求			教学内容	教学要求		
	了解	熟悉	掌握		了解	熟悉	掌握
绪论	√			弧菌	√		
一、微生物			√	第2章 放线菌			
二、微生物学		√		第1节 放线菌的生物学特性			
三、微生物学发展简史	√			一、放线菌的形态和结构			√
第1章 细菌				二、放线菌的培养		√	
第1节 细菌的形态与结构				第2节 重要的放线菌属			
一、细菌的大小			√	一、链霉菌属		√	
二、细菌的基本形态			√	二、诺卡菌属		√	
三、细菌的结构		√		三、小单胞菌属		√	
第2节 细菌形态的检查方法				四、游动放线菌属		√	
一、不染色标本的检查法	√			五、马杜拉放线菌属		√	
二、染色标本的检查法			√	六、链孢囊菌属		√	
第3节 细菌的生长与繁殖				第3节 病原性放线菌			
一、细菌的化学组成		√		一、衣氏放线菌		√	
二、细菌的营养物质		√		二、诺卡菌属		√	
三、细菌营养物质的吸收方式		√		第3章 其他原核微生物			
四、细菌的生长繁殖			√	第1节 螺旋体			
五、细菌的人工培养		√		一、钩端螺旋体		√	
第4节 细菌的新陈代谢				二、梅毒螺旋体		√	
一、细菌的能量代谢	√			三、回归热螺旋体		√	
二、细菌的代谢产物		√		第2节 支原体			
第5节 细菌的致病性				一、生物学特性			√
一、细菌的毒力			√	二、致病性		√	
二、细菌的数量	√			三、支原体与L型细菌的区别			√
三、细菌的入侵途径		√		四、防治原则		√	
四、感染的发生、发展和结局		√		第3节 衣原体			
第6节 常见病原性细菌				一、生物学特性			√
球菌				二、致病性		√	
一、葡萄球菌		√		三、防治原则		√	
二、链球菌		√		第4节 立克次体			
淋病奈瑟球菌	√			一、生物学特性			√
杆菌				二、致病性		√	
一、肠道杆菌		√		三、防治原则		√	
二、分枝杆菌			√	第4章 真菌			
三、破伤风梭菌		√		第1节 概述			
四、铜绿假单胞菌	√			第2节 酵母菌			

248

续表

教学内容	教学要求			教学内容	教学要求		
	了解	熟悉	掌握		了解	熟悉	掌握
一、酵母的形态和大小			√	第5节　噬菌体			
二、酵母菌的结构			√	一、生物学性状			√
三、酵母菌的繁殖		√		二、噬菌体的类型		√	
四、酵母菌培养与菌落特征			√	三、噬菌体的应用	√		
第3节　霉菌				第6节　病毒与人类疾病			
一、霉菌的菌丝			√	一、呼吸道病毒		√	
二、霉菌的繁殖		√		二、肠道病毒		√	
三、霉菌培养特性与菌落特征			√	三、肝炎病毒			√
第4节　常用真菌简介				四、人类免疫缺陷病毒			√
一、酵母菌		√		五、狂犬病病毒			√
二、毛霉属		√		六、其他常见病毒	√		
三、根霉属		√		第6章　微生物的分布与消毒灭菌			
四、曲霉属		√		第1节　微生物的分布			
五、青霉属与头孢霉属		√		一、微生物在自然界的分布		√	
六、大型真菌		√		二、微生物在人体的分布		√	
第5节　常见真菌性疾病				第2节　消毒与灭菌			
一、浅部真菌感染	√			一、物理方法			√
二、深部真菌感染	√			二、化学方法		√	
三、真菌中毒			√	第7章　微生物的遗传和变异			
第5章　病毒				第1节　微生物的变异现象		√	
第1节　病毒的形态结构及化学组成				第2节　微生物遗传的物质基础			
一、病毒的大小与形态			√	一、证明核酸是遗传物质基础的三个半经典实验		√	
二、病毒的结构与化学组成			√	二、微生物的遗传物质			√
第2节　病毒的增殖				三、质粒		√	
一、吸附			√	四、转座因子	√		
二、穿入			√	第3节　基因突变			
三、脱壳			√	一、基因突变的概念			√
四、生物合成			√	二、基因突变的来源		√	
五、装配与释放			√	三、基因突变的分子基础	√		
第3节　病毒的干扰现象和干扰素				四、基因突变的类型		√	
一、干扰素的定义、分类及生物学活性			√	五、基因突变的规律	√		
二、干扰素的诱生和抗病毒机制		√		第4节　基因的转移和重组			
第4节　病毒的人工培养				一、转化			√
一、细胞培养		√		二、接合			√
二、鸡胚接种		√		三、转导			√
三、动物接种		√					

249

续表

教学内容	教学要求			教学内容	教学要求		
	了解	熟悉	掌握		了解	熟悉	掌握
第5节 微生物遗传学的应用				第10章 制药工业中的微生物控制			
一、微生物的菌种选育	√			第1节 制药工业中的微生物污染			
二、基因工程	√			一、制药工业中微生物来源	√		
三、菌种保藏和复壮		√		二、微生物污染的监测		√	
第8章 药物制剂的微生物学检查				三、微生物引起的药物变质与防护			√
第1节 药物的抗菌试验				第2节 制药工业中的消毒与灭菌			
一、药物的体外抗菌试验			√	一、空气中微生物的控制		√	
二、药物的体内抗菌试验		√		二、水中微生物的控制		√	
三、影响抗菌试验的因素		√		三、设备的消毒灭菌		√	
第2节 灭菌制剂的无菌检查				四、原料药的消毒灭菌		√	
一、无菌检验的基本原则			√	五、药品制剂的消毒灭菌		√	
二、无菌检验的基本方法	√			第3节 制药工业中常用灭菌法的验证			
三、无菌检验的结果判断		√		一、仪器和材料		√	
第3节 药物的微生物限度检查				二、灭菌周期		√	
一、微生物限度检查的基本原则			√	三、验证要点	√		
二、细菌总数的测定		√		第11章 非特异性免疫			
三、霉素菌(酵母菌)总数的测定	√			第1节 机体的屏障结构			
四、控制菌的检验	√			一、皮肤黏膜屏障		√	
五、活螨的检验	√			二、血-脑屏障		√	
第9章 微生物在制药工业中的应用				三、胎盘屏障		√	
第1节 抗生素				第2节 非特异性免疫细胞			
一、抗生素的概念			√	一、吞噬细胞			√
二、抗生素的分类			√	二、自然杀伤细胞			√
三、医用抗生素的特点	√			三、γδT 细胞		√	
四、抗生素产生菌的分离和筛选		√		四、B1 细胞		√	
五、抗生素的制备		√		第3节 非特异性体液免疫分子			
六、抗生素的微生物学检测		√		一、补体			√
第2节 维生素				二、溶菌酶		√	
一、维生素 C	√			三、防御素	√		
二、维生素 B_2	√			四、细胞因子	√		
三、维生素 B_{12}	√			第4节 非特异性免疫的生物学意义	√		
第3节 氨基酸	√			第12章 特异性免疫			
第4节 核酸类物质	√			第1节 抗原			
第5节 酶制剂和酶抑制剂	√			一、抗原的概念			√
第6节 甾体化合物	√			二、抗原的基本特性			√
第7节 微生态制剂	√			三、抗原的分类		√	

续表

教学内容	了解	熟悉	掌握	教学内容	了解	熟悉	掌握
四、医学上的重要抗原	√			二、发生机制		√	
五、超抗原	√			三、临床常见疾病	√		
六、免疫佐剂				四、防治原则		√	
第2节 免疫球蛋白				第2节 Ⅱ型变态反应			
一、免疫球蛋白的结构		√		一、发生机制		√	
二、免疫球蛋白的功能区及水解片段			√	二、临床常见疾病	√		
三、免疫球蛋白的生物学功能	√			第3节 Ⅲ型变态反应			
四、免疫球蛋白的分布及特性		√		一、发生机制		√	
五、人工制备抗体的类型	√			二、临床常见疾病	√		
第3节 细胞因子				第4节 Ⅳ型变态反应			
第4节 免疫器官与免疫细胞				一、发生机制		√	
一、免疫器官		√		二、临床常见疾病	√		
二、免疫细胞		√		第14章 免疫学的实际应用			
第5节 免疫应答				第1节 免疫学防治			
一、概述	√			一、免疫学预防			√
二、T细胞介导的细胞免疫应答		√		二、计划免疫		√	
三、B细胞介导的体液免疫应答		√		三、免疫学治疗		√	
第13章 变态反应				第2节 免疫学诊断			
第1节 Ⅰ型变态反应				一、抗原或抗体的检测			√
一、参与反应的主要成分		√		二、免疫细胞及其功能的检测	√		
				三、细胞因子检测	√		

实践模块

教学内容	了解	熟悉	掌握	教学内容	了解	熟悉	掌握
实验一 光学显微镜的使用及细菌标本片的观察			√	实验七 药物的体外抗菌实验		√	
实验二 基础培养基的制备			√	实验八 抗生素的效价测定		√	
实验三 消毒与灭菌			√	实验九 放线菌和真菌的形态结构观察		√	
实验四 细菌的分离与培养技术			√	实验十 微生物的分布		√	
实验五 细菌染色法			√	实验十一 灭菌制剂的无菌检查		√	
实验六 细菌生化反应		√		实验十二 微生物的限度检查		√	

四、说　明

1. 本课程教学对理论知识的基本要求分了解、熟悉和掌握三个层次:①了解,能说出"是什么"。能记住学过的知识点。②熟悉,懂得"为什么",如能领会其中的含义,并解释知识点的内容。③掌握,能够"应用",如能综合运用知识解决问题。对教学实践的要求分为熟悉、掌握两个层次:①熟悉,在教师的指导下,能够正确进行实验操作。②掌握,能按照实验指导独立、正确地进行实验操作。

2. 教学过程应采用现代教育技术、录像、讨论、案例分析和实地参观等,注意理论联系实际。

3. 可通过提问、作业、实验报告的书写、技能训练、测验及考试等对学生的知识认知、实践能力及学习态度进行综合评价。

五、学时分配建议

理论课学时分配建议

章节	教学内容	理论课学时数	章节	教学内容	理论课学时数
	绪论	2	第8章	药物制剂的微生物学检查	2
第1章	细菌	8	第9章	微生物在制药工业中的应用	1
第2章	放线菌	2	第10章	制药工业中微生物控制	1
第3章	其他原核微生物	2	第11章	非特异性免疫	2
第4章	真菌	4	第12章	特异性免疫	4
第5章	病毒	8	第13章	变态反应	2
第6章	微生物的分布与消毒灭菌	2	第14章	免疫学的实际应用	2
第7章	微生物的遗传和变异	6		合计	48

实践课学时分配建议

教学内容	实践课学时数	教学内容	实践课学时数
实验一 光学显微镜的使用及细菌标本片的观察	5	实验五 细菌染色法	4
实验二 基础培养基的制备	2	实验六 细菌生化反应	4
实验三 消毒与灭菌	3	实验七 药物的体外抗菌实验	4
实验四 细菌的分离与培养技术	4	实验八 抗生素的效价测定	4
		合计	30

注：实验九至实验十二为选修内容

目标检测选择题参考答案

第1章
1. D 2. C 3. E 4. A 5. A 6. D 7. D
8. D 9. B 10. D 11. A 12. D 13. C

第2章
1. A 2. B 3. A 4. A 5. D 6. A 7. A
8. A 9. E 10. D

第3章
1. B 2. B 3. C 4. C 5. E 6. A 7. E 8. A
9. B 10. B 11. A 12. D

第4章
1. C 2. B 3. B 4. A 5. A 6. D 7. E 8. E
9. C 10. A

第5章
1. D 2. C 3. D 4. E 5. C 6. C 7. B 8. C
9. D 10. B 11. A 12. D 13. A 14. C 15. E
16. B 17. B 18. A 19. D 20. A 21. C

第6章
1. E 2. C 3. A 4. E 5. B 6. C

第7章
1. E 2. D 3. D 4. C 5. C 6. C 7. D
8. D 9. C 10. E

第8章
1. E 2. A 3. C 4. B 5. D 6. C 7. A 8. E

第9章
1. C 2. A 3. D 4. B 5. B

第11章
1. D 2. E 3. E 4. E 5. D 6. E 7. A 8. B
9. A 10. D

第12章
1. D 2. C 3. D 4. D 5. A 6. B 7. E
8. D 9. D 10. B

第13章
1. C 2. B 3. A 4. C

第14章
1. D 2. C 3. D 4. A 5. A 6. A 7. A
8. B 9. A 10. B